军事训练伤康复治疗学

主　编　张立宁　唐佩福

副主编　黄丽萍　郭全义　贾子善
　　　　　彭　楠　李春宝　李　晓

主　审　王松俊

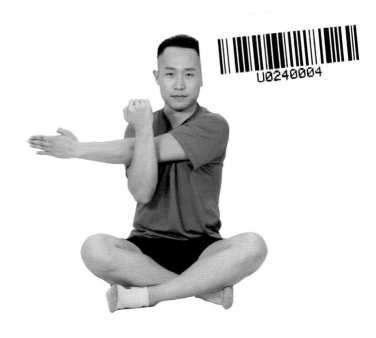

北京科学技术出版社

图书在版编目（CIP）数据

军事训练伤康复治疗学 / 张立宁, 唐佩福主编. —
北京：北京科学技术出版社, 2022.11（2025.1重印）

ISBN 978-7-5714-2350-6

Ⅰ.①军⋯ Ⅱ.①张⋯ ②唐⋯ Ⅲ.①军事训练 – 肌
肉损伤 – 康复 – 手册②军事训练 – 骨损伤 – 康复 – 手册
Ⅳ.①R683.09-62②R873.09-62

中国版本图书馆CIP数据核字(2022)第096843号

责任编辑：张真真　秦笑嬴
责任校对：贾　荣
图文制作：申　彪
责任印制：吕　越
出 版 人：曾庆宇
出版发行：北京科学技术出版社
社　　址：北京西直门南大街16号
邮政编码：100035
电　　话：0086 – 10 – 66135495（总编室）　0086 – 10 – 66113227（发行部）
网　　址：www.bkydw.cn
印　　刷：北京捷迅佳彩印刷有限公司
开　　本：880 mm × 1230 mm　1/32
字　　数：400 千字
印　　张：15.125
版　　次：2022年11月第1版
印　　次：2025年1月第3次印刷
ISBN 978-7-5714-2350-6

定　价：180.00元

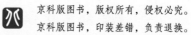

主编简介

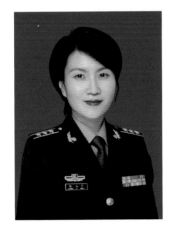

张立宁，中国人民解放军总医院第一医学中心康复医学科副主任，副主任医师、副教授，硕士研究生导师，医学博士，曾在美国哈佛大学斯波尔丁康复医院、美国纽约特种外科医院接受临床培训，并作为访问学者前往美国得克萨斯大学健康医学中心学习。擅长军事训练伤康复、运动损伤康复、骨科疾病围手术期康复，发表论文 40余篇。获得 2015 年"北京市科技新星"称号，以第一负责人承担课题 8 项。获得专利 20 余项，其中发明专利 4 项。主编训练伤康复挂图 7 幅、光盘 3 套，参编专著 5 部。获得全军科技进步一等奖（排名第 7）、三等奖（排名第 2）各 1 项。

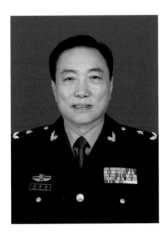

唐佩福，中国工程院院士，主任医师、教授、专业技术少将，解放军总医院骨科医学部主任、国家骨科与运动康复临床医学研究中心主任、全军训练伤防治重点实验室主任。中央保健委员会专家组成员、国务院学科评议组成员、中华医学会创伤学分会主任委员。复杂（战）创伤骨折稳定重建与智能微创手术领域的重要开拓者。以第一完成人获国家科技进步一等奖 1 项、国家级教学成果二等奖 1 项、省部级一等奖 4 项、国际发明金奖 1 项。获光华工程科技奖、何梁何利奖、中国发明协会人物奖特等奖、军队杰出专业技术人才奖。军队科技领军人才，被中央军委荣记一等功。

编者名单

主　编　张立宁　唐佩福
副主编　黄丽萍　郭全义　贾子善　彭　楠　李春宝　李　晓
主　审　王松俊

编　者（以姓氏拼音为序）

白恒鑫　曹　蕊　丁　宇　高月明　郭全义　郭雪园
郭燕梅　韩　雪　黄丽萍　黄振俊　贾子善　蒋天裕
李春宝　李大军　李　飞　李　军　李圣节　李　晓
刘昕怡　马　玲　欧阳颀　潘　昱　彭　楠　丘小娟
任　月　苏新玲　孙　彤　唐佩福　王　刚　王嘉骏
王兰香　王理康　王　宁　王　瑞　王兴林　王　艳
王一鸣　瓮长水　谢惠敏　解　涛　邢贞通　叶超群
詹立东　张攻孜　张　凯　张立俭　张立宁　张玲玲
张淑增　张晓俅　赵　丹　赵艺扬　周　萍　周继坤
左秀芹

编写秘书　张美娜　赵艺扬
图片支持　高　岩　王嘉骏　王雨生

序言一

　　党的十八大以来，在中共中央总书记、国家主席、中央军委主席习近平和中央军委的统一部署下，人民军队实现了组织架构和力量体系的整体性、革命性重塑，军事训练领域面貌焕然一新。"强军必兴训，实战先实训"，习近平主席的重要讲话树立了大抓军事训练的鲜明导向。全军上下必须把握新时代、新形势、新任务、新要求，坚定不移地推进实战化军事训练，全面加强练兵备战，聚焦备战打仗，深入推进军事训练转型，构建新型军事训练体系，为全面提高训练实战化水平和打赢能力提供有力支持。

　　军事训练伤康复是影响官兵回归训练场、恢复战斗力的重要因素。因此，全军军事训练伤防治与研究中心在唐佩福教授和刘玉杰教授的带领下，聚焦军事训练相关的疲劳恢复和损伤加速康复等研究，致力军事训练伤四级防治体系的建设，推广军事训练伤适宜康复技术，发布了《军事训练健康保护规定》《军事训练伤临时停止和恢复训练医学标准（初稿）》等，为指导军事训练伤的规范化康复治疗做出了很大贡献。

　　《军事训练伤康复治疗学》的出版，凝集了康复领域、骨科领域、运动医学领域的军事医学专家的智慧和心血，针对性地介绍了实用性强的康复治疗技术和理念，用图文和视频等形式向基层官兵形象地展示了军事训练伤康复的治疗策略，是系统全面、内容丰富、科学实用的训练伤康复教材。希望本书的出版能有效地指导基层军医和官兵进行科学有效的康复训练，帮助受伤官兵恢复肢体功能、回归训练场，提升部队战斗力。

中国工程院院士
中国人民解放军总医院
2022 年 10 月

序言二

　　中共中央总书记、国家主席、中央军委主席习近平提出了"强军必兴训，实战先实训"和"能打仗、打胜仗"的强军目标后，在中央军委的统一部署下，聚焦备战打仗，深入推进从难、从严、从实战要求出发进行实战化军事训练，全军上下练兵热潮空前高涨，全面提升了部队训练的实战化水平。

　　为了做好部队卫勤保障工作，全军运动医学分会在全军骨科专业委员会的领导下，自2013年开始，上高原、下海岛，走边防、巡边关，访院校、进基地，从南沙、西沙到边疆哨所，从东海之滨到雪域高原，从陆军、海军、空军到武警官兵，从机关到院校，走遍了祖国大江南北的基层部队和边防哨所，为部队官兵进行训练伤的巡讲、巡诊、巡调，为广大官兵送医、送药、送健康，受到了全军官兵的热烈好评。

　　在中央军委后勤保障部卫生局的统一领导和部署下，2017年以来，在全军骨科专业委员会唐佩福（解放军总医院骨科）主任委员的带领下，以全军运动医学分会的全体成员为主力，组建了包括全军骨科专家在内的近千人的团队，开展了大规模的全军新兵军事训练伤防治的巡讲、巡诊和巡调活动（即"三巡"活动）。"三巡"活动覆盖了全军新兵总数的82%，取得了军事训练伤的第一手资料，建立了目前最大、最全的军事训练伤数据库，为制定防控军事训练伤相关政策提供了依据，发挥了应有的作用。

　　军事训练伤是部队官兵最常见的损伤，其发生率高、致残率高，可严重削弱部队战斗力，是影响官兵身心健康和战斗力的重要因素。调研发现，影响官兵军事训练伤功能恢复和训练成绩的因素与部队官兵缺乏功能康复的知识有很大关系。为了提高官兵们的功能康复效果，帮助他们尽早回归训练场，解放军总医院康复科专家张立宁教授和骨科专家唐佩福教授，情系官兵，多次下部队、走基层，搜集了大量军事训练伤的资料，结合部队训练与康复的实际情况精心编写了《军事训练伤康复治疗学》。本书凝集了骨科、康复医学、运动医学及军事医学的理论与实践经验。

　　本书深入浅出、图文并茂地介绍了训练与功能康复的理论与实践知识，通过视频等形式向基层官兵形象地展示了军事训练伤康复的治疗策略，具有很强的科学性、实用性、可读性。希望本书的出版，能有效地指导基层广大官兵科学施训、科学组训，有效降低军事训练伤的发生率，提高官兵的运动功能，提升部队战斗力。

中国人民解放军总医院

2022 年 6 月

目　录

第一章　概　述 ……………………………………………… 1

第一节　军事训练伤 …………………………………………… 1

第二节　军事训练伤防治与康复 …………………………… 3

第二章　军事训练伤康复评定 ………………………… 7

第一节　训练伤风险筛查 …………………………………… 7

第二节　疼痛评估 ……………………………………………… 15

第三节　感觉功能的评估 …………………………………… 16

第四节　关节活动度的评定 ………………………………… 22

第五节　肌力检查 ……………………………………………… 35

第六节　肌张力评估 ………………………………………… 45

第七节　肌肉耐力和肌肉爆发力评估 …………………… 47

第八节　本体感觉及平衡评估 …………………………… 57

第九节　上下肢功能性测试 ………………………………… 61

第十节　日常生活活动能力评定 ………………………… 66

第十一节　心理评估 ………………………………………… 68

第三章　常用物理因子治疗技术 ……………………… 72

第一节　电疗法 ………………………………………………… 72

第二节　磁疗法 ………………………………………………… 79

第三节　光疗法 ………………………………………………… 80

第四节　体外冲击波疗法 …………………………………… 84

第五节　脊柱牵引治疗 85

第六节　超声疗法 88

第七节　冷疗法与热疗法 90

第四章　常用康复治疗技术 96

第一节　神经松动术 96

第二节　关节松动术 105

第三节　肌肉能量技术 110

第四节　扳机点治疗技术 120

第五节　筋膜松解技术 126

第六节　肌肉牵伸技术 132

第五章　颈腰痛康复 142

第一节　颈肌筋膜炎 142

第二节　颈椎病 150

第三节　急性腰扭伤 158

第四节　慢性非特异性下腰痛 166

第五节　腰椎间盘突出症 173

第六章　肩关节损伤康复 180

第一节　肩袖损伤 180

第二节　肩关节不稳定 192

第三节　肱二头肌肌腱炎 199

第四节　肩峰下撞击综合征 210

第七章　上肢损伤康复 226

第一节　肱骨外上髁炎 226

第二节　肱骨内上髁炎 233

第三节 腕部三角纤维软骨复合体损伤 …………………………………… 238
第四节 桡骨茎突狭窄性腱鞘炎 …………………………………………… 244

第八章 髋关节损伤康复 ……………………………………………… 250

第一节 腘绳肌损伤 ………………………………………………………… 250
第二节 髋关节撞击综合征 ………………………………………………… 263
第三节 大转子疼痛综合征 ………………………………………………… 271

第九章 膝关节及小腿损伤康复 …………………………………… 281

第一节 前交叉韧带损伤 …………………………………………………… 281
第二节 半月板损伤 ………………………………………………………… 290
第三节 鹅足炎 ……………………………………………………………… 301
第四节 髌股关节炎 ………………………………………………………… 306
第五节 髌腱炎 ……………………………………………………………… 310
第六节 髂胫束综合征 ……………………………………………………… 317

第十章 足踝损伤康复 ………………………………………………… 327

第一节 急性踝关节扭伤 …………………………………………………… 327
第二节 慢性踝关节不稳 …………………………………………………… 337
第三节 跖筋膜炎 …………………………………………………………… 345
第四节 跟腱炎 ……………………………………………………………… 353

第十一章 骨折与脱位康复 ………………………………………… 360

第一节 腰椎骨折 …………………………………………………………… 360
第二节 胫骨平台骨折 ……………………………………………………… 367
第三节 髌骨骨折 …………………………………………………………… 375
第四节 踝关节周围骨折 …………………………………………………… 383
第五节 跟骨骨折 …………………………………………………………… 392

第六节　足部疲劳性骨折 ………………………………………………… 397

第十二章　周围神经卡压综合征康复 ………………………… 405

第一节　胸廓出口综合征 ……………………………………………… 405

第二节　肩胛上神经卡压综合征 ……………………………………… 411

第三节　正中神经卡压综合征 ………………………………………… 416

第四节　梨状肌综合征 ………………………………………………… 423

第五节　股外侧皮神经卡压综合征 …………………………………… 430

第十三章　脊髓损伤康复 ……………………………………… 435

第一节　脊髓损伤的评估 ……………………………………………… 435

第二节　脊髓损伤的康复治疗 ………………………………………… 440

第十四章　康复治疗新技术 …………………………………… 450

第一节　富血小板血浆注射技术 ……………………………………… 450

第二节　肌内效贴布贴扎技术 ………………………………………… 454

参考文献 ………………………………………………………… 467

第一节 军事训练伤

一、军事训练伤的定义

军事训练是有目的、有组织、有计划地向军人传授军事知识和军事技能，提高身体素质，培养战斗作风，提高作战能力的实践活动，是和平时期部队工作的主要任务，也是提高军队战斗力的根本途径。通过严格的军事训练能够有效提高部队官兵的军事技能、身体素质和作战能力，保证官兵有效履行使命任务。

军事训练伤是一种由军事训练造成的受训者的运动系统或其他器官的病理改变或功能障碍，其中骨骼肌肉系统功能障碍的发生率最高，80%的损伤是由于过度训练和疲劳导致的。骨骼肌肉系统军事训练伤是我军参训人员的常见身体损伤，也是部队非战斗减员的重要原因，为军队和国家造成巨大的经济负担。军事训练伤防治是军事医学的组成部分，如何有效预防和减少官兵的军事训练伤是军事医学研究者的首要任务。

二、军事训练伤病因

1. 内在原因

受训者，尤其是新兵，由于缺乏训练经验、身体素质较差、对训练的技术动作理解不到位，在训练中易产生错误动作，出现信心不足、焦虑、紧张不安等不良情绪。内在原因中，高体重指数（BMI ≥ 25 kg/m²）、低体重指数（BMI < 18 kg/m²）、年龄小、维生素 D 水平较低、入伍前不常参加体育运动、有骨骼肌肉损伤的既往病史、身体负荷较大、平衡能力差、身体脂肪比例较高、扁平足或足弓过高、下肢肌肉力量弱、较差的体能等都是训练伤的危险因素。另外，训练周期长导致新兵参训时出现抵触情绪，容易诱

发训练伤;部分新兵因过于激动,在训练中异常亢奋,导致其动作幅度过大、姿势不当,同样会诱发训练伤。

2. 外在原因

军事训练时需要对受训器材、受训环境、天气等情况做出正确的评估,如果评估不到位,则容易导致军事训练伤的发生。忽视训练前的热身准备运动,直接进行高强度、高难度的军事训练,使受训者的身体短时间内难以适应,会导致受训者受伤的概率增大。女性、夏季、训练强度过大以及未能合理安排休息及放松活动,导致受训者过度疲劳或疲劳积累未能充分恢复,也会导致训练伤发生率增高。另外,鞋具不合适、训练场地不平、沙坑深度与填沙厚度不足等,都有可能导致训练伤的发生。

三、军事训练伤分类

军事训练伤主要包括骨与关节损伤、软组织损伤、器官损伤以及其他类型的损伤,分为直接损伤和间接损伤。直接损伤是指军事训练直接导致的受训者身体结构发生损伤,如骨折、关节脱位、头颅外伤等;间接损伤是指军事训练间接导致的受训者身体功能异常而产生的急性或慢性损伤,如热射病、腹痛、冻伤等。

参照国际分类标准,军事训练伤又分为软组织损伤、骨关节损伤、器官损伤、特殊环境(因素)损伤四大类,四类中分为轻、中、重、危四个等级。

按照损伤部位分类,有统计显示军事训练伤发生率最高的部位为下肢,其次为上肢、躯干和头颈。

按照损伤病因分类,过劳性损伤、急性创伤性损伤和环境性损伤是我军军事训练伤中发生率最高的类型。军事训练伤的好发类型可能与军兵种、训练重点和训练组织有关。

按照好发时间分类,研究认为军事训练伤的发生率呈现"低—高—更低"的时间发展趋势。以训练周为单位,第 1～13 周各军兵种军事训练伤均有发生,陆军和空军在第 7 周达高峰,海军在第 8 周达高峰。

按照好发科目分类,3000 m 跑、队列训练、体能训练、投弹训练、战术训练、射击训练、障碍训练等各种训练科目均可发生训练伤。其中,体能训练、战术训练、障碍训练是训练伤发生率较高的科目。

四、军事训练伤的发生率

军事训练伤的发生率与不同军兵种的训练环境、训练内容和训练强度有很大的关系。近年来军事训练伤的发生率有所上升，不同军兵种训练伤的发生率为 7.9% ～ 47.3%，且同一部队也表现出不同时期训练伤发生率不同的特点。

有调查显示军事训练伤中骨关节损伤最多（54.36%），主要为急性骨折、关节扭伤、应力性骨折，其次为软组织损伤（35.06%）和其他的训练伤（10.58%），例如特殊环境训练损伤、器官损伤等。一项研究发现，在军事训练伤中腰椎间盘突出、骨折、膝关节损伤的发病率较高，分别占军事训练伤总数的 26.8%、24.2%、17.7%。

因各军兵种新兵军事训练存在一定差异，所以新兵军事训练伤的发生率在国内外的报道不同。有研究报道武警新兵军事训练伤的发生率为 11.4% ～ 26.55%；解放军新兵军事训练伤的发生率为 7.64% ～ 11.2%；部分外军新兵军事训练伤的发生率略高，为 12.5% ～ 32.4%。

（李春宝、唐佩福）

第二节　军事训练伤防治与康复

一、军事训练伤预防

（1）落实军队《军事训练健康保护规定》，实施科学训练方法。坚持科学施训，按照循序渐进的方法，安排训练进度与强度，根据健康保护要求建设和管理训练设施，检查监督健康保护措施落实情况。结合受训者的身心状况及体能特点，考虑训练环境、季节变化、任务特点及安全要求，遵循循序渐进、分层施训、补差训练原则，加强军事训练计划组织管理。

（2）强调训练前热身和训练后疲劳恢复。在训练前进行热身，使运动系统安全稳定地进入训练状态。热身包括动态拉伸、神经肌肉和心肺功能的激活、专项练习等；疲劳恢复包括慢走、牵伸、冰水浴、冷热水对比浴、按摩、电刺激治疗，以及音乐疗法、冥想和睡眠等放松活动，可以促进训练后的疲劳恢复、降低疲劳的积累、降低训练伤的发生。

（3）加强军事训练期间的医学教育与监督。为保证军事训练过程的安全、有效、合理，应该开展防伤知识教育，增强防伤意识，提高参训者的自我保护能力。定期进行军事训练伤医学知识教育，做好开训前的健康检查与准备，落实共同科目训练的健康保护。

（4）适时开展心理疏导，缓解训练紧张焦虑情绪。开展健康评估，开训和考核前进行针对性身心检查，全面评估受训者的身心素质、动作模式、体能条件和伤病情况，指导开展训练前干预。

二、军事训练伤治疗

（一）软组织损伤

1. 急性期

POLICE 原则：P（protection，保护患处），防止损伤加重或再损伤的发生；OL（optimal loading，适当的负荷），利用手法治疗或合适的康复设施（如弹力绷带、肌内效贴布、拐杖等）提供最佳的机械负荷，在最佳时机开始最合适的运动，从而促进组织愈合、功能恢复；I（ice，冰敷），伤后 8 小时内均可进行冰敷，每 15 分钟休息 5 分钟；C（compression，加压包扎），利用冰袋或弹力绷带进行加压包扎；E（elevation，抬高患肢），将患肢抬高至高于心脏水平。

2. 亚急性期和恢复期

3M 原则：主要采取物理治疗（modality）、药物治疗（medication）和手法治疗（manual therapy）以进一步减轻症状，促进愈合。同时，还需配合运动康复以及贴扎等辅助方法，促进功能恢复，预防复发及并发症。重度损伤者（如肌肉、肌腱完全断裂者）需手术治疗。

（二）骨与关节损伤

首先判断伤情，根据外伤史、局部畸形、反常活动、骨擦音等专有体征判断是否存在骨折；根据局部疼痛、畸形、肿胀、功能受限等特征，判断是否存在关节脱位。遵循解剖复位、加强固定、早期功能锻炼的原则。

（三）器官损伤与疾病

器官损伤属于严重的训练伤，要尽快处理危及生命的症状（如休克、窒息、昏迷、大出血等），进行现场救护，然后及时住院进行专科治疗。

（四）周围神经损伤

及时解除牵拉、压迫，松解粘连，神经断裂或者卡压引起肌肉无力萎缩者，要进行手术以恢复神经的连续性或者进行神经减压手术，术后给予神经营养药物、物理因子治疗以消炎止痛、改善神经营养，促进神经修复。

三、军事训练伤康复

（一）军事训练伤康复的定义

军事训练伤康复是指有计划地、综合协调地应用各种方法，减少训练伤对军人造成躯体、心理和社会功能障碍的康复治疗措施，有助于其充分发挥潜能，使其重返部队或社会。可见，军事训练伤康复是康复的一个特殊分支，在对象、内容和目的等方面具有独特性。军事训练伤康复的主要对象是存在功能障碍、伤病及潜在损伤风险的军人。

（二）军事训练伤康复的目标

军事训练伤康复的目标是在临床评估和康复治疗的基础上，促进军人损伤部位的组织愈合、功能恢复，预防并发症，使其尽早恢复生活自理，回归训练与工作。

（三）军事训练伤康复评估

1. 康复评估的定义

军事训练伤康复评估是在临床检查的基础之上，依据《国际功能、残疾和健康分类》（International Classification of Functioning, Disability and Health ICF）客观、准确地检查，判断军事训练伤者功能障碍的性质、部位、范围、程度、确定尚存的功能，估计功能障碍的发展、转归和预后，并为康复治疗提供依据的一种方法。具体评估包括器官水平的评定（如关节活动度、肌力、肌张力、平衡、心肺功能等），个体功能的评定（日常生活活动能力、职业活动的评定等），以及社会功能的评定（包括职业评价、社会适应性等评定）。

2. 评估方法及工具

军事训练伤的康复评估方法包括问卷、观察、测量、量表等（详见第二章），评估工具包括关节活动尺、测力计等。

（四）军事训练伤康复治疗

1. 康复治疗的定义

康复治疗是康复医学的重要组成部分，军事训练伤的康复治疗是在医学康复治疗的基础之上，促使损伤等因素造成的身心功能障碍或残疾恢复正常或接近正常，使患者恢复到伤前的运动水平的治疗方式。

2. 治疗方法

军事训练伤的康复治疗包括物理因子治疗（声、光、电等）、运动疗法、作业治疗、言语治疗、心理治疗、中医针灸治疗等，常用的运动疗法包括肌力训练、呼吸训练、关节活动度训练、平衡训练、协调性训练以及专项运动训练。本书介绍了军事训练伤中较为常见的肌骨疾病的康复治疗方案，并详细介绍了康复的注意事项，根据对患者的评估及恢复情况，进行不同阶段的康复训练，每一阶段的训练完成之后应该再次评估，并依据进阶标准进入下一阶段的训练；根据终末康复评价，评估能否回归军事训练。

（叶超群、唐佩福）

第二章 军事训练伤康复评定

第一节 训练伤风险筛查

一、概念

功能性运动测试（functional movement screen，FMS）是检测患者整体动作控制的稳定性、身体平衡能力、柔韧性以及本体感觉等能力的措施。

二、FMS 评分

FMS 评分最低为 0 分，最高为 3 分：0 分，在测试中任何部位出现疼痛；1 分，患者无法完成整个动作，或无法保持起始姿态；2 分，患者能够完成整个动作，但完成的质量不高；3 分，患者能高质量地完成动作。

三、检测方法

（一）过顶深蹲稳定性测试（图 2-1-1）

1. 测试目的

评估髋关节、膝关节、踝关节的双向性、对称性和关节功能的灵活性；通过举横杆过头可以评估肩关节和胸椎的双向性、对称性和关节功能的灵活性。

2. 测试要求

（1）患者双足分开，间距略宽于肩，肘部与横杆呈 90°。

（2）患者肩部弯曲并外展，肘部伸展，身体缓慢下降成深蹲姿势，过程中保持足跟着地，头与胸同时向前并将横杆最大限度地举过头顶。

（3）患者有 3 次测试机会。

（4）如果患者没有达到 3 分的标准，那么可在足跟下垫一块木板后完成测试。

3. 评分标准

3 分：躯干与胫骨平行或垂直于地面；下蹲保持大腿低于水平线；膝关节与足在一条垂线上；横杆在足的正上方。

2 分（足跟下垫一块木板）：上述 4 项中，有 1 项不能达标。

1 分（足跟下垫一块木板）：上述 4 项中，有 2～4 项不能达标。

0 分：测试过程中身体任何部位出现疼痛。

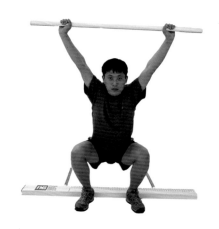

图 2-1-1　过顶深蹲稳定性测试

（二）单腿跨越栏架测试（图 2-1-2）

1. 测试目的

评估髋关节、膝关节、踝关节的稳定性和两侧肢体的灵活性。

2. 测试要求

（1）患者双足并拢并且足趾处于栏架的正下方。

（2）将栏架高度调整为与患者的胫骨结节同高，横杆放于患者肩上，患者双手握住横杆。

（3）患者缓慢跨过栏架并且足跟接触地面，同时，支撑腿保持伸展姿势，重心放在支撑腿上。

（4）患者缓慢还原到起始姿势。

（5）患者有 3 次测试机会。

（6）对另一侧下肢进行测试，以得分较低的一侧下肢为准。

3. 测试评分

3分：髋关节、膝关节、踝关节在矢状面上的同一条直线上；腰部几乎没有明显的移动和晃动；横杆与栏架保持平行。

2分：髋关节、膝关节、踝关节不在同一条直线上；腰部有明显的移动和晃动；横杆与栏架没有保持平行。

1分：足碰到栏架；身体失衡。

0分：测试过程中身体任何部位出现疼痛。

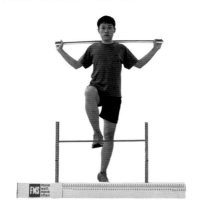

图 2-1-2　单腿跨越栏架测试

（三）直线弓箭步测试（图 2-1-3）

1. 测试目的

评估髋关节的灵活性和稳定性、股四头肌的柔韧性以及踝关节和膝关节的稳定性。本测试为非对称性测试，需要分别测试左右两侧。

2. 测试要求

（1）治疗师先测量患者的胫骨长度。

（2）患者将右足放在一块标有刻度的长木板上，足尖位于刻度的起点处，双手握横杆于背后，右臂在上，左臂在下，确保横杆接触到头、腰椎和骶骨。

（3）治疗师在木板上与胫骨长度相同处做出标记。

（4）患者在木板上跨出一步，并把足跟放在标记处，然后降低右侧膝关节直至接触木板，双足应该在同一条直线上，并且足尖指向运动方向。

（5）患者有3次测试机会。

（6）对另一侧上下肢进行测试，以得分低的一侧为准。

3. 测试评分

3分：躯干几乎没有移动；双足在木板上位于同一矢状面；膝关节在前足跟的后方，并且接触到木板。

2分：躯干有明显移动；双足没有处于同一矢状面。膝关节在前足跟的后方，但无法接触到木板。

1分：身体明显失衡。

0分：测试过程中身体任何部位出现疼痛。

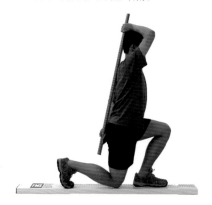

图2-1-3　直线弓箭步测试

（四）肩部灵活性测试（图2-1-4）

1. 测试目的

评估双肩的关节活动范围、内旋与外旋的综合能力；评估肩胛骨的灵活性和胸椎的伸展能力。本测试为非对称性测试，需要分别测试左右两侧。

2. 测试要求

（1）双足并拢站直，双臂自然下垂。

（2）双手握拳，四指包住拇指。

（3）右拳举过头顶沿着背部向下伸，左拳由下向上沿着背部尽可能向上提，治疗师协助患者握住测试杆，使之垂直于地面，记录两拳之间的距离。

（4）动作连贯，双手一次到位后不能再代偿借力，左右上肢交换，测试对侧，取最低分为测试得分。

3. 测试评分

3分：两拳相距不超过 1 个手掌的长度。

2分：两拳相距不超过 1.5 个手掌的长度。

1分：两拳相距大于 1.5 个手掌的长度。

0分：测试过程中身体任何部位出现疼痛。

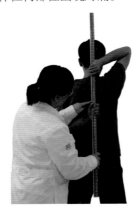

图2-1-4　肩部灵活性测试

（五）主动直腿上抬测试（图2-1-5）

1. 测试目的

评估腘绳肌与比目鱼肌的柔韧性、保持骨盆的稳定性和对侧下肢的主动伸展能力。

2. 测试要求

（1）起始姿势，患者双手置于体侧，取仰卧位，掌心向上，膝关节下垫一块木板。

（2）定位患者两侧髂前上棘连线的中点和两膝连线的中点，测试杆垂直于地面，在两中点连线上移动。

（3）被测下肢上抬，踝关节背伸，膝关节伸直，在测试中，对侧下肢的膝关节应与木板接触且患者平躺在地面上。

（4）当患者上抬的下肢到达活动范围的末端时，治疗师把测试杆放在患者被测下肢的踝关节中央，并且与地面垂直。

（5）对另一侧下肢进行测试，以得分低的一侧为准。

3. 测试评分

3分：测试杆达髂前上棘与大腿中点之间。

2分：测试杆位于大腿中点与膝关节之间。

1分：测试杆位于膝关节以下。

0分：测试过程中身体任何部位出现疼痛。

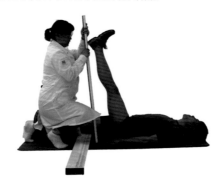

图 2-1-5　主动直腿上抬测试

（六）躯干稳定性俯卧撑测试（图 2-1-6）

1. 测试目的

对完成对称的上肢运动所表现出的躯干在矢状面内的稳定性做出评估，也可以间接评价肩胛骨的稳定性。

2. 测试要求

（1）患者俯卧，双手分开与肩同宽。

（2）双手拇指与头顶在同一条直线上，膝关节充分伸展，女性患者的拇指与下颌在一条直线上。

（3）从适当位置开始，患者向上撑起身体，整个身体包括腰骶部同时抬起。

（4）如果男性患者不能以标准姿势完成，可以降低手的位置至拇指与下颌在同一直线上再完成俯卧撑；如果女性不能以标准姿势完成，可以降低手的位置至拇指与锁骨在同一直线上，再完成俯卧撑。

3. 测试评分

3分：男性患者测试时，双手拇指与头顶在同一直线上；女性患者测试时，双手拇指与下颌在同一直线上；全过程保持腰椎自然伸直姿势。

2分：男性患者测试时，双手拇指与下颌在同一直线上；女性患者测试时，双手拇指与锁骨在同一直线上；全过程保持腰椎自然伸直姿势。

1分：患者不能以规定的姿势完成动作；不能在过程中保持腰椎自然伸直姿势。

0分：测试过程中身体任何部位出现疼痛。

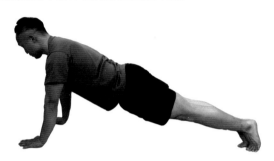

图 2-1-6 躯干稳定性俯卧撑测试

（七）躯干旋转稳定性测试（图 2-1-7）

1. 测试目的

上肢和下肢同时运动时，对躯干多方位的稳定性做出评价。

2. 测试要求

（1）开始时，患者保持四肢撑地的姿势，一侧肩关节、髋关节和膝关节屈曲 90°，膝关节和躯干呈 90°，踝关节保持跖屈，腰椎保持自然伸直姿势。

（2）放置一个木板，要求患者双手和双膝都触及木板。

（3）患者前屈肩部，同时伸展同一侧的髋关节和膝关节，抬起该侧上下肢，抬起的手、肘、膝应在与木板平行的同一条直线上，躯干与木板保持平行。

（4）随后，患者收回抬起的上下肢，要求肘关节触及膝关节。

（5）患者有 3 次测试机会。

（6）如果患者得分低于 3 分，将采用对角式方式进行测试：使用一侧的上肢和对侧的下肢。

（7）一侧测试完成后，对另一侧进行测试，以得分较低的一侧为准。

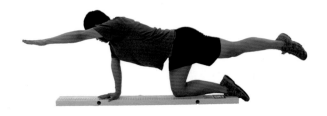

a. 起始位

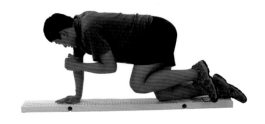

b. 过程位

图 2-1-7 躯干旋转稳定性测试

3. 测试评分

3 分：患者进行重复动作时，躯干与木板平行，肘关节和膝关节在同一直线上。

2 分：患者能够用对角式方式正确完成动作且躯干与地面保持平行。

1 分：患者无法用对角式方式完成动作。

0 分：测试过程中身体任何部位出现疼痛。

四、结果分析与处理原则

以上测试总分 21 分，如评分总分低于 14 分，说明存在功能障碍。

（1）必须先处理 0 分的项目，由专业人员进行评估和治疗。

（2）如同时存在灵活性和稳定性障碍，应当先处理灵活性障碍，因为灵活性不足无法保证足够的稳定性。

（3）功能筛查的目标是排除所有不对称性障碍并使动作筛查的所有测试评分不低于 2 分，因为不对称会导致损伤风险增高。

（李圣节、瓮长水）

第二节　疼痛评估

疼痛是组织损伤，或潜在的组织损伤引起的令人不愉快的主观感觉及情感体验。疼痛的评估主要包括疼痛的性质、范围、部位、程度以及对日常生活和工作的影响。

一、常用的疼痛评估方法

（一）视觉模拟评分

视觉模拟评分（visual analogue scale，VAS）是目前临床上最常用的评定方法。

VAS采用标有刻度（0～10）的直线，两端分别表示"无痛"（0）和"极痛"（10）（图2-2-1）。患者根据主观感受用笔在直线上画出与其疼痛强度相符合的某点，从"无痛"端至该点的距离为痛觉评分结果。1～3分为轻度疼痛；4～6分为影响睡眠的中度疼痛；7～10分为重度疼痛，常因疼痛无法入眠。VAS亦可用于评估疼痛缓解情况，两端分别表示"疼痛完全缓解"（0）和"疼痛无缓解"（10）。

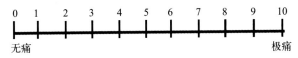

图2-2-1　视觉模拟评分

（二）压力测痛法

常用于需要对疼痛强度（痛阈、耐痛阈）进行评定，特别是对肌肉骨骼系统疼痛进行评定的患者，但不适用于有出血倾向的患者。

治疗师先以手按压找准痛点，将压力测痛器的测痛探头平稳地对准痛点逐渐施加压力，并观察和听取患者反应。记录诱发的疼痛第一次出现时的压力强度（kg/cm^2），此值为痛阈。继续施加压力至患者不可耐受，记录达到最高疼痛耐受限度时的压力强度，此值为耐痛阈。同时记录所评定痛区的体表定位，以便对比。在数日或数周后重复评定，记录读数。

注意事项：患者必须采取舒适的体位，以提高检查准确性；测痛器的圆形探头需平稳地放在待测部位，防止使用测痛探头的边缘进行测试；测量记录应从压力测痛计加压时开始。

（三）口述分级评分法

口述分级评分法（verbal rating scale，VRS）由一系列用于描述疼痛的形容词组成，按疼痛程度从最轻到最强的顺序排列，用于评定疼痛的强度。最轻程度为1分，逐级递增，包括四点口述分级评分法和五点口述评分法（图2-2-2）。

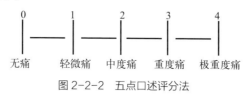

图 2-2-2　五点口述评分法

（四）疼痛特性的评定

适用于需要对疼痛特性进行评定且存在疼痛心理问题的患者。常用的方法有麦吉尔（McGill）疼痛问卷表、简化 McGill 疼痛问卷表、简明疼痛问卷表等，其中以简化 McGill 疼痛问卷表较为常用。伴有心理问题的患者采用疼痛灾难化量表评价疼痛灾难化倾向。

二、疼痛评估的注意事项

（1）认知功能明显障碍者不适合进行疼痛评估。

（2）应在疼痛稳定时进行，评估方法不应存在导致患者疼痛加剧的可能性。

（3）环境要求：尽量安静，室温不宜过冷或过热。

（4）最好采取一对一的形式，避免他人干扰。

（王　瑞、黄丽萍）

第三节　感觉功能的评估

躯体感觉是由分布于皮肤的各种感受器和人体深部的本体感受器接受刺激后，产生的不同类型的感觉。根据感受器对刺激的反应或感受器所在的部位，躯体感觉又分为浅感觉、深感觉和复合感觉。

一、浅感觉检查

浅感觉包括皮肤及黏膜的触觉、痛觉和温度觉。浅感觉的感受器大多表浅，位于皮肤内。

1. 浅感觉检查部位的确定

每一对脊髓后根的感觉纤维均支配一定的皮肤区域，具有节段性分布的特点。感觉神经节段分布区的体表标志有助于脊神经损伤或脊髓损伤的定位诊断，即根据出现感觉障碍的皮肤节段，可定位诊断脊神经损伤或脊髓损伤的节段。治疗师应熟悉脊髓节段性神经支配及周围神经感觉支配的区域（表 2-3-1），按其分布的范围有序检查，以获得准确结果。

表 2-3-1 节段性神经支配与检查部位

节段性神经支配	检查部位	节段性神经支配	检查部位
C2	枕外隆凸	T8	第 8 肋间
C3	锁骨上窝	T9	第 9 肋间
C4	肩锁关节的顶部	T10	第 10 肋间（脐水平）
C5	肘前窝的桡侧面	T11	第 11 肋间
C6	拇指	T12	腹股沟韧带中部
C7	中指	L1	T12 与 L2 之间上 1/3 处
C8	小指	L2	大腿前中部
T1	肘前窝的尺侧面	L3	股骨内上髁
T2	腋窝	L4	内踝
T3	第 3 肋间	L5	足背第 3 跖趾关节
T4	第 4 肋间（乳头线）	S1	足跟外侧
T5	第 5 肋间	S2	腘窝中点
T6	第 6 肋间（剑突水平）	S3	坐骨结节
T7	第 7 肋间	S4-S5	肛门周围

2. 触觉检查

（1）刺激：患者闭目，治疗师用棉签轻触患者的皮肤。测试时注意两侧对称部位的比较，刺激的动作要轻，不应过频（大约间隔 5 秒）。检查顺序应从身体近端向远端移行，即面部、颈部、上肢、躯干、下肢。

（2）反应：患者回答有无一种轻痒的感觉。比较身体两侧感觉强度是否对称或存在差异。

（3）塞姆斯–温斯坦单丝测验：又称单丝皮肤阈值测验，即采用不同直径的尼龙长丝作为量化感觉的工具，使触觉检查标准化，这也是国际公认的评定手段。S-W 触觉测量计（Semmes-Weinstein aesthesiometer）是检查皮肤触觉敏感性的代表性工具（图 2-3-1）。通过标准化的单丝检查，治疗师可以确定皮肤敏感性丧失的部位和区域范围；通过对治疗前后检查结果的比较，可评定当前躯体感觉平面以及评估感觉丧失或恢复的程度。该检查尤其适用于周围神经损伤后神经修复、神经移植、断趾和（或）指移植等显微外科手术的术后恢复判断，以及复合性骨折、烧伤、皮肤移植、糖尿病足、截肢、脊髓损伤等各类疾病的检查。例如，糖尿病足患者的皮肤检查部位通常选择拇趾趾腹和 5 个跖骨头所对应的皮肤表面（图 2-3-2）。单丝检查结果的临床意义总结于表 2-3-2。

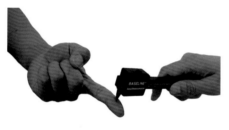

图 2-3-1　使用 S-W 触觉测量计进行单丝检查

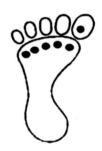

图 2-3-2　足底检查部位

表 2-3-2　S-W 触觉测量计单丝皮肤阈值测验的临床意义

力（Log= 10）	实际力（g）	颜色	意义
1.65 ~ 2.83	0.0045 ~ 0.0677	绿	正常
3.22 ~ 3.61	0.1660 ~ 0.4082	蓝	轻触觉减退
3.84 ~ 4.31	0.6958 ~ 2.0520	紫	保护性感觉减弱
4.56 ~ 6.65	3.632 ~ 447.00	红	保护性感觉消失

3. 痛觉检查

（1）刺激：令患者闭目，分别用大头针的尖端和钝端以同等的力量随机轻刺患者的皮肤。

（2）反应：患者立即说出具体的感受［疼痛、疼痛减退和（或）消失、感觉过敏］及部位。

（3）检查痛觉减退的患者时，要从障碍部位向正常部位逐步移行，而检查痛觉过敏的患者时，要从正常部位向障碍部位逐步移行。测试时注意两侧对称部位的比较。存在障碍时，要记录障碍的类型、部位和范围。

（4）评定疼痛程度，临床上最常采用视觉模拟量表法（VAS），详情请见本章第二节。

4. 温度觉检查

（1）刺激：令患者闭目，用盛有热水（40 ~ 45℃）及冷水（5 ~ 10℃）的试管，冷热交替地接触其皮肤。选用的试管直径要小，管底与皮肤的接触面不要过大，接触时间以 2 ~ 3 秒为宜。检查时应注意两侧对称部位的比较。

（2）反应：患者回答"冷""热"。

二、深感觉检查

深感觉检查又称本体感觉检查，主要包括关节位置觉（position sense）评定（静止位置）和关节运动觉评定。

1. 关节位置觉评定

（1）刺激：令患者闭目，治疗师移动其肢体（如足趾）并停止于某个动作。

（2）反应：患者说出肢体的动作（如"屈"或"伸"），或用另一侧肢体模仿出相同的动作。

2. 关节运动觉评定

（1）刺激：令患者闭目，治疗师在较小的范围内移动患者的肢体使其被动活动，如治疗师用示指和拇指轻持患者的手指或足趾做轻微的被动伸展或屈曲的动作（幅度在 5° 左右），让患者说出肢体运动的方向，如感觉不清楚可加大活动幅度或测试较大的关节。

（2）反应：患者回答肢体活动的方向（"向上"或"向下"），或用对侧肢体进行模仿。

（3）患肢被动活动 4～5 次，记录患者准确回答的次数，将检查的次数作为分母，准确回答的次数作为分子（如上肢关节运动觉 4/5）。

（4）当患者在治疗师加大关节的被动活动范围后才可辨别肢体位置的变化时，提示存在本体感觉障碍。如果在被动关节运动达到终末端时，或仅在关节周围肌群收缩引起运动时才能指出运动的方向，则提示患者存在较严重的本体感觉障碍。本体感觉完全丧失时，即便关节运动达到终末端，患者的回答（指出关节运动方向）也只有 50% 的正确率。

三、复合感觉检查

复合感觉包括皮肤定位觉、两点分辨觉、体表图形觉、实体觉、重量觉等。因为复合感觉是大脑皮质（顶叶）对各种感觉刺激整合的结果，所以复合感觉障碍与大脑皮质损伤有关，如脑卒中和神经炎患者常存在复合感觉障碍。只有在深、浅感觉均正常时，复合感觉检查才有意义。

1. 皮肤定位觉检查

（1）刺激：令患者闭目，治疗师用手轻触患者的皮肤。

（2）反应：患者用手指出被触及的部位。

2. 两点分辨觉检查

（1）刺激：令患者闭目，治疗师使用触觉测量计沿所检查区域长轴刺激两点皮肤，两点的压力要一致。若患者有两点感觉，则再缩小两点的距离，当患者感觉为一点时停止。

（2）反应：患者回答感觉到"一点"或"两点"。

（3）触觉正常而两点分辨觉障碍见于额叶疾病。

3. 体表图形觉检查

（1）刺激：令患者闭目，用铅笔或火柴棒在其皮肤上写数字或画图形（如圆形、方形、三角形等）。

（2）反应：患者说出所画内容。

（3）体表图形觉障碍见于大脑皮质病变。

4. 实体觉检查

（1）刺激：实体觉检查可测试手对实物的大小、形状、性质的识别能力，检查时令患者闭目，将日常生活中熟悉的物品放置于患者手中（如火柴盒、小刀、铅笔、橡皮、手表等），应先检查患侧。

（2）反应：患者抚摸后说出该物品的名称、大小及形状等。

（3）实体觉障碍提示丘脑水平以上的病变。

5. 重量觉检查

（1）刺激：检查分辨重量的能力，治疗师将形状、大小相同，但重量逐渐增大的物品逐一放在患者手上；或在患者双手同时放置不同重量的上述检查物品。

（2）反应：患者将手中重量与前一重量进行比较或双手同时进行比较后说出哪一个更轻或更重。

6. 材质识辨觉检查

（1）刺激：检查区别不同材质的能力，将棉花、羊毛、丝绸等一一放在患者手中，让其触摸。

（2）反应：患者回答材料的名称（如羊毛）或质地（粗糙、光滑）。

7. 双侧同时刺激

（1）刺激：检查同时感受身体两侧、双侧肢体或身体远、近端的触觉刺激的能力，治疗师同时触压患者身体两侧相同部位，患者身体两侧远、近端，以及患者身体同侧远、近端。

（2）反应：患者说出感到几个刺激。"消失现象"指患者仅能感受到近端刺激，而不能感受到远端的刺激，为顶叶皮质受损所致。

四、检查注意事项

（1）应在安静、温度适宜的室内进行。

（2）患者必须意识清晰，认知状况良好。

（3）患者保持放松、舒适的体位，应充分暴露检查部位。

（4）检查中遮蔽患者双眼，除个别检查外，检查顺序为先健侧后患侧。浅感觉检查时，应在随机、无规律的时间间隔内给予感觉刺激。

（5）皮肤增厚、瘢痕、老茧部位的感觉将有所下降，检查中应注意区别。

（6）检查中注意健、患侧和远、近端的对比。

（7）请患者回答问题时，治疗师忌用暗示性提问。

（8）鉴于感觉障碍可影响运动功能，感觉评定应先于主动运动功能评定（徒手肌力检查、主动关节活动度检查、功能性活动测试）。

（9）首次评定与再次评定应由同一治疗师完成。

（王　瑞、彭　楠）

第四节　关节活动度的评定

关节活动度是运动损伤性疾病和创伤患者的基本评定项目，是判断关节运动功能损伤的主要指标。

一、基本概念

（一）关节活动度

关节活动度（range of motion，ROM），又称关节活动范围，指一个关节的运动弧度。关节活动度检查是在特定的体位下，测量关节可完成的最大活动范围。关节活动度分为主动关节活动度（主动 ROM）和被动关节活动度（被动 ROM）。主动 ROM 指关节运动通过人体自身的主动随意运动而产生。被动 ROM 指关节运动通过外力而产生。

（二）适应证与禁忌证

（1）适应证：关节水肿、关节疼痛、肌肉痉挛、肌肉萎缩以及关节囊及周围组织的炎症及粘连、皮肤瘢痕等影响了关节的运动功能时，均需要进行 ROM 测量。

（2）禁忌证：关节脱位或骨折未愈合，肌腱、韧带、肌肉手术或骨化性肌炎等，有明显的骨质疏松或骨的脆性增大时，禁忌进行被动 ROM 测量。关节或关节周围存在急性炎症或感染、关节半脱位、关节血肿、怀疑骨性关节僵硬，也是 ROM 测量的禁忌证。

二、测量工具及方法

（一）测量工具

临床上最常使用量角器（图 2-4-1），包括一个固定臂及一个移动臂，铆钉固定两臂的交点为量角器的轴心。随着关节远端肢体的移动，移动臂以量角器轴心为轴进行转动，在量角器刻度盘上读出关节活动度。量角器臂的长度为 7.5 ～ 40 cm。

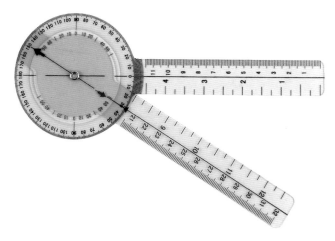

图 2-4-1 量角器

（二）测量方法

量角器置于被测关节的外侧。测量时，量角器的轴心对准关节活动的轴心；固定臂与构成关节的近端骨的长轴平行，移动臂与构成关节的远端骨的长轴平行；测量不同关节时，应按规定体位操作。

（三）各关节的关节活动度测量

具体方法见表 2-4-1 ～表 2-4-3。

表 2-4-1　上肢主要关节的关节活动度测量方法（180°方式）

关节	运动	受检者体位	量角器放置方法			正常活动范围
			轴心	固定臂	移动臂	
肩	屈曲（图 2-4-2）	仰卧位、坐位或站立位，双臂置于体侧，肘伸直	肩峰	与腹中线平行	与肱骨纵轴平行	0°～180°
	伸展（图 2-4-3）					0°～50°
	内收（图 2-4-4a）	坐位或站立位，双臂置于体侧，肘伸直	肩峰	与身体中线（脊柱）平行	与肱骨纵轴平行	0°～45°
	外展（图 2-4-4b）					0°～180°
	内旋（图 2-4-5a、b）	仰卧位，肩关节外展 90°，肘关节屈曲 90°	鹰嘴	与腋中线垂直	与前臂纵轴平行	0°～70°
	外旋（图 2-4-5a、c）					0°～90°
肘	屈曲（图 2-4-6）	仰卧位、坐位或站立位，双臂取解剖零位	肱骨外上髁	与肱骨纵轴平行	与桡骨纵轴平行	0°～150°
	伸展					0°
桡尺	前臂旋前（图 2-4-7a、b）	坐位，上臂置于体侧，肘关节屈曲 90°	尺骨茎突	与地面垂直	与腕关节背面平行	0°～90°
	前臂旋后（图 2-4-7a、c）				与腕关节掌面平行	
腕	屈曲（图 2-4-8a、b）	坐位或站立位，前臂完全旋前	尺骨茎突	与前臂纵轴平行	与第 2 掌骨纵轴平行	0°～90°
	伸展（图 2-4-8a、c）					0°～70°
	桡偏（图 2-4-9a、b）	坐位，肘关节屈曲，前臂旋前，腕中立位	腕背侧中点	与前臂背侧中线平行	第 3 掌骨纵轴	0°～25°
	尺偏（图 2-4-9a、c）					0°～55°

注：引自南登昆.康复医学：第 4 版 [M].北京：人民卫生出版社，2004.

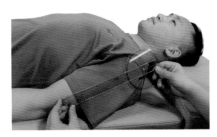 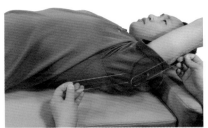

a. 起始位　　　　　　　　　　　　　b. 终止位

图 2-4-2　肩关节屈曲

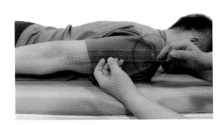 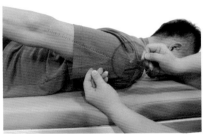

a. 起始位　　　　　　　　　　　　　b. 终止位

图 2-4-3　肩关节伸展

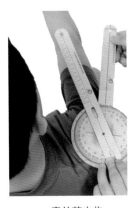 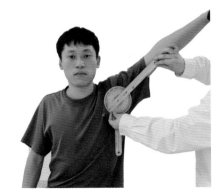

a. 肩关节内收　　　　　　　　　　　b. 肩关节外展

图 2-4-4　肩关节内收、外展

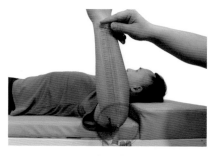

a. 起始位

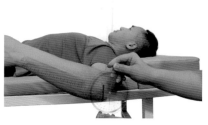

b. 肩关节内旋

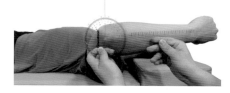

c. 肩关节外旋

图 2-4-5　肩关节内旋、外旋

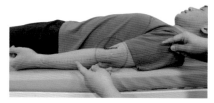

a. 起始位

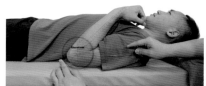

b. 终止位

图 2-4-6　肘关节屈曲

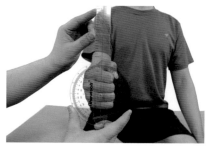

a. 中立位

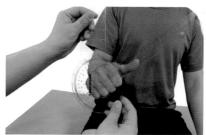

b. 前臂旋前

图 2-4-7　前臂旋前、旋后

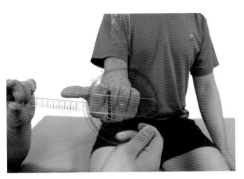

c. 前臂旋后

图 2-4-7 前臂旋前、旋后（续）

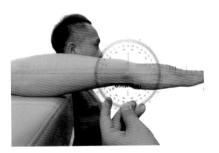

a. 中立位

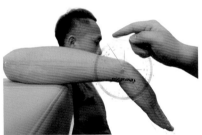

b. 腕关节屈曲

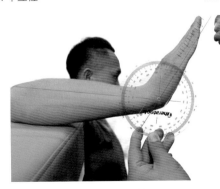

c. 腕关节伸展

图 2-4-8 腕关节屈曲、伸展

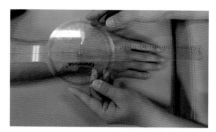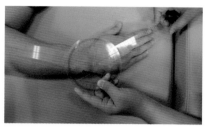

a. 中立位   b. 腕关节桡偏

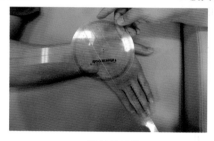

c. 腕关节尺偏

图 2-4-9 腕关节桡偏、尺偏

表 2-4-2 下肢主要关节的关节活动度测量方法（180°方式）

关节	运动	受检者体位	量角器放置方法			正常活动范围
			轴心	固定臂	移动臂	
髋	屈曲（图2-4-10）	仰卧位或侧卧位，对侧下肢伸直	股骨大转子	与身体纵轴平行	与股骨纵轴平行	0°～125°
	伸展（图2-4-11）	仰卧位或侧卧位，被测下肢在上				0°～15°
	内收（图2-4-12a、b）	仰卧位	髂前上棘	与左、右髂前上棘连线的垂线平行	与肱骨纵轴平行	0°～30°
	外展（图2-4-12a、c）					0°～45°
	内旋（图2-4-13a、b）	仰卧位，双下肢于床沿外下垂	髌骨中心	与通过髌骨中心的垂线平行	与胫骨纵轴平行	0°～45°
	外旋（图2-4-13a、c）					

续表

| 关节 | 运动 | 受检者体位 | 量角器放置方法 | | | 正常活动范围 |
			轴心	固定臂	移动臂	
膝	屈曲（图 2-4-14） 伸展	俯卧位、仰卧位或坐于椅子边缘	股骨外髁	与股骨纵轴平行	与胫骨纵轴平行	0°～150°
踝	背伸（图 2-4-15a、b）	坐位，膝关节屈曲，踝关节处于中立位	腓骨纵轴线与足外缘交叉处	与腓骨纵轴平行	与第 5 跖骨纵轴平行	0°～20°
	跖屈（图 2-4-15a、c）					0°～45°
	内翻（图 2-4-16a、b）	坐位，足位于床沿外	足背侧中点	与小腿背侧中线平行	与第 3 跖骨纵轴平行	0°～40°
	外翻（图 2-4-16a、c）					0°～35°

注：引自南登昆.康复医学：第 4 版 [M].北京：人民卫生出版社，2004.

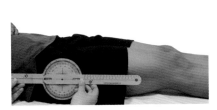

a. 起始位

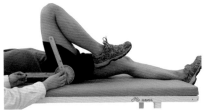

b. 终止位

图 2-4-10 髋关节屈曲

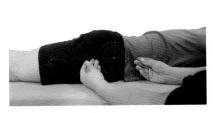

a. 起始位

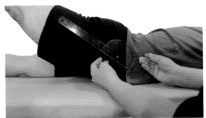

b. 终止位

图 2-4-11 髋关节伸展

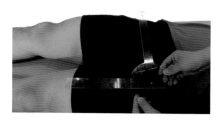

a. 起始位

b. 髋关节内收

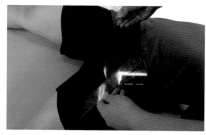

c. 髋关节外展

图 2-4-12　髋关节内收、外展

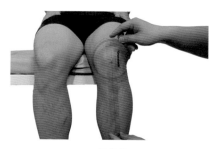

a. 起始位

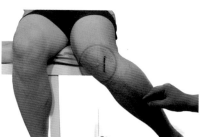

b. 髋关节内旋

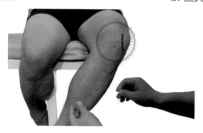

c. 髋关节外旋

图 2-4-13　髋关节内旋、外旋

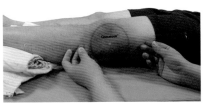

a. 起始位　　　　　　　　　　b. 终止位

图 2-4-14　膝关节屈曲

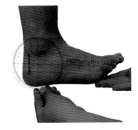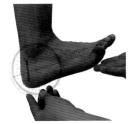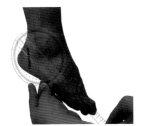

a. 中立位　　　　　b. 踝关节背伸　　　　c. 踝关节跖屈

图 2-4-15　踝关节背伸、跖屈

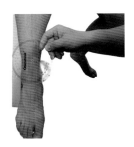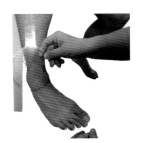

a. 中立位　　　　　　　　　　b. 踝关节内翻

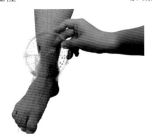

c. 踝关节外翻

图 2-4-16　踝关节内翻、外翻

表 2-4-3　脊柱主要关节的关节活动度测量方法

关节	运动	受检者体位	量角器放置方法			正常活动范围
			轴心	固定臂	移动臂	
颈椎	前屈（图2-4-17a、b）	坐位，在头部侧方测量	外耳道中点	与地面垂直	与鼻的底部延长线平行	0°～45°
	后伸（图2-4-17a、c）					
	左旋（图2-4-18a、b）	坐位，于头顶测量	头顶中心点	与两侧肩峰连线平行	与鼻尖在头顶平面的垂点重合	0°～60°
	右旋（图2-4-18a、c）					
	左侧屈（图2-4-19a、b）	坐位，于后方测量	C7棘突	沿胸椎棘突与地面垂直	头顶中心与C7棘突的连线	0°～45°
	右侧屈（图2-4-19a、c）					
腰椎	前屈（图2-4-20a、b）	站立位	L5棘突	与L5棘突向地面的垂线平行	与C7及L5棘突的连线平行	0°～80°
	后伸（图2-4-20a、c）					0°～25°
	左旋、右旋	坐位，臀部固定	头顶中心	与双侧髂前上棘的连线平行	与双侧肩峰的连线垂直	0°～45°
	左侧屈（图2-4-21a、b）	站立位，于后方测量	L5棘突	与双侧髂前上棘连线中点的垂线平行	与C7与L5棘突的连线平行	0°～35°
	右侧屈（图2-4-21a、c）					

注：引自南登昆.康复医学：第4版[M].北京：人民卫生出版社，2004.

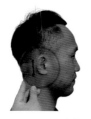
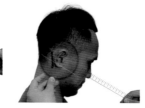
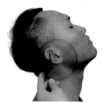

a. 中立位　　　　　　　b. 颈椎前屈　　　　　　　c. 颈椎后伸

图 2-4-17　颈椎前屈、后伸

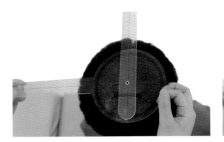
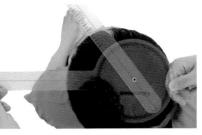

a. 中立位　　　　　　　　　　　　b. 颈椎左旋

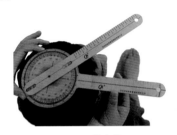

c. 颈椎右旋

图 2-4-18　颈椎左旋、右旋

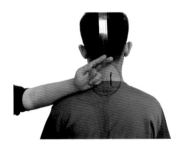
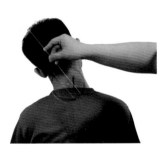

a. 中立位　　　　　　　　　　　　b. 颈椎左侧屈

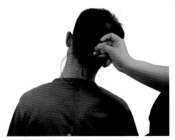

c. 颈椎右侧屈

图 2-4-19　颈椎侧屈

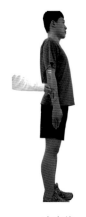 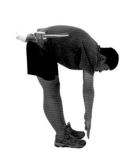 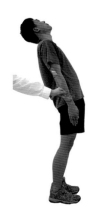

a. 中立位　　　　　　　　　b. 腰椎前屈　　　　　　　c. 腰椎后伸

图 2-4-20　腰椎前屈、后伸

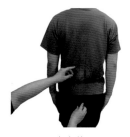 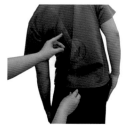 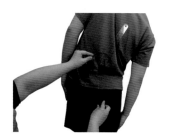

a. 中立位　　　　　　　　b. 腰椎左侧屈　　　　　　c. 腰椎右侧屈

图 2-4-21　腰椎左侧屈、右侧屈

三、注意事项

（1）确保测量体位正确，防止邻近关节的代偿。量角器的轴心与关节活动轴心一致，固定臂和移动臂要与关节两端的肢体长轴平行。

（2）测量前，应向患者充分解释检查的方法和目的，取得患者的理解和合作。

（3）测量时，可暴露测量部位，避免衣服过紧影响关节运动。

（4）关节的主动和被动活动范围不一致时，提示肌肉肌腱存在瘫痪、挛缩或粘连等问题，分别记录主动 ROM 和被动 ROM。评价 ROM 时，以被动 ROM 为准。

（5）一般测量双侧的 ROM，左右对比，不同个体之间存在差异。

（6）同一患者每次应由同一治疗师测量，并记录检测日期、记录者的姓名、检测中患者的体位等。

（丁宇、苏新玲）

第五节　肌力检查

肌力检查是物理因子治疗评定的重要内容。徒手肌力检查（manual muscle testing，MMT）是评定由疾病、外伤、废用所导致的肌力下降的范围与程度的主要方法，是一种操作简单、实用，在临床工作中应用最广泛的评定方法。

一、徒手肌力检查

肌力（muscle strength）是指肌肉收缩产生的最大力量，正常的肌力是维持姿势、启动或控制关节运动、完成特定动作的必要保证。肌力减弱常见于下运动神经元损伤、原发性肌病、神经疾病及各种骨关节病变（如退行性关节炎等）。因此，肌力是运动损伤康复的重要检查项目。

1. 徒手肌力检查的分级和评定标准（表 2-5-1）

表 2-5-1　徒手肌力检查的分级和评定标准（2013）

分级	名称	评定标准
0	零（0）	未触及肌肉的收缩
1	微弱（trace，T）	可触及肌肉的收缩，但不能引起关节活动
2-		解除重力的影响，能完成部分关节活动范围的运动
2	差（poor，P）	解除重力的影响，能完成全关节活动范围的运动
2+		能抗重力完成部分关节活动范围的运动
3	可（fair，F）	能抗重力完成全关节活动范围运动，但不能抗阻力
4	良好（good，G）	能抗重力及轻度阻力完成全关节活动范围的运动
5	正常（nomal，N）	能抗重力及最大阻力完成全关节活动范围的运动

2. 各部位主要肌肉的徒手肌力检查（表2-5-2～表2-5-4）

表2-5-2　上肢主要肌肉（或肌群）的徒手肌力检查方法与评定标准

肌肉	检查方法与评定标准		
	1级	2级	3、4、5级
三角肌前束 （图2-5-1）	对侧卧位，抬起患者上肢，可触及三角肌前束收缩	方法同1级，患者肩关节可主动前屈	站立位，上肢做前平屈动作，阻力加于上臂远端
三角肌中束（外侧束） （图2-5-2）	仰卧位，抬起患者上肢，可触及三角肌中束收缩	方法同1级，患者肩关节可主动外展	坐位，上臂做外展动作，阻力加于上臂远端
三角肌后束 （图2-5-3）	对侧卧位，抬起患者上肢，可触及三角肌后束收缩	方法同1级，患者肩关节可主动后伸	坐位，肩关节外展，上臂做平伸动作，阻力加于上臂远端
胸大肌 （图2-5-4）	坐位，抬起患者上肢，可触及胸大肌收缩	方法同1级，患者肩关节可主动前平屈	仰卧位，上肢于身体两侧平举，阻力加于上臂远端，向外推，患者抗阻内收
肩外旋肌群（冈下肌、小圆肌） （图2-5-5） 肩内旋肌群（肩胛下肌、胸大肌、背阔肌、大圆肌） （图2-5-6）	俯卧位，肩关节外展，前臂下垂于床外，可触及肩胛外缘肌收缩	俯卧位，肩关节外展，前臂下垂于床外，可做部分肩内外旋动作	站立位，肩关节外展，前臂下垂，做肩关节外旋、内旋动作，阻力加于前臂远端
肘屈曲肌群（肱二头肌、肱肌、肱桡肌） （图2-5-7）	坐位，肩外展，上肢放在滑板上，试图肘关节屈曲时可触及相应肌肉收缩	方法同1级，患者肘关节可主动屈曲	坐位，上肢下垂，前臂旋后（检查肱二头肌）或旋前（检查肱肌）或处于中立位（检查肱桡肌），肘关节屈曲，阻力加于前臂远端

续表

肌肉	检查方法与评定标准		
	1 级	2 级	3、4、5 级
肘伸展肌群（肱三头肌、肘肌）（图 2-5-8）	坐位，肩关节外展，上肢放在滑板上，试图肘关节伸展时，可触及肱三头肌收缩	方法同 1 级，患者肘关节可主动伸展	俯卧位，肩关节外展，肘关节屈曲，前臂在床沿外下垂，肘关节伸展，阻力加于前臂远端
旋后肌（图 2-5-9）	俯卧位，肩关节外展，前臂在床沿外下垂，试图前臂旋时，可于前臂上端桡侧触及肌肉收缩	方法同 1 级，患者前臂可主动旋后	坐位，肘关节屈曲 90°，前臂旋前位，患者做旋后动作，握住患者的腕部施加反方向阻力
旋前圆肌、旋前方肌（图 2-5-10）	俯卧位，肩关节外展，前臂在床沿外下垂，试图前臂旋前时可在肘下、腕上触及肌肉收缩	方法同 1 级，患者前臂可主动旋前	坐位，肘关节屈曲 90°，前臂旋后位，患者做旋前动作，握住患者的腕部施加反方向阻力
尺侧、桡侧腕屈肌（图 2-5-11）	坐位，前臂中立位，固定前臂，可触及肌肉收缩	方法同 1 级，患者能做全范围的屈腕动作	坐位，前臂旋后，手放松，固定前臂做屈腕动作，阻力加于手掌侧
尺侧、桡侧腕伸肌（图 2-5-12）	坐位，前臂中立位，固定前臂，可触及肌肉收缩	方法同 1 级，患者能做全范围的伸腕动作	坐位，前臂旋前，手放松，固定前臂做伸腕动作，阻力加于手背侧

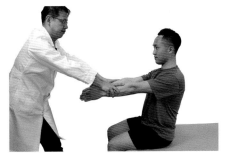

图 2-5-1　三角肌前束的检查

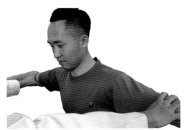

图 2-5-2　三角肌中束的检查

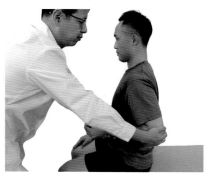

图 2-5-3 三角肌后束的检查

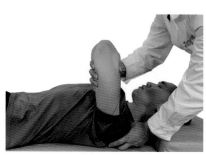

图 2-5-4 胸大肌的检查

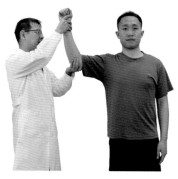

图 2-5-5 肩外旋肌群的检查

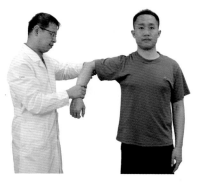

图 2-5-6 肩内旋肌群的检查

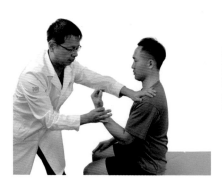

图 2-5-7 肘屈曲肌群的检查

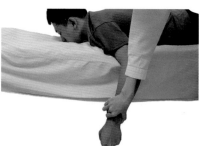

图 2-5-8 肘伸展肌群的检查

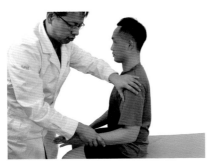

图2-5-9 旋后肌的检查

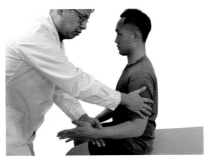

图2-5-10 旋前圆肌、旋前方肌的检查

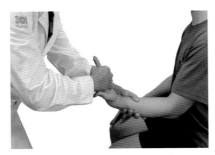

图2-5-11 尺侧、桡侧腕屈肌的检查

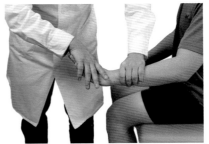

图2-5-12 尺侧、桡侧腕伸肌的检查

表2-5-3 下肢主要肌肉（或肌群）的徒手肌力检查方法与评定标准

肌肉	检查方法与评定标准		
	1级	2级	3、4、5级
髂腰肌 （图2-5-13）	仰卧位或坐位，试图屈髋时，于腹股沟上缘可触及肌肉收缩	同侧卧位，托住对侧下肢，可主动屈髋	坐位，小腿悬于床沿外，屈髋，阻力加于大腿远端前面
臀大肌 （图2-5-14）	俯卧位，试图伸髋时，于臀部及坐骨结节下方可触及肌肉收缩	同侧卧位，托住对侧下肢，可主动伸髋	俯卧位，屈膝，伸髋10°~15°，阻力加于大腿远端后面
臀中肌 （图2-5-15）	仰卧位，试图髋外展时，于臀部外上侧可触及肌肉收缩	仰卧位，可主动髋外展	侧卧位，做髋外展动作，阻力加于膝关节附近

续表

肌肉	检查方法与评定标准		
	1级	2级	3、4、5级
髋内收肌群（股薄肌、耻骨肌）（图2-5-16）	仰卧位，试图髋内收时，于大腿内侧可触及肌肉收缩	仰卧位，可主动髋内收	侧卧位，托起对侧下肢，做髋内收动作，阻力加于股骨下端
髋外旋肌群（股方肌，梨状肌，臀大肌，上、下孖肌，闭孔内、外肌）（图2-5-17）髋内旋肌群（臀小肌、阔筋膜张肌）（图2-5-18）	仰卧位或坐位，伸腿，可触及大转子上方肌肉收缩	仰卧位或坐位，髋关节可做部分范围的外旋、内旋动作	坐位，小腿下垂于床外，做髋外旋、内旋动作，使小腿向内、向外摆，阻力加于小腿下端
腘绳肌（图2-5-19）	俯卧位或坐位，试图屈膝时，可于腘窝两侧触及肌肉活动	侧卧位，托住对侧下肢，可主动屈膝	坐位，膝关节从伸直位屈曲，阻力加于小腿下端后侧
股四头肌（图2-5-20）	仰卧位或坐位，试图伸膝时，可触及肌肉活动	侧卧位，托住对侧下肢，可主动伸膝	坐位，小腿在床沿外下垂，伸膝，阻力加于小腿下端前侧
腓肠肌、比目鱼肌（图2-5-21）	侧卧位，试图跖屈时，可触及肌肉活动	侧卧位，可主动跖屈	仰卧位，膝关节伸直（检查腓肠肌）或膝关节屈曲（检查比目鱼肌），足跖屈，阻力加于足掌侧
胫骨前肌（图2-5-22）	仰卧位，试图踝背伸时，小腿外侧可触及肌肉活动	侧卧位，可主动踝背伸、足内翻	坐位，小腿下垂，踝背伸并足外翻，阻力加于足背
胫骨后肌（图2-5-23）	仰卧位，试图足内翻及跖屈时，于内踝后方可触及肌肉活动	仰卧位，可主动踝跖屈、足内翻	仰卧位，足在床沿外，足内翻并跖屈，阻力加于足内缘

续表

肌肉	检查方法与评定标准		
	1级	2级	3、4、5级
腓骨长短肌 （图2-5-24）	仰卧位，试图足外翻及背伸时，于小腿外侧可触及肌肉活动	侧卧位，可主动足背伸、足外翻	仰卧位，做足背伸外翻动作，阻力加于足外侧缘

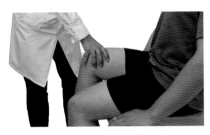

图2-5-13　髂腰肌的检查

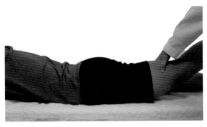

图2-5-14　臀大肌的检查

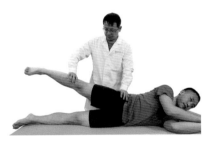

图2-5-15　臀中肌的检查

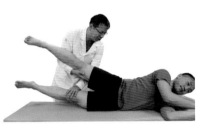

图2-5-16　髋内收肌群的检查

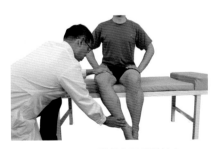

图2-5-17　髋外旋肌群的检查

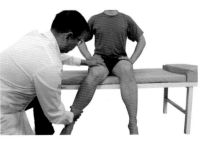

图2-5-18　髋内旋肌群的检查

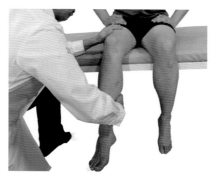

图 2-5-19　腘绳肌的检查

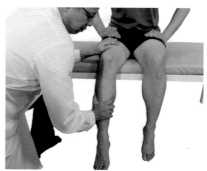

图 2-5-20　股四头肌的检查

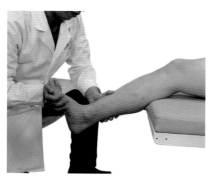

图 2-5-21　比目鱼肌的检查

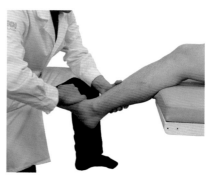

图 2-5-22　胫骨前肌的检查

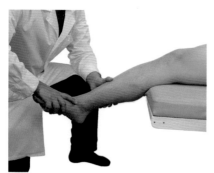

图 2-5-23　胫骨后肌的检查

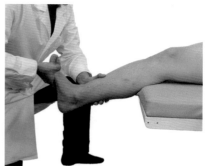

图 2-5-24　腓骨长短肌的检查

表 2-5-4　躯干主要肌肉（或肌群）的徒手肌力检查方法与评定标准

肌肉	检查方法与评定标准		
	1 级	2 级	3、4、5 级
颈屈肌群（斜角肌、颈长肌、头长肌、胸锁乳突肌）	侧卧位，做抬头动作，可触及肌肉收缩	侧卧位，托住头部可屈颈	仰卧位，做抬头动作，阻力加于相反方向
颈伸肌群（斜方肌、颈部骶棘肌）	侧卧位，做抬头动作，可触及肌肉收缩	侧卧位，托住头部可仰头	俯卧位，做抬头动作，阻力加于相反方向
腹直肌	仰卧位，髋关节及膝关节屈曲，做双手抱头坐起动作，可触及上腹部肌肉收缩	方法同 1 级，能抬起头部	方法同 1 级 3 级：能抬起头和肩胛部 4 级：双手前平举能坐起 5 级：双手抱头后能坐起
躯干伸肌（骶棘肌、腰方肌）	俯卧位，试图抬起上身，能触及背部肌肉收缩	方法同 1 级，能做头后仰动作	俯卧位，胸以上在床沿外，固定下肢，能抬起上身，阻力加于相反方向
躯干旋转肌（腹内、外斜肌）	坐位，试图抱头向一侧转体，能触及腹外斜肌收缩	坐位，能大幅度转体	仰卧位，下肢屈曲固定 3 级：能旋转上体，使一侧肩关节抬离床面 4 级：双手前平举坐起并可转体 5 级：抱头坐起并向一侧转体
腰方肌	仰卧位，腰部触及腰方肌收缩	仰卧位，能向头侧拉动一侧大腿，不能抗阻	仰卧位，能向头侧拉动一侧大腿，阻力加于相反方向

二、等速运动肌力测试技术

等速运动（isokinetic exercise）指在运动过程中，运动速度恒定（等速）而阻力可变的一种运动。使用等速肌力测试仪测试等速运动时的肌力。

三、测力计

根据用途不同可分为手持测力计（图 2-5-25）、握力计（图 2-5-26）。手持测力计是一个小巧、便于携带的仪器。将测力计的压力传感装置置于所测部位并施加压力，要求患者抵抗测力计的压力并使关节保持不动。测力计通过测量施加在肌肉上的机械压力来反映肌肉的抗阻力，治疗师可以从显示板上读出精确的数字。手持测力计检查肌力与徒手肌力检查互为补充，用于精确测量4级和5级的肌力，多用于四肢肌力的检查。握力计用于手指肌力或握力的检查。

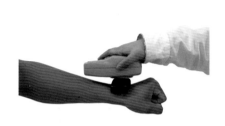

图 2-5-25　手持测力计

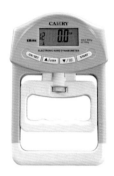

图 2-5-26　握力计

四、适应证与禁忌证

（1）适应证：中枢及周围神经损伤、肌萎缩、重症肌无力、截肢、骨折、关节炎、手外伤、烧伤。

（2）禁忌证：局部炎症、关节腔积液、关节不稳、急性扭伤、局部严重疼痛、严重心脏病、高血压。

五、注意事项

（1）先检查健侧，比较患侧与健侧，避免在运动、饱餐后及疲劳时检查。

（2）被检肌肉应摆放在正确位置，固定方法得当，避免代偿动作。

（3）重复检查同一块肌肉的最大收缩力量时，间隔2分钟为宜，避免疲劳。

（4）正常肌力存在个体差异，在进行3级以上肌力检查时，给予阻力的大小要根据患者个体情况及检查部位决定。

（5）检查不同肌肉时应采用相应的检查体位。根据体位来安排检查顺序，在完成一种体位的所有肌力检查内容后再令患者改变体位。

（李圣节、郭全义）

第六节　肌张力评估

一、基本概念

肌张力是指静息松弛状态下的肌肉紧张度。正常肌张力是人体维持各种姿势、使肌肉快速做出反应及正常运动的基础。肌张力过低或过高均可影响运动功能与日常生活活动能力。

痉挛（spasticity）是肌张力增高的表现，是一种因牵张反射兴奋性增高所致的，以速度依赖性的肌张力增高为特征的运动障碍。痉挛是中枢神经系统疾病或受损后的常见并发症，常见于脊髓损伤、脊髓病、脑卒中、脑性瘫痪、多发性硬化和肌萎缩性侧索硬化等。

二、量表评定

（一）改良的 Ashworth 分级量表

评定痉挛时，临床多采用改良的 Ashworth 分级量表（modified Ashworth scale，MAS）（表 2-6-1）。

表 2-6-1　改良的 Ashworth 分级量表

级别	检查所见
0	无肌张力的增大
I	肌张力轻度增大：受累部分被动屈伸时，在关节活动范围之末呈现最小的阻力或出现突然卡顿
I+	肌张力轻度增大：在关节活动后 50% 范围内出现突然卡顿，然后出现较小的阻力
II	肌张力较明显的增大：在关节活动的大部分范围内，肌张力均较明显地增大，但受累部分仍能比较容易地进行被动运动
III	肌张力严重增大：被动运动困难
IV	受累部分被动屈伸时呈现僵直状态而不能完成被动运动

（二）改良的 Tardieu 量表

Tardieu 在 1954 年描述了不同速度下根据肌肉牵张的关节角变化测定痉挛的原则；1969 年 Held JP 等根据该原则制订出 Tardieu 量表（ Tardieu scale，TS）；1999 年经 Boyd RN 等修订为改良的 Tardieu 量表（modified Tardieu scale，MTS）（表 2-6-2）。

表 2-6-2　改良的 Tardieu 量表

伸展速度（某一肌肉的伸展速度）	V1	用最慢的速度伸展（速度小于在重力作用下肢体自然落下的速度）
	V2	在重力作用下，肢体自然落下的速度
	V3	用最快的速度伸展（速度大于在重力作用下肢体自然落下的速度）
肌肉反应特征	0 级	在整个被动运动过程中无阻力感
	1 级	在整个被动运动过程中感到轻度阻力，但无法确定感受到阻力的位置
	2 级	在被动运动过程中的某一确定位置上突然感到阻力，然后阻力减小
	3 级	在关节活动度的范围内的某一位置，给予肌肉持续性压力（小于 10 秒），肌肉出现疲劳性痉挛
	4 级	在关节活动度的范围内的某一位置，给予肌肉持续性压力（大于 10 秒），肌肉出现疲劳性痉挛
	5 级	关节被动运动困难
肌肉反射时所处的角（用最小的力牵伸肌肉，测量肌肉反应的角度）	髋关节	伸肌（膝关节伸展位，V3）
		内收肌（髋关节屈曲 / 膝关节屈曲位，V3）
		外旋肌（膝关节屈曲 90°，V3）
		内旋肌（膝关节屈曲 90°，V3）
	膝关节	伸肌（髋关节屈曲 90°，V2）
		屈肌（膝关节屈曲 90°，V3）
	踝关节	跖屈肌（膝关节屈曲 / 伸展 90°，V3）

三、仪器评定

肌张力测量仪（myotonometer）出现于 20 世纪末，可无创性定量评定肌张力状况或痉挛程度。操作简便，敏感度、信度和效度好，在运动损伤、神经系统损伤、肌肉退行性病变等导致的肌肉特性变化的评定中应用广泛。

（彭　楠）

第七节　肌肉耐力和肌肉爆发力评估

肌肉能力一般可分为 3 类：肌力、肌肉耐力和肌肉爆发力。

一、基本知识

肌肉耐力：肌肉持续地维持一定强度的等长收缩或做多次一定强度的等张 / 等速收缩的能力，称为肌肉耐力。耐力可分为持续耐力和重复耐力，其大小可以通过从开始收缩直到出现疲劳时已完成的收缩总次数或所经历的时间来衡量。

肌肉爆发力：在短时间内肌肉收缩产生的最大的力。肌肉爆发力强者完成相同重量负荷的动作所花费的时间相对更短。

二、评定方法

（一）常见的动态耐力测试方法

测定肌肉反复收缩持续的时间和（或）一定时间内收缩的次数。

1. 俯卧撑测试（图 2-7-1）

该测试可评估胸部、肩部肌肉和肱三头肌的耐力。患者以足或膝作为支撑点进行此测试。令患者从俯卧撑姿势的起始位开始，双足并拢，肘部伸直，膝或足放在地上，身体保持一条直线。肘关节屈曲，身体下压，保持背部挺直，直到胸部距离地面一拳的距离。然后，回到起始位，为完成一次。记录 1 分钟内完成的次数。

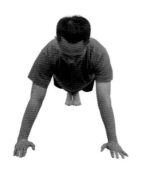

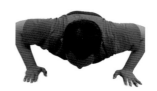

a. 起始位　　　　　　　　　　　　b. 终止位

图 2-7-1　俯卧撑测试

2. 屈腿仰卧起坐测试（图 2-7-2）

该测试可评估腹部肌肉的耐力。令患者仰卧，膝关节屈曲，患者的足跟距离臀部约 46 cm，双手交叉，置于脑后，由仰卧位（起始位）上升到坐位，肘部接触到大腿（终止位）为完成一次。在测试期间，治疗师可以帮助患者将双足固定于地面，患者完成一次后回到仰卧位（起始位），背部接触地面。测试患者 1 分钟内可完成的次数。测试开始前倒数 5 秒并提示患者计时开始，每 15 秒告知一次剩余时间。1 分钟时提示患者停止，在工作表中记录完成次数。

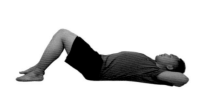

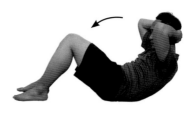

a. 起始位　　　　　　　　　　　　b. 过程中

图 2-7-2　屈腿仰卧起坐测试

3. 部分卷曲测试（图 2-7-3）

该测试可评估腹部肌群的耐力。令患者仰卧在地面上，膝关节屈曲，双足平放，与仰卧起坐的起始位相似，但双臂平放于地面，伸向双足。治疗师在患者中指处的地面贴 1 条贴布，在距离中指 10 cm 处再贴 1 条贴布。患者双手贴着地面，将头和肩部抬起，直到中指碰到第二条贴布，然后回到起始位。记录 1 分钟内重复的次数。

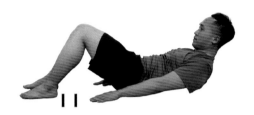

图 2-7-3　部分卷曲测试

4. 博斯科重复跳跃测试（图 2-7-4）

该测试可评估下肢较大的肌肉（股四头肌）和臀部肌肉的耐力。患者站立位，双手放在臀部，双下肢弯曲尽力跳跃后下蹲至膝关节呈 90°。此测试的最准确方法是在垂直跳跃垫上，记录 1 分钟内的重复次数。

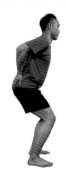
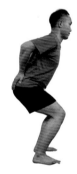

a. 起始位　　　　　　　　　　　　b. 终止位

图 2-7-4　博斯科重复跳跃测试

5. 步行弓步测试（图 2-7-5）

该测试可评估下肢肌肉的耐力。患者直立站立（起始位），右腿向前迈出一大步后屈膝，左膝几乎接触地面，回到起始位，左腿迈一大步后屈膝，右膝几乎接触到地面，计为 1 次。患者可以用手握住腰部，同时保持平衡，记录 1 分钟内的重复次数。

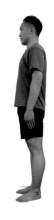
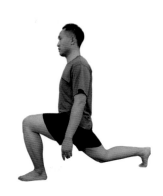

a. 起始位　　　　　　　　　　　　b. 终止位

图 2-7-5　步行弓步测试

6. 等速肌力测试

等速肌力测试用于检测等速肌力运动。等速肌力运动指运动过程中肌纤维收缩导致肌肉张力增大但运动速度恒定的运动方式。预先在仪器上设定运动的速度，一旦速度设定，那么不管患者用多大的力量，运动的速度都不会超过设定值，患者的主观用力只能使肌肉张力增大，力矩输出增加。测试过程中，仪器将等速运动中肌肉收缩的各种参数记录下来，经计算处理，得到力矩、做功、加速度、耐力比等多项反应肌肉功能的数据，作为评定肌肉运动功能的指标，这种方法称为等速肌力测试。

（二）常见的静态耐力评定

静态耐力可通过记录患者在一定水平的最大收缩下，能够维持某个动作的时间来测定。例如，患者能持续抓握物体的时间、抗阻力保持膝关节伸直的时间等。

1. 平板支撑测试（图 2-7-6）

该测试可评估腰腹部的耐力。患者俯卧位，双肘弯曲支撑于地面，肩关节与肘关节呈直角，双足撑地，身体离开地面，腹部收紧，躯干伸直，头、肩、髋、踝保持在同一平面，记录可坚持的时间。

2. 侧桥耐力测试（图 2-7-7）

该测试可评估核心耐力。患者侧卧位，膝关节伸直，下侧肘关节屈曲 90°，由前臂支撑。保持身体呈一条直线，直至无法维持姿势，记录可坚持的时间。

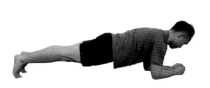 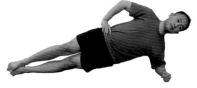

图 2-7-6　平板支撑测试　　　　　图 2-7-7　侧桥耐力测试

3. 靠墙深蹲测试（图 2-7-8）

该测试可评估下肢肌肉，特别是股四头肌的耐力。患者背靠在光滑的墙壁站立。保持背部紧贴墙壁，屈膝，直到膝关节呈 90°。确保足跟紧贴地面，记录可坚持的时间。

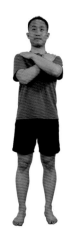 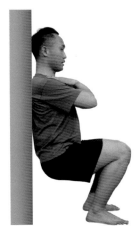

a. 起始位　　　　　　　　　　　b. 终止位

图 2-7-8　靠墙深蹲测试

4. 提踵测试（图 2-7-9）

此测试可评估小腿肌肉，特别是小腿三头肌的耐力。患者站立位，双足与肩同宽，保持躯干稳定，尽可能地向上提起足跟，记录可坚持的时间。

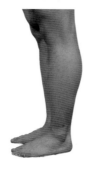 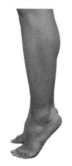

a. 起始位　　　　　　　　b. 终止位

图 2-7-9　提踵测试

（三）爆发力测试

爆发力测试的内容不仅包括肌肉力量的产生，也包括力量发展的速率，是短时间的无氧运动能测试。爆发力的公式：爆发力 = 做功 / 时间（秒）。患者能够通过爆发力输出迅速加速（例如，100 m 跑）。力量发展的速率对活动安全十分重要，尤其是在不可预期或紧急的情况中，例如急停避免摔倒。当身体失去平衡时，只有迅速的肢体移动能够避免损伤；而迅速的肢体移动需要爆发力。

1. Margaria-Kalamen 台阶冲刺测试

该测试是测试最大爆发力的标准方法，缺点是仅适用于年轻的健康人群。

（1）目的：测试下肢最大的无氧运动能力和爆发力。

（2）测试过程：保证患者可以安全地跑上 9 级台阶，每次 3 级台阶，每个台阶高 17.5 cm。称量患者的体重，以 kg 为单位。治疗师站在台阶下方记录患者的完成情况。起始计时器放在第 3 级台阶处，结束计时器放在第 9 级台阶处。患者从离台阶 6 m 的地方跑向台阶，以最快速度依次跨越 3 级台阶。重复测 2 次，2 次测试之间休息 3 分钟。

（3）记录：用计时器记录患者到达第 3 级台阶至第 9 级台阶的时间，精确到 0.01 秒。

爆发力（W）= 体重 ×9.807×6 级台阶的垂直高度 / 时间

2. 药球投掷测试（图 2-7-10）

（1）目的：测定肩胛胸壁关节、盂肱关节周围的重要肌肉的爆发力，尤其是胸大肌、胸小肌、三角肌前束、冈上肌和冈下肌。

（2）测试过程：患者坐位，评估其从胸前完成药球投掷的能力。药球的重量一般为 1.5 ～ 4.0 kg。测试时，患者坐在椅子上，背部抵住椅背。如果患者可以完成这个动作，则持球靠近胸部（动作如篮球胸前投球），然后用力以最快速度将球扔出。还有一种测试方法是过顶投球。

（3）记录：重复 3 次，测量自椅背至球落地点的最大或者平均距离。目前没有标准数据和得分可供参考。

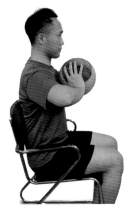 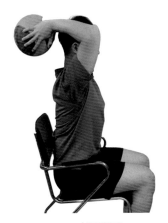

a. 胸前投球　　　　　　　　　　　　　b. 过顶投球

图 2-7-10　药球投掷测试

3. 推铅球测试（图 2-7-11）

（1）目的：与药球投掷测试相同，该测试评估盂肱关节、肩胛胸壁关节的肌肉组织。该测试虽然每次只测试单侧肢体，但可用于比较双侧肢体。由于测试时是站立位，对患者的平衡能力也是一种挑战，也可以选择坐位进行测试，类似药球投掷测试。

（2）测试过程：评估患者完成过顶投掷的能力，如果可以完成，则选择合适重量的铅球（1 ～ 7 kg），患者将铅球置于肩关节以上，快速将铅球尽可能远地掷出。这个动作要求患者暂时将球稳定在肩关节和下颌之间。重复测试 3 次，并记录最远距离。

（3）记录：重复 3 次，记录最远的距离。没有标准的数据可供参考，但是男女患者都有超过 20 m 的记录。

（4）替代测试方法：站立位，患者身体前屈，双手把球带到双腿之间，然后尽可能远地把球抛出。这个动作采用双手向下的投掷方式，双侧上肢参与，对患者来说更简单。需要记录每一次的距离。

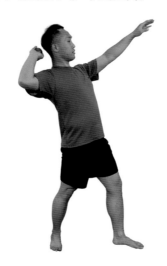

图 2-7-11　推铅球测试

4. 垂直跳跃测试（图 2-7-12）

（1）目的：评估肌肉的最大爆发力和力量，包括臀大肌、臀小肌、腘绳肌、股四头肌、腓肠肌、比目鱼肌。只有这些肌肉达到足够的平衡才能完成该测试。

（2）测试过程：将带有刻度的标尺贴于墙上。在测试前用粉笔涂抹患者优势侧的手掌。要求患者尽可能地将优势侧上肢伸展至最高点，触碰到墙壁的同时保持足部放平，此时粉笔的标记为起始点。患者双足放平站立，尽可能高地跳起触碰墙壁。患者跳跃时可以屈髋屈膝，重复测试。

（3）记录：记录跳跃高度，最高的高度减去初始高度。记录成绩最好的 2 次。

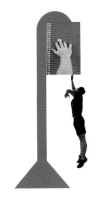

图 2-7-12　垂直跳跃测试

5. 跳跃测试

跳跃测试为一种实用的基于功能的测量方法，它反映了神经肌肉控制的综合效果以及对肢体力量的把握，并且该测试需要的设备最少、时间最短。

（1）单腿跳：该测试评估患者单腿跳跃的最长距离和跳跃 6 m 所需的时间，先测试健侧，再测试患侧（图 2-7-13A、B）。

（2）三跳：患者尽力向前方跳，连跳 3 次。比较健侧腿与患侧腿的跳跃距离（图 2-7-13C）。

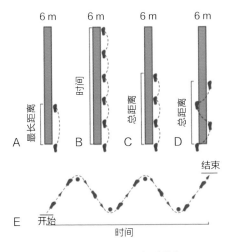

图 2-7-13　跳跃测试

（3）交叉跳：在地面上画一条直线。患者单足连续跳 3 次，每次都越过直线。先测试健侧，再测试患侧，并比较双侧下肢测得的平均距离（图 2-7-13D）。

（4）敏捷跳跃：放置 6 个锥体，相邻锥体间隔 6 m，当患者跳过第 1 个锥体时开始计时。先测试健侧，再测试患侧，并比较双侧下肢完成测试所需的平均时间（图 2-7-13E）。

（5）楼梯跳跃测试：患者按照图示在楼梯上跳上跳下几步（建议 20 ~ 25 步）并计时，先测试健侧，再测试患侧（图 2-7-14）。

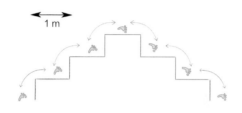

图 2-7-14　楼梯跳跃测试

6. 引体向上测试

（1）目的：引体向上测试利用患者自身体重评估肩关节伸肌群（背阔肌、大圆肌、肱三头肌、三角肌后束）的爆发力。斜方肌中束、斜方肌下束、胸小肌、菱形肌下拉肩胛骨；肱三头肌、肱肌、肱桡肌在肘关节处强烈收缩上拉身体使下颌超过单杠处；腕伸肌、指伸肌同时强烈收缩抓住单杠使身体悬空。

（2）测试过程：评估患者完全屈曲肩关节和伸展肘关节的能力。如果患者具有足够的关节活动范围同时没有主诉疼痛，则可进行该测试。患者站在单杠下方，单杠应高于其双手举起的高度。如果患者无法够到单杠，则需要站在矮凳上。患者用手抓握（旋后）单杠，肘关节伸直，身体悬空，多次完成身体上拉的动作，直至力竭。下颌超过单杠算完成 1 次，每次完成后，身体都要回到起始位置。

（3）记录：记录成功完成的引体向上次数。

7. 俯卧撑测试

同本节肌肉耐力测试中"俯卧撑测试"。

三、注意事项

（1）在肌肉耐力的测试中，进行等长收缩时，应适当交谈（例如数数或唱歌），以免憋气。

（2）心脏病或心功能异常的患者在接受测试时应监测心电图和血压。

（3）等长收缩运动测试的结果不能替代等张收缩运动和有氧训练测定的结果。

（李圣节、李春宝）

第八节　本体感觉及平衡评估

本体感觉是由于体内肌肉收缩刺激肌肉、肌腱、关节和骨膜等处的神经末梢而产生的感觉。骨、关节囊、韧带帮助维持静态稳定；感觉器官与神经肌肉系统帮助维持动态稳定及功能稳定。外周神经损伤及肌肉骨骼系统损伤及病变、肌肉疲劳后，本体感受功能下降，姿势改变时容易受伤，这也是出现平衡功能障碍的重要原因。因此，本体感觉及平衡评估应当成为军事训练伤常规检查的项目。

一、本体感觉和平衡的评估

（一）静态平衡测试

平衡误差评分系统（balance error scoring system，BESS）测试（图 2-8-1）是一种常用的平衡评估方法，其测试结果具有一定主观性，但仍是目前最简单、高效的方法。

（1）测试方法：准备两个平面（平整的硬地面和中等密度的软垫）；患者依次完成 6 个动作，分别为平地双腿站立、平地单腿站立（非优势侧承重）、平地一字步站立（非优势侧承重）、软垫双腿站立、软垫单腿站立（非优势侧承重）、软垫一字步站立（非优势侧承重）；每个动作维持 20 秒，要求闭眼，双手放于髂前上棘，非支撑侧屈髋不小于 60°，保持平衡。

（2）错误动作评分标准：睁眼，1 分；手离开髂前上棘，1 分；足尖或足跟抬起，1 分；保护性动作，1 分；髋关节发生大幅度屈曲（向任何方向超过 30°），1 分；姿势失控超过 5 秒无法返回起始姿势，1 分；测试开始 2 秒内出现错误，1 分。

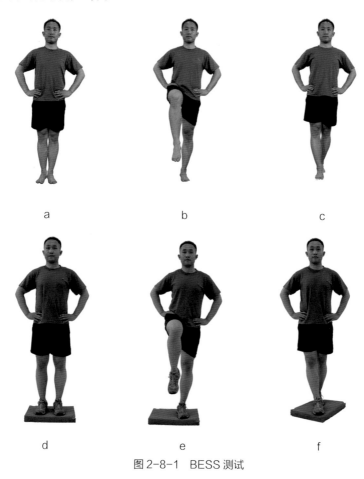

图 2-8-1 BESS 测试

（二）动态平衡测试

动态平衡测试（Y-Balance test，YBT），也称 Y 平衡测试，是一种综合性功能性测试。该测试基于星形偏移平衡测试（star excursion balance test），既可用于评估上肢，也可用于评估下肢。该测试能够反映出患者下肢（或上肢）的稳定能力和左右平衡问题。

（1）下肢稳定性的测试方法（图 2-8-2）：脱去鞋袜，测量腿长（髂前上棘至内踝距离），患者裸足站在中间测试板红线后方，保持单腿站立，同时对侧足将测试记录板分别沿着 3 个方向（前方、后外侧、后内侧）向远处推出，然后恢复双腿站立，分别记录不同方向测试板的最远距离（精确到 0.5 cm），重复 3 次。换腿支撑，重复上述测试并记录结果。

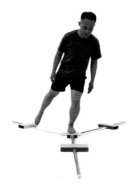

图 2-8-2　下肢稳定性测试

（2）注意事项：测试的目的是检测支撑侧下肢的整体稳定性。不能猛踢记录板，确保推出去之后能够还原站稳，中途不能触地，足尖不能超过红线。推出过程中，支撑侧下肢的足跟不可以抬高，要求有良好的动作控制，最后回归站立位站稳，1 秒后可恢复双腿站立。如果一个方向失败 3 次，就继续进行其他方向的测试，最多可尝试 6 次，如果失败超过 4 次，那么这个方向的距离记录为 0。

（3）结果分析过程如下。

综合分数 =（3 个方向的总距离 / 腿长 ×3）×100%

双侧差异 =［（左腿 3 个方向的总距离 − 右腿 3 个方向的总距离）/（左腿 3 个方向的总距离 + 右腿 3 个方向的总距离）×1/2］×100%

若综合分数小于 95%，提示支撑腿可能存在较高的损伤风险，若双侧差异大于 5%，提示双腿力量或平衡差异较大。

（三）单腿站立平衡试验

主要用于下肢肌肉骨骼系统疾病和运动损伤患者，不仅能够反映静态平衡功能，而且能够反映下肢运动控制能力。由于不需要复杂器械的辅助，更适用于基层部队。

（1）测试方法：患者单腿站立，对侧髋关节、膝关节屈曲，指导患者以正前方的某一点为标识，维持该体位；先在睁眼状态下站立 10 秒，然后在闭眼状态下单腿站立，时间最长为 30 秒，整个过程最多可持续 5 分钟，直到患者可以在闭眼状态下维持单腿站立 30 秒。分别记录闭眼状态下左、右侧单腿站立的最长时间，如果患者在第一次闭眼试验中就可以维持该体位达 30 秒则可以终止试验。

（2）试验终止标准：患者无法维持平衡、跳跃或非承重侧腿下降触及承重侧腿。

（四）平衡仪测试

平衡仪测试是近年来国际上发展较快的定量评定平衡能力的一种测试方法。使用的仪器包括平衡功能测试仪（balance performance monitor，BPM）、Balance Master、Smart Balance、Equitest 等。这一类仪器采用高精度的压力传感器和电子计算机技术，整个系统由受力平台（压力传感器）、显示器、电子计算机及专用应用软件构成（图 2-8-3）。由于操作复杂，仪器昂贵，在基层部队并不适用。

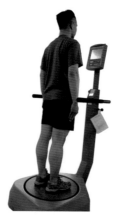

图 2-8-3　平衡仪测试

二、适应证和禁忌证

（1）适应证：就运动损伤康复而言，各种躯干及下肢肌肉、肌腱、韧带、骨、关节、外周神经损伤疾病或创伤（如下肢骨折及骨关节疾病、截肢、关节置换、踝关节扭伤、侧副韧带损伤、半月板损伤等），以及影响姿势与姿势控制的脊柱脊髓疾病导致的站立或行走障碍，均应评定其平衡功能。此外，眩晕、有跌倒史、特殊职业选拔（如射击者、舞蹈演员、飞行员等）也应进行平衡功能筛查。

（2）禁忌证：各种疾病导致的无体力维持双腿站立1分钟者、下肢骨折未愈合不可负重者。

（赵　丹）

第九节　上下肢功能性测试

功能性测试是让患者执行适合其康复过程阶段的特定任务，以发现特定缺陷的方法。治疗师可以通过功能测试确定患者当前的功能水平，并设定功能目标。功能测试的目的：确定由肢体不对称造成的受伤风险；提供治疗和康复期间功能变化的客观衡量标准；衡量个人承受力。

一、上肢功能性测试

上肢功能性测试的关键是关注患者的运动需求，选取适合患者的开链测试或闭链测试。以下是常见的上肢功能测试方法。

1. 定时速度测试

上肢的评估通常使用投掷速度测试。患者在受控环境中测试速度，最好是在室内，以减少天气的影响，设置标准投球距离为18.4 m。测试开始时，患者使用发球动作向接球手投球，治疗师使用秒表计时，以计算球的飞行速度，测量5次，以km/h为单位。测试结束后计算5次投掷的平均值并与预测试值进行比较，得出结论。

2. 闭链上肢稳定性测试（图2-9-1）

治疗师将2条贴布贴于瑜伽垫上，彼此平行，相距0.9 m，患者俯卧撑姿势，双手分别放在贴布外侧，在15秒内交替伸过并触摸对侧贴布。患者应尽最大努力完成3次测试。计算平均值为患者的分数，使用标准的1∶3工作与休息比例，允许患者在每次测试之间休息45秒。评估的分数是触摸的总次数，将触摸次数除以体重以使数据标准化。

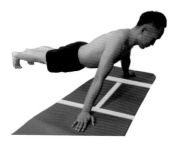
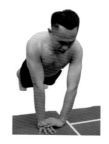

a. 起始位　　　　　　　　　　　　　　b. 终止位

图 2-9-1　闭链上肢稳定性测试

3. 单臂铅球测试（图 2-9-2）

患者坐在 45 cm×45 cm 的椅子上，双腿放在另一把椅子上，膝关节完全伸展，双足贴于椅背，非投掷臂抱住对侧肩膀。该姿势的替代姿势是患者坐在地板上，膝关节弯曲 90°。使用的球重 2.72 kg，患者进行 4 次热身投掷，与投掷铅球一样，分别以 25%、50%、75% 和 100% 的最大力量进行。休息 2 分钟后，进行 3 次最大力量铅球抛掷。记录所坐椅子的前部到球第一次触地位置的距离，取 3 次的平均值，休息 2 分钟后，对另一侧的手臂也进行测试。该测试已被证明具有高度的可靠性。

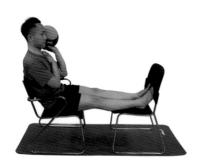
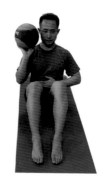

a. 方法 1　　　　　　　　　　　　　　b. 方法 2

图 2-9-2　单臂铅球测试

4. 上肢 Y 平衡测试（图 2-9-3）

（1）准备：患者上肢外展 90°，记录 C7 棘突到中指指尖的距离（cm）。

（2）测试方法：患者右手支撑在支撑板上，左手尽可能地向左、右下、右上推动测试板，然后回到中央，分别记录向不同方向推动测试板的最远距离，重复3次，换手支撑，重复上述测试并记录结果。

（3）结果分析过程如下。

综合分数 =（3 个方向的总距离 /C7 棘突到中指指尖的距离 ×3 ）×100%

双侧差异 =［（左手 3 个方向的总距离 – 右手 3 个方向的总距离）/（左手 3 个方向的总距离 + 右手 3 个方向的总距离）×1/2］×100%

若综合分数小于 95%，提示支撑侧上肢可能存在较高的损伤风险，若双侧差异大于 5%，提示双侧上肢力量或平衡差异较大。

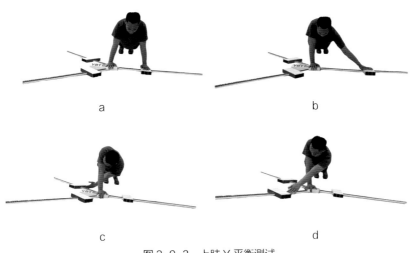

a

b

c

d

图 2-9-3　上肢 Y 平衡测试

5. 单臂跳测试（图 2-9-4）

在地板上采取单臂俯卧撑姿势，然后手臂发力跳跃 10.2 cm 至踩踏板上并跳回地板上，另一只手或膝盖不可着地，保持背部平坦，双足在同一位置。记录尽可能快地进行 5 次单臂跳所需的时间。患者使用优势侧和非优势侧上肢进行单臂跳测试，两侧上肢测试之间休息 1 分钟。由于优势侧和非优势侧之间的测试差异不显著，因此可以用于比较受伤和未受伤的上肢。

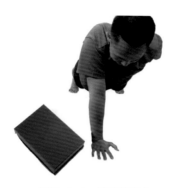

图 2-9-4　单臂跳测试

二、下肢功能性测试

可以通过多种方式测试下肢，如慢跑、冲刺测试、敏捷性测试、Carioca 测试、跳跃测试、垂直跳跃测试、协同收缩测试和穿梭跑测试等。

1.慢跑（图 2-9-5，图 2-9-6）

慢跑从直线跑开始，然后进行方向变化，如"S"和"Z"慢跑。

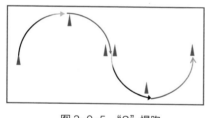

图 2-9-5　"S"慢跑

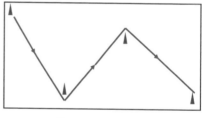

图 2-9-6　"Z"慢跑

2.冲刺测试（图 2-9-7，图 2-9-8）

冲刺测试从 10 m、20 m 和 40 m 的各 10 次直线冲刺开始，每个距离都要计时，在冲刺阶段，重要的是引入冲刺跑，包括更具爆发力的加速和立即减速。冲刺测试还应包括向前冲刺和向后冲刺，如"W"冲刺。

3.敏捷性测试

敏捷性测试包括方向变化、加速 / 减速以及快速启动和停止。例如，在"8"字跑道上放置锥体（图 2-9-9），并指示患者尽可能快地绕过锥体，同时为其计时。箱式穿梭跑与敏捷跑一样是有效的敏捷性测试，因为它们都强调旋转和改变方向，患者围绕位于正方形跑道 4 个角的锥体跑动，记录完成该测试的时间。穿梭跑要求患者完成 4 次 25 m 跑，总共 100 m，包括 3 个方向变化（图 2-9-10）。通常进行 3 次测试，并计算平均值。

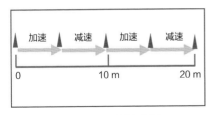

图 2-9-7 短跑冲刺

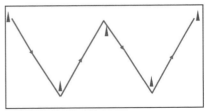

图 2-9-8 "W"冲刺

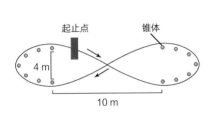

图 2-9-9 "8"字跑轨道

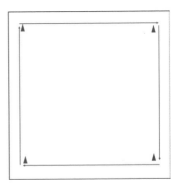

图 2-9-10 箱式穿梭跑

4. Carioca 测试

Carioca 测试可以衡量下肢功能的改善。Carioca 测试是总距离为 24 m 的横向小步或交叉步跑。让患者先跑 12 m，横向交叉步跑下改变方向，回到起始位置，记录完成的时间，测试 3 次，计算平均时间。

5. 跳跃测试

见第二章第七节肌肉耐力和肌肉爆发力评估。

6. 垂直跳跃测试

见第二章第七节肌肉耐力和肌肉爆发力评估。

（张立宁）

第十节 日常生活活动能力评定

日常生活活动（activities of daily living，ADL）指为满足日常生活需要每天进行的必要活动。

一、概念

ADL 是为了维持生存及适应生存环境而必须每天反复进行的、最基本的活动，包括个体在家庭、工作机构、社区中的自理能力，与他人交往的能力，以及在经济上、社会上和职业上合理安排生活的能力。

二、分类

ADL 通常分为躯体 ADL（physical ADL，PADL）或基本 ADL（basic ADL，BADL）和复杂性 ADL 或工具性 ADL（instrumental ADL，IADL）。前者指患者在家中或医院里每天需要进行的基本运动和自理活动，其评定结果反映了个体较粗大的运动功能，适用于评估残疾程度较重的患者，一般在医疗机构内使用。后者通常指人们在社区中独立生活所需的高级技能，比如交流和完成家务劳动等，常需要使用各种工具，所以称为工具性 ADL（IADL），评定结果反映了较精细的运动功能，适用于评估残疾程度较轻的患者，常用于调查，也应用于社区人群。

三、常用的评定量表

常用的评定量表有改良 PULSES 评定量表、改良 Barthel 指数、Katz 指数评定、修订的 Kenny 自理评定和功能独立性评定等。

改良 Barthel 指数（Barthel index，BI）由美国的 Florence Mahoney 和 Dorothy Barthel 等开发，是美国康复医疗机构常用的评定方法，具有简单、信度高、灵敏度高的优点，是目前临床应用最广、研究最多的一种 ADL 评定方法。评定表和评分标准见表 2-10-1。改良 Barthel 指数常用于判断运动损伤（例如骨折）及髋关节、膝关节置换等患者的 ADL 恢复情况。改良 Barthel 指数包括 10 项内容，根据是否需要帮助及帮助的程度分为 0、5、10、15 分，共4 个功能等级（表 2-10-1）。单项分的意义在于发现患者的功能缺陷，以及康复和护理需求。总分为 100 分，得分越高，独立性越强，依赖性越小。若达到 100 分，提示所评定项目不需要护理，可以自理；60 分以上提示患者生活基本可以自理；41 ~ 60 分提示患者生活需要帮助；21 ~ 40 分提示患者生活需要很大帮助；20 分以下提示患者生活完全依赖别人的帮助。

表 2-10-1 改良 Barthel 指数评定表

项目	评分标准	得分
1. 大便	0 = 失禁或昏迷状态 5 = 偶尔失禁（每周少于 1 次） 10 = 能控制	
2. 小便	0 = 失禁、昏迷状态或需由他人导尿 5 = 偶尔失禁（每 24 小时少于 1 次，每周 1 次以上） 10 = 能控制	
3. 梳洗	0 = 需帮助 5 = 独立洗脸、梳头、刷牙、剃须	
4. 如厕	0 = 依赖他人 5 = 需部分帮助 10 = 自理	
5. 吃饭	0 = 依赖他人 5 = 需部分帮助（夹饭、盛饭、切面包） 10 = 完全自理	
6. 转移（床—椅）	0 = 完全依赖他人，不能坐 5 = 需大量帮助（2 人），能坐 10 = 需少量帮助（1 人）或指导 15 = 自理	
7. 活动（步行）（在病房及其周围，不包括远距离行走）	0 = 不能动 5 = 在轮椅上独立行动 10 = 需 1 人帮助步行（体力或语言指导） 15 = 独立步行（可用辅助器）	
8. 穿衣	0 = 依赖他人 5 = 需部分帮助 10 = 自理（系上纽扣、关 / 开拉链和穿鞋）	

续表

项目	评分标准	得分
9.楼梯行走（上、下一段楼梯，用手杖也视为独立）	0 = 不能 5 = 需帮助（体力或语言指导） 10 = 自理	
10. 洗澡	0 = 依赖 5 = 自理	
总分		
评定者		

（李圣节）

第十一节　心理评估

随着军队实战化训练的不断深入，军事训练科目增多，训练项目复杂化，训练强度不断增大，模拟战场环境的军事训练致力营造接近真实的战争环境，导致军事训练伤有增多的趋势。军事训练伤不仅造成军人身体和生理功能的损伤，还会导致其心理应激状况明显高于正常。救治早期尽早开展军事训练伤心理测评和干预，可以降低发生心理问题的风险。

目前文献报道的关于军事训练伤的心理测评量表包括状态－特质焦虑问卷、焦虑自评量表、抑郁自评量表、流调用抑郁自评量表和症状自评量表。这些量表应用于军事训练伤救治早期心理评估，均为事后评价。

一、状态－特质焦虑问卷

1. 简介

状态－特质焦虑问卷由 Spielberger 于 1977 年编制，并于 1983 年修订，是一种自我评价问卷。其特点是简便，能相当直观地反映焦虑患者的主观感受，而且能将当前（状态焦虑）和一贯（特质焦虑）的焦虑症状区分开来。状态焦虑是一种不愉快的情绪体验，如紧张、忧虑和神经症等，一般是短暂性的。特质焦虑是相对稳定的人格焦虑倾向，适用于具有焦虑症状的成年人。状态－特质焦虑问卷具有较广泛的适用性，本问卷共 40 个项目。

2. 应用评价

状态 – 特质焦虑问卷能同时测定情境性焦虑（状态焦虑）和特质性焦虑（特质焦虑），不但可以评估焦虑患者，也适合于精神卫生调查。作为一种自评问卷，其具有效度高、简便、易于分析等特点，是一种有效的评定工具。

二、焦虑自评量表

1. 简介

焦虑自评量表（表 2-11-1）由 Zung 于 1971 年编制，从量表构造的形式到具体评定方法，都与抑郁自评量表十分相似，可用于评定焦虑患者的主观感受。

2. 应用评价

国外研究认为，焦虑自评量表能较准确地反映有焦虑倾向的患者的主观感受。焦虑是心理咨询门诊中较常见的一种情绪障碍，因此焦虑自评量表可作为咨询门诊中了解焦虑症状的一种自评工具。

表 2-11-1　焦虑自评量表

	没有或很少时间	少部分时间	相当多时间	绝大部分或全部时间
1. 我觉得比平常容易紧张和着急				
2. 我无缘无故感到担心或害怕				
3. 我容易心烦意乱或感到恐慌				
4. 我觉得我可能将要发疯				
5. 我感到事事都很顺利，不会有倒霉的事情发生				
6. 我的四肢痉挛或震颤				
7. 我因头痛、颈痛和背痛而烦恼				
8. 我感到无力而且容易疲劳				
9. 我感到平静，能安静坐下来				
10. 我感到我的心跳很快				
11. 我因时常感到眩晕而不舒服				
12. 我时常有要晕倒的感觉				

续表

	没有或很少时间	少部分时间	相当多时间	绝大部分或全部时间
13. 我呼吸时吸气和呼气都不费力				
14. 我的手指和足趾感到麻木				
15. 我因胃痛和消化不良而苦恼				
16. 我必须频繁排尿				
17. 我的手总是温暖且干燥				
18. 我觉得脸发热发红				
19. 我容易入睡，晚上休息得很好				
20. 我常做噩梦				

三、抑郁自评量表

1. 简介

抑郁自评量表由 Zung 于 1965 年编制，为美国卫生、教育及福利部推荐的用于精神药理学研究的量表之一，因使用简便，应用颇广。

2. 应用评价

如用以评估疗效，患者应在开始治疗或研究前自评一次，然后至少应在治疗后或研究结束时再自评一次，以便通过抑郁自评量表的总分变化来分析症状变化情况。在治疗或研究期间的评定，其时间间隔可由治疗师自行安排。

四、流调用抑郁自评量表

1. 简介

流调用抑郁自评量表由美国国立精神卫生研究所的 Sirodff 于 1977 年编制，原名为流行病学研究中心抑郁量表（center for epidemiological survey-depression scale，CES-D）。该量表较广泛地用于流行病学调查，用以筛查有抑郁症状的对象，以便进一步确诊；也有研究者用作临床检查，评定抑郁症状的严重程度。与其他抑郁自评量表相比，流调用抑郁自评量表更着重于个体的情绪体验，较少涉及抑郁时的躯体症状。

2. 应用评价

流调用抑郁自评量表简单实用，可作为抑郁症状的筛选工具。在大规模心理卫生调查时，常采取二阶段法，第一阶段为初筛，第二阶段对初筛阳性者进行进一步诊断。

五、症状自评量表

1. 简介

症状自评量表有时也称为 Hopkin's 症状清单（HSCL）。现版本由 Derogatis 于 1973 年编制。症状自评量表的最早版本编于 1954 年，称为不适感量表（Discomfort Scale）；至 1965 年，发展为 64 项；20 世纪 70 年代初，Derogatis 编制了 58 项的版本，即 HSCL-58，这是在 90 项症状清单（SCL-90）问世前应用和研究得最广泛的版本，至今仍有应用。HSCL-58 中恐怖性焦虑、愤怒 - 敌对的症状项目不足，而且缺乏反映更严重的精神病理症状（偏执观念和精神病性症状）的项目，因此诞生了 SCL-90。

SCL-90 在国外应用甚广，20 世纪 80 年代引入我国，随即得到广泛应用，是各种自评量表中较受欢迎的版本。

2. 应用评价

该量表内容量大，反映症状丰富，能准确地评估患者自觉症状特点，故广泛应用于精神科和心理咨询门诊中，作为了解患者心理卫生问题的一种评定工具。国外的综合性医院常通过 SCL-90 了解躯体疾病患者的精神症状，国内亦有类似报道，且结果令人满意。

（潘　昱）

第三章 常用物理因子治疗技术

应用天然或者人工物理因子作用于人体以进行治疗、康复、预防、保健的方法称为物理因子治疗（physical modality therapy），其可以治疗骨、关节与软组织损伤后修复过程中的很多情况，如软组织水肿、肌腱与肌肉损伤、疼痛、伤口不愈合、局部炎症、瘢痕增生、周围神经损伤、骨折不愈合等。本章将介绍几种常用的物理因子治疗技术。

第一节　电疗法

电疗法是利用特定设备产生的治疗性电流或电磁场进行治疗的方法，临床上常用的电疗法包括低频电疗法、中频电疗法、调制中频电疗法、高频电疗法。直流电疗法目前在临床应用得很少。

一、低频电疗法

采用频率为 0 ~ 1000 Hz 的电流治疗疾病的方法，称为低频电疗法。低频电疗法包括感应电疗法、电兴奋疗法、间动电疗法、经皮神经电刺激疗法等。经皮神经电刺激（transcutaneous electrical nerve stimulation，TENS）疗法也称为周围神经粗纤维电刺激疗法，是基于疼痛闸门控制学说，于20世纪70年代发展起来的以治疗疼痛为主的无损伤性治疗方法。

1. 治疗作用

（1）消肿、镇痛：降低疼痛强度和缓解疼痛所引起的不适感，是有效的止痛手段。刺激肌肉收缩，产生机械性压迫，促进静脉和淋巴回流，消除水肿。

（2）改善局部血液循环：促进组胺的释放，使周围血管扩张，改善血液循环。

（3）促进骨折、伤口愈合。

（4）刺激肌肉收缩，防止肌肉萎缩。

2. 适应证与禁忌证

（1）适应证：术后切口痛、急性疼痛和神经痛、慢性疼痛、中枢或周围神经损伤导致的肌肉无力和肌肉萎缩等。

（2）禁忌证：佩戴心脏起搏器者严禁使用，严禁刺激颈动脉窦。

3. 注意事项

（1）皮肤有瘢痕、溃疡或皮疹时，电极应避开，以免电流集中引起烧伤。电极部位保持清洁，便于通电。电极与皮肤应充分接触，避免产生电热烧伤。

（2）综合治疗时，先采用温热治疗法，再行 TENS 进行镇痛，可降低皮肤电阻，提高效率。

（3）以下情况需小心使用：①孕妇的腹部和腰骶部；②眼部；③体腔内；④有脑血管意外病史的患者，不要将电极对置于头部；⑤有认知障碍的患者不可自行使用。

4. 剂量与疗程

常规 TENS 的治疗时间为 15 ～ 20 分 / 天。具体操作方法和注意事项见视频二维码 3-1-1。

视频二维码 3-1-1

二、中频电疗法

采用频率为 1 ～ 100 kHz 的脉冲电流治疗疾病的方法，称为中频电疗法。中频电疗法包括等幅正弦中频电疗法、干扰电疗法、正弦调制中频电疗法等。

1. 治疗作用

（1）镇痛：干扰电疗法对感觉神经有明显的抑制作用，镇痛作用比较明显。其中 90 ～ 100 Hz、50 ～ 100 Hz 有较好的镇痛作用，100 Hz 的镇痛作用最为明显。

（2）兴奋运动神经和肌肉：电流作用较深，作用范围较大。两路电流的差频可以调节，差频的变动可避免人体产生适应性耐受。25 ～ 50 Hz 的差频可引起正常骨骼肌强直收缩。1 ～ 10 Hz 的差频可引起骨骼肌单收缩和失神经肌肉收缩。

（3）促进血液循环：50 ～ 100 Hz 的差频可促进局部血液循环，促进渗出物的吸收，起到消炎、消肿的作用。

（4）调节自主神经：干扰电流作用于颈腰交感神经节，可分别调节上肢、下肢血管的功能，改善血液循环。

2. 适应证与禁忌证

（1）适应证：坐骨神经痛、腰肌筋膜炎、骶髂关节炎、臀上皮神经炎、棘上韧带炎、第三腰椎横突综合征、腰扭伤、颈椎病、肩关节周围炎、肌肉无力或萎缩（膝关节病变损伤疼痛导致的股四头肌萎缩）。干扰电流刺激可提高盆底肌、肛门括约肌、尿道和阴道壁肌肉张力，改善排便、排尿及性功能。干扰电疗法可治疗术后腹腔内或体表组织粘连、瘢痕增生（阑尾炎术后腹腔内组织粘连导致的右下腹疼痛、肠道功能减弱等）。

（2）禁忌证：急性炎症、急性外伤、出血性疾病、急性感染性疾病、恶性肿瘤局部、严重心力衰竭、严重肝肾功能不全、高热、佩戴心脏起搏器、静脉栓塞、血栓性静脉炎，以及孕妇的腰、腹、骶部和邻近区域（髋关节、腹股沟处）。

3. 注意事项

（1）干扰电极尺寸应根据病变部位大小选定，不可太大或太小，以保证病变区域有适宜的电流密度。两组电路的4个电极交叉点应位于需治疗的病变部位。两电极之间距离一般不小于电极的横径。以刺激肌肉为目的时，应尽可能使电流沿肌纤维的走行方向移动。电极局部使用时间不可过长，治疗后需检查皮肤情况。

（2）调节输出时必须两组同时、速度一致、强度相同。治疗时应酌情再调节1～2次电流量，以维持治疗量。

（3）治疗过程中注意观察和询问患者的反应及感受，出现异常情况，立即终止治疗并进行处理。治疗后应注意询问患者有无肌肉疼痛、僵硬、疲劳等，若治疗后出现这些情况，则下次治疗时应酌情减量或减少治疗频次。

（4）治疗结束后，电极和衬垫要及时清洁处理，硅胶电极用清水清洗，不可用酒精擦拭。自粘电极不必清洗，但导电凝胶若有脱落，或粘有较多污垢则要及时更换。吸盘电极要清洁彻底，避免吸盘内藏有污垢。

三、调制中频电疗法

调制中频电疗法又称脉冲中频电疗法。由低频正弦电流调制的中频电疗法，称为正弦调制中频电疗法。

1. 治疗作用

（1）镇痛：有显著的镇痛作用，以调制幅度为 50% 的 100 Hz 连调波的镇痛效果最好，变调波也有良好的镇痛效果。

（2）促进血液、淋巴循环：间调波与变调波能促进血液和淋巴液循环。

（3）训练肌力：断调波可引起正常肌肉和失神经肌肉收缩，并可防止肌肉萎缩。

2. 适应证与禁忌证

（1）适应证：运动损伤的术后粘连、瘢痕、尿潴留、皮神经炎、注射后硬结、周围神经炎、扭挫伤、慢性软组织损伤、颈腰肌肉损伤等。

（2）禁忌证：急性化脓性炎症、出血倾向、孕妇腰骶部、安装心脏起搏器者。

3. 注意事项

同中频电疗法。

四、高频电疗法

采用频率在 100 kHz 以上的电磁波治疗疾病的方法，称为高频电疗法。高频电疗法包括长波疗法、中波疗法、短波疗法、超短波疗法、微波疗法等。

（一）超短波疗法

应用波长 1 ~ 10 m，频率 30 ~ 300 MHz 的高频电磁场作用于人体，以治疗疾病的方法，称超短波疗法。常用的国产超短波治疗机有两种，一种波长 6 m，频率 50 MHz；另外一种波长 7.37 m，频率 40.68 MHz。

1. 基本治疗技术

（1）电极放置法

对置法：将两个电容电极相对放置于治疗部位的两侧或上下，多用于深部组织或脏器病变。

并置法：将两个电容电极并列放置于治疗部位的同侧，作用于浅层肌肉组织等。

（2）治疗剂量

无热量（Ⅰ级）：无温热感，适用于急性炎症、急性损伤早期、水肿显著处。

微热量（Ⅱ级）：刚有温热感，适用于亚急性、慢性损伤。

温热量（Ⅲ级）：有明显且舒适的温热感，适用于慢性损伤。

热量（Ⅳ级）：恰好能耐受的强烈热感，适用于恶性肿瘤。

治疗急性损伤时采用无热量剂量，5～10分钟，每天1次，5～10次为1个疗程。

治疗亚急性损伤时采用微热量剂量，10～15分钟，每天1次，10～15次为1个疗程。

治疗慢性病时采用微热量或温热量剂量，10～20分钟，每天1次，15～20次为1个疗程。

（3）超短波治疗剂量指标主要依据：①机器毫安表的读数；②用氖氙荧光灯管在电极表面测试，如有亮光则表示有输出；③电极板与患者皮肤的间隙；④患者治疗局部的主观温热感。具体操作见视频二维码3-1-2。

视频二维码 3-1-2

2. 治疗原理

（1）促进血液循环，改善组织血供。

（2）降低感觉神经的兴奋性，从而达到镇痛目的。

（3）促进炎症的吸收。

（4）降低肌肉张力，缓解痉挛。

（5）促进组织生长修复。

（6）大剂量时所产生的高热有抑制和杀灭肿瘤细胞的作用，并可与放射治疗协同治疗肿瘤。

（7）除温热效应外还有非热效应，小剂量时非热效应明显，例如影响神经的兴奋性、增强免疫系统的功能等。

3. 适应证与禁忌证

（1）适应证：①炎性疾病，疖、痈、脓肿、蜂窝织炎、淋巴结炎、乳腺炎、骨髓炎、阑尾炎、神经炎、各类关节炎、肺炎、肺脓肿、支气管炎、盆腔炎、输卵管卵巢炎、睑板腺炎、副鼻窦炎、中耳炎、慢性咽炎等；②疼痛性疾病，神经痛、肌痛、灼性神经痛、幻痛等；③血管和某些自主神经功能紊乱疾病，闭塞性脉管炎、雷诺病、痔疮、血栓性静脉炎等；④消化系统疾病，胃肠功能低下、胃肠痉挛、胆囊炎等；⑤肌肉、关节疾病，肌纤维组织炎、肩周炎、软组织扭挫伤、肌肉劳损、退行性关节病等。

（2）禁忌证：①恶性肿瘤（高热治疗时除外）、出血倾向、局部金属异物、装有心脏起搏器、心肺功能不全、颅内压增高、青光眼、妊娠、活动性结核；②治疗存在肿胀或有关节内积液者时，应严格掌握超短波剂量，急性期或炎症期只使用无热量超短波，以免加重局部组织充血和水肿；③治疗过程不宜过长，以免刺激结缔组织增生，增加组织粘连。

4. 注意事项

（1）两电极板大小需一致，电极与皮肤之间的间隙不宜过大，两电极之间的距离不宜大于电极的直径，并且不应小于 30 cm，电极距离过大、分散，影响治疗效果。

（2）治疗室应铺绝缘地板，治疗仪应接地线。

（3）患者应在木床和木椅上接受治疗。治疗过程中，患者不得随意变换体位或触摸金属物。

（4）治疗过程中避免治疗仪的两根输出电缆相触、交叉或打圈，间距不宜小于治疗仪输出插孔的距离，以免形成短路、损坏电缆并减弱治疗剂量。电缆不得直接置于患者身上，以免引起烫伤。

（5）头、面、眼、睾丸部位，尤其是婴幼儿的这些部位，不得进行温热量与热量治疗。

（6）对感觉障碍与血液循环障碍的部位进行治疗时，不应依靠患者的主诉来调节剂量，谨防过热烧伤。

（7）手机等电子设备应远离高频电治疗仪，以免发生干扰或损坏仪器。

（8）治疗伤口时，先观察伤口覆盖处的纱布是否潮湿，如果潮湿，应先清理伤口，更换干净的纱布，再进行治疗。

（二）微波疗法

微波的波长为 1 mm ～ 1 m，频率为 300 MHz ～ 300 GHz。医用微波治疗仪分为 3 个波段：分米波（波长为 10 cm ～ 1 m，频率为 300 ～ 3000 MHz），厘米波（波长为 1 ～ 10 cm，频率为 3000 ～ 30 000 MHz），毫米波（波长

为 1 ~ 10 mm，频率为 30 000 ~ 300 000 MHz，即 30 ~ 300 GHz）。临床上常用的厘米波为波长 12.25 cm、频率 2450 MHz 的电磁波。分米波电疗法常用的波长为 69 cm（433.9 MHz）、65 cm（460.1 MHz）、33 cm（915 MHz）。毫米波电疗法常用的波长为 8.3 mm（36.04 GHz）。

1. 基本治疗技术

同超短波疗法。

2. 治疗剂量

与超短波疗法相仿。一般每次照射 5 ~ 15 分钟，每日或隔日一次，急性期 3 ~ 6 次为 1 个疗程，慢性期 10 ~ 20 次为 1 个疗程。

3. 治疗作用

（1）热效应：热效应具有解除痉挛、止痛、消除炎症等作用。

（2）非热效应：微波的非热效应较显著，对急性炎症有良好的消炎、镇痛、消肿作用，还具有抑制细菌生长、杀菌的作用。

4. 适应证与禁忌证

（1）适应证：运动损伤所致的肌筋膜痛、神经炎、关节扭伤、关节滑膜炎、髌骨软化症、髌腱末端病、网球肘、肌腱和韧带损伤；伤口组织延迟愈合、慢性溃疡等；颈椎病、腰椎间盘突出症等。

（2）禁忌证：有出血倾向、孕妇腰骶部、安装心脏起搏器、体内有金属异物等。

5. 注意事项

（1）禁止无负荷开机，禁止用金属板材料正面阻挡微波辐射，以免损坏磁控管。

（2）正确掌握治疗剂量：治疗急性炎症时，应使用小功率，通常选择无热量；治疗亚急性或慢性炎症时，应选择中等或中等以上剂量。

（3）使用金属器械时，避免金属器械表面微波反射对眼部的损伤。

（4）治疗伤口应避免油膏湿敷料、膏药等。

（5）避免直接对眼部照射，以防止微波对眼部的损伤。

（6）避免在头面部、阴囊部位、小儿骨骺区进行治疗。

（王　艳、王兴林）

第二节 磁疗法

将磁场作用于人体的痛区或穴位以治疗和预防疾病的方法，称为磁疗法。磁疗法的治疗剂量分为 4 级：低磁场（50 mT 以下）、中磁场（50 ~ 150 mT）、高磁场（150 ~ 300 mT）、强磁场（300 mT 以上）。磁疗法分为静磁场疗法和动磁场疗法。目前临床上常用的脉冲磁疗法属于动磁场疗法。具体操作见视频二维码 3-2-1。

视频二维码 3-2-1

1. 治疗作用

（1）消肿、镇痛：改善血管舒缩功能，增强局部血液循环，促进渗出物吸收，减轻水肿；减轻组织缺氧、缺血导致的疼痛；降低神经末梢的兴奋性，提高痛阈。

（2）镇静：增强大脑皮质的抑制过程，改善睡眠；松弛紧张的肌肉，缓解痉挛。

（3）消炎：提高血管通透性，促进炎症产物吸收；增强免疫功能，促进白细胞吞噬功能，缓解炎症。

（4）降低血压和血脂：调节自主神经和血管的功能，降低血压；促进脂质代谢，降低血脂和血液黏稠度，抑制血小板的黏附作用，防止血栓形成。

（5）软化瘢痕：防止瘢痕增生和促进瘢痕软化。

2. 适应证与禁忌证

（1）适应证：软组织损伤、骨关节疾病、神经损伤、盆腔积液、术后肿胀、慢性支气管炎等。

（2）禁忌证：出血倾向、活动性结核、孕妇下腹部、体内有心脏起搏器等。

3. 注意事项

（1）根据病情选择剂量，如急性期多采用小剂量、短时间，慢性期多采用中等剂量或大剂量、较长时间。

（2）循序渐进的治疗原则：从小剂量开始，缓慢增加剂量，如有不适应及时调整。

（3）在头面部、颈部、胸腹部使用时，选用小剂量；在腰背部使用时，选用中等剂量；在臀部、四肢肌肉丰富处使用时，选用中等剂量或大剂量。

（4）掌握治疗时间，第一次治疗时，治疗时间不宜超过 20 分钟，治疗时间过长应注意磁头过热，以免烫伤。

（5）治疗过程中治疗局部不能有金属物品、磁卡、手表以及电子产品以免消磁。治疗部位不能有膏药以免过热引起烫伤。

（王　艳、王兴林）

第三节　光疗法

光疗法指利用人工光源辐射治疗疾病的方法。光源辐射包括红外线、激光、紫外线等。

一、红外线疗法

光谱位于可见光红光之外的波长为 760 nm ～ 50 μm 的不可见光，称为红外线，用红外线治疗疾病的方法称为红外线疗法。红外线疗法分类：①短波红外线，760 nm ～ 1.5 μm；②中波红外线，1.5 ～ 3 μm；③长波红外线，3 ～ 15 μm。具体操作见视频二维码 3-3-1。

视频二维码 3-3-1

1. 治疗作用

红外线主要产生热作用，可以加速生物化学反应、血液循环、新陈代谢和改善组织营养状态。红外线疗法具有消炎、消肿、镇痛、缓解肌肉痉挛、松解粘连、促进血液循环等作用。

2. 适应证及禁忌证

（1）适应证：疼痛、慢性损伤及炎症，例如，扭伤、肌肉劳损、软组织肿胀、肌痉挛、神经炎、神经痛、术后伤口、术后粘连、蜂窝织炎、痈、乳腺炎、盆腔炎、腱鞘炎、关节炎等。

红外线疗法属于浅层热疗，一般用于治疗较浅的皮肤及皮下炎症。治疗关节疼痛时，高频电疗等深部热疗的效果优于红外线疗法。临床上，红外线疗法多与其他治疗联合使用。

（2）禁忌证：恶性肿瘤的局部、有出血倾向、高热、急性损伤性及急性感染性炎症、闭塞性脉管炎及重度动脉硬化、水肿、增殖的瘢痕、过敏性皮炎、活动性肺结核、肿瘤所致的体质消耗、系统性红斑狼疮等。

3. 注意事项

（1）人体对红外线的耐受与皮肤温度有关。红外线照射皮肤至45℃时，皮肤开始出现痛感，温度再升高，就会出现水疱。首次照射前必须询问患者并检查局部感觉有无异常。如果有感觉障碍，一般不使用本疗法，照射时需注意观察，以免烫伤。例如，糖尿病患者会有皮肤感觉障碍，如果必须使用本疗法，治疗期间要密切观察皮肤温度变化，防止烫伤。

（2）瘢痕、新鲜植皮的血液循环、散热功能较差，红外线照射应距离治疗部位15～20 cm，以免烫伤。

（3）红外线照射眼部易引起白内障及视网膜烧伤，需注意保护眼部。照射头部时，应戴绿色防护镜或用浸水棉花敷于眼部。

（4）通常不用于急性外伤后，多用于亚急性或慢性损伤。循环障碍、血管阻塞性病变也不宜选用红外线疗法。

二、激光疗法

激光是受激辐射产生的光。应用激光技术防治疾病的方法称为激光疗法。

1. 治疗作用

（1）促进神经和上皮再生：低能激光照射后可促进上皮和周围神经损伤后的再生修复，加速慢性皮肤溃疡或创面的愈合，促进新生上皮覆盖。

（2）促进骨折愈合：刺激骨痂部位血管新生，加速骨的形成。

（3）消炎消肿：促进血液循环，可明显改善肢体血液循环。

（4）调节免疫功能：照射胸腺区可以增强细胞的免疫功能，照射脾区可以促进B细胞分化，增强身体的体液免疫功能。

（5）止痛：降低局部组织的5-羟色胺含量，对各种疼痛有较好的治疗效果，特别是半导体激光更为有效。

2. 适应证与禁忌证

（1）适应证：糖尿病足溃疡、膝关节炎、背痛和颈肩痛、肩峰下撞击综合征、肌筋膜炎、纤维肌痛、网球肘、面神经炎、三叉神经痛、带状疱疹、神经性皮炎、肋间神经痛、颈腰椎增生致神经压迫性疼痛、神经性炎症（如腕管综合征）等。

（2）禁忌证：恶性肿瘤病灶区、皮肤结核、高热、有出血倾向、眼部、内分泌腺等。

3. 注意事项

（1）不要使激光照射到木板、纸等易燃物品上，以免引起燃烧。不要使激光照射到眼部或其他人员身上，以免造成损伤。

（2）治疗时要充分裸露治疗部位，治疗过程中不要随意变换体位，保证治疗部位的准确性，避免烫伤非治疗部位。具体操作见视频二维码 3-3-2。

视频二维码 3-3-2

三、紫外线疗法

利用人工紫外线照射人体防治疾病的方法称为紫外线疗法。紫外线分为短波紫外线（180 ~ 280 nm）、中波紫外线（280 ~ 320 nm）和长波紫外线（320 ~ 400 nm）。

红斑反应：皮肤或者黏膜经紫外线照射后，经 2 ~ 6 小时的潜伏期，局部出现界限清晰的红斑。

紫外线的剂量和疗程：紫外线剂量根据个体的红斑反应来分级，临床上通常分为以下 5 级。

0 级红斑量（亚红斑量）：照射剂量小于 1 MED，照射后无肉眼可见的红斑反应发生，皮肤无明显反应，无皮肤脱屑及色素沉着。可用于全身照射，主要用于促进维生素 D 形成，提高人体免疫功能。

1 级红斑量（弱红斑量）：照射剂量为 2 ~ 4 MED，照射后 6 ~ 8 小时出现可见的轻微红斑反应，24 小时内消退，有灼热感、痒感，偶有微痛，皮肤轻微脱屑，无色素沉着。照射面积不宜超过 800 cm²，主要用于刺激组织再生。

2 级红斑量（中红斑量）：照射剂量为 5 ~ 6 MED，照射后 4 ~ 6 小时出现明显红斑反应，鲜红、界限明显伴有皮肤微红肿，3 天消退，刺痛、烧灼感明显，皮肤有轻度脱屑和色素沉着。照射面积同样不宜超过 800 cm²，主要用于轻度感染创面的消炎、止痛、脱敏，改善血液循环。

3 级红斑量（强红斑量）：照射剂量为 7 ~ 10 MED，照射后 2 小时出现强红斑，皮肤暗红伴水肿，4 ~ 5 天消退，有较重度的刺痛和烧灼感，皮肤脱屑且色素沉着明显。照射面积不宜超过 250 cm²，主要用于中度感染创面的消炎、杀菌，清除坏死组织。

4 级红斑量（超强红斑量）：照射剂量大于 10 MED，通常为 20 MED 及以上，照射后红斑反应剧烈，皮肤有明显烧灼感或痛感，可引起水疱，5 ~ 7 天消退。有重度刺痛及烧灼感伴全身反应，有大片脱屑，色素沉着明显。主要用于重度感染创面的消炎、杀菌，清除坏死组织。

需要注意的是，一旦确定个体的生物剂量，则整个治疗过程中的照射距离和剂量必须在此基础上按照治疗目的进行选择。

1. 治疗作用

（1）抗炎：紫外线的杀菌强弱与波长有关，以 253 ~ 260 nm 作用最强。紫外线还可促使皮肤免疫因子释放，改善病灶部位的血液循环等。

（2）镇痛：2 级红斑量紫外线照射具有显著的镇痛作用。

（3）抗佝偻病。

（4）脱敏：多次 2 级红斑量的紫外线照射有脱敏作用，这是因为紫外线多次照射可刺激组胺酶产生，分解过多的组胺，从而起到脱敏作用。

（5）小剂量紫外线照射可促进组织再生，大剂量紫外线照射可控制感染。

（6）促进皮下瘀血的吸收：使用 2 ~ 3 级红斑量紫外线照射可促进皮下瘀血的吸收，对新鲜的瘀血效果非常显著。照射后约 2 小时局部疼痛明显减轻，3 ~ 4 小时大部分瘀血可被吸收。

2. 适应证与禁忌证

（1）适应证：①感染性疾病，疖、痈、甲沟炎、淋巴结炎、气管炎、肺炎、带状疱疹、外阴炎、外耳道炎、中耳炎；②非感染性疾病，神经炎、风湿性关节炎、肌炎、耳软骨膜炎；③骨质软化性疾病，佝偻病、骨质软化症；④其他疾病，白癜风、银屑病等。

（2）禁忌证：红斑狼疮、急性泛发性湿疹、日光性荨麻疹、皮肤癌变、着色性干皮病等。

3. 注意事项

（1）工作人员及患者应避开紫外线对眼部的照射，必要时应戴护目镜。

（2）紫外线照射可使空气中产生臭氧，影响人体健康，应保持室内空气流通。

（3）治疗部位要洁净，伤口有分泌物及药物时要先洗净，以免影响治疗剂量。

（4）测量灯管与治疗部位之间的距离时，应以灯管至治疗部位的最高点为准，具体操作视频见二维码3-3-3。

视频二维码 3-3-3

（王　艳、黄丽萍）

第四节　体外冲击波疗法

体外冲击波是一种通过物理学介质（空气或气体）传导的机械性脉冲压强波，冲击波设备将气动产生的脉冲声波转换成精确的弹道式冲击波，通过治疗探头的定位和移动，可以对疼痛较广泛的人体组织产生良好的治疗效果。应用冲击波治疗疾病的方法称为体外冲击波疗法（extracorporeal shock wave therapy，ESWT），具体操作见视频二维码3-4-1。

视频二维码 3-4-1

1. 治疗作用

（1）促进微循环：刺激细胞膜的弥散过程，促进新陈代谢，加强血液和淋巴循环，改善组织营养，提高再生功能。

（2）松解粘连：冲击波在不同组织界面处产生压应力和拉应力，在物体内部产生剪切力，有利于疏通闭塞的毛细血管，松解粘连的软组织，提高挛缩组织的延展性。

（3）成骨效应：负电荷通过激活成骨细胞、抑制破骨细胞而促进骨形成，正电荷通过激活破骨细胞而促进骨吸收。

（4）镇痛：对神经末梢产生超刺激，使神经敏感性降低，神经传导受阻，疼痛缓解。

（5）组织损伤效应：冲击波产生强大的应力和热量，引起组织细胞结构的挫伤和灼伤；空化效应产生空泡，引起变形损伤；产生的氧自由基可引起损伤；细胞膜通透性增强，细胞外钙离子进入细胞内引起细胞内钙超载。

（6）代谢激活效应：细胞膜的除极可以使细胞内外离子交换过程活跃，代谢产物加速被清除和吸收，有助于炎症减退和消除。

（7）血管再生效应：引起血管内皮细胞生长因子（vascular endothelial growth factor，VEGF）和一氧化氮生成，促进血管新生，增加局部组织的血供，促进代谢，治愈局部损伤。

2. 适应证与禁忌证

（1）适应证：①四肢软组织慢性损伤性疾病，如肩周炎、肱二头肌长头肌腱炎、肩峰下滑囊炎、钙化性冈上肌肌腱炎、肱骨内外上髁炎、腱鞘炎、髌腱炎、跖筋膜炎、跟腱炎、跟腱短缩、颈肩慢性肌筋膜炎等；②骨组织疾病，骨不连、骨折延迟愈合及不愈合、成人股骨头缺血性坏死、剥脱性骨软骨病、骨髓水肿；③伤口延迟愈合和不愈合。

（2）禁忌证：治疗区域存在恶性肿瘤、孕妇的下腹部、肺组织、严重出血性疾病（如凝血功能障碍）、治疗区域存在血栓、儿童的骨骺区、大脑和脊柱区域、严重认知障碍和精神疾病。

3. 注意事项

（1）体外冲击波治疗后，会有口渴现象，约3小时后，可能出现酸痛，或者原有疼痛症状稍有加重，这是细胞自我修复进程被激活、局部代谢加快的缘故。

（2）治疗后可能出现瘀斑、水肿等，属于正常现象。

（3）体外冲击波治疗后2周内避免治疗部位的剧烈运动及负重。

（马　玲、王兴林）

第五节　脊柱牵引治疗

脊柱牵引治疗运用作用力和反作用力的力学原理，通过手法、器械或电动装置产生的外力，作用于人体脊柱，使关节面发生一定的分离，关节周围软组织得到适当的牵伸，从而达到治疗目的。

可选择持续牵引或间歇牵引，临床上常用的牵引主要有颈椎牵引治疗及腰椎牵引治疗。

1. 电动颈椎牵引治疗（详细操作见视频二维码 3-5-1）

（1）持续牵引重量和时间：颈椎持续牵引重量约相当于患者体重的 10%。无论是持续牵引还是间歇牵引，治疗时间均在 30 分钟以内，一般是 15 ~ 20 分钟。

（2）间歇牵引重量和时间：间歇牵引重量可稍加重，可从 10 kg 左右开始，如患者无不适反应，以后每天递增 1 kg，不能超过 20 kg，症状减轻后维持或逐渐减少重量。

视频二维码 3-5-1

牵引时间和间歇时间比例按 3 : 1 或 4 : 1 的原则设定，一般是牵引 30 秒，间歇 10 秒。牵引治疗时间为 15 ~ 20 分钟。

2. 电动腰椎牵引治疗（详细操作见视频二维码 3-5-1）

（1）牵引重量：腰椎牵引重量可从体重的 40% 左右开始，一般每 3 ~ 5 天可以增加 3 ~ 5 kg，最大牵引重量不能超过体重。首次牵引时可使用轻重量进行短时间牵引，一般认为当牵引力超过体重的 25% 时即可有效地增宽椎间隙，而治疗量应至少大于体重的 50%，待患者适应后可逐渐增加重量和时间，症状改善后，以此重量维持牵引。

（2）牵引时间：每次 20 ~ 30 分钟，轻重量牵引时持续时间可适当延长，大重量牵引时持续时间可酌情缩短。有研究显示，牵引一开始均可使肌电活动增强，但 7 分钟后，肌电活动可恢复至近乎休息水平，足够的牵引时间是疗效的保证。间歇牵引的牵引力、牵引时间、间断时间可预先设置，如牵引 1 ~ 3 分钟，间歇 30 秒，节律性牵拉、放松，周期性反复多次进行，直至牵引治疗结束；每天 1 ~ 2 次，2 周为 1 个疗程，一般持续治疗 1 ~ 2 个疗程。

3. 治疗作用

（1）增大椎间隙：牵引带沿身体纵轴方向对脊柱施加拉力，以对抗体重，从而增大椎间隙，使椎间盘产生负压，促进突出物回纳复位，缓解椎间盘组织向周缘的外突压力；同时使后纵韧带紧张并起到向前推压的作用，有利于改变突出物（椎间盘）或骨赘（骨质增生）与周围组织的相互关系，缓解神经根受压。

（2）牵伸挛缩组织、改善脊柱的正常生理功能：牵引可以牵张挛缩的关节囊、韧带和周围的肌群，使处于挛缩状态的肌肉放松，减少脊柱的应力，阻断上述恶性循环，从而缓解症状，改善或恢复脊柱的正常生理功能。

（3）纠正椎间小关节的紊乱、恢复脊柱的正常排序：脊柱常常因为姿势不当出现小关节功能紊乱或半脱位、滑膜嵌顿，牵引治疗可在缓解肌肉挛缩的基础上，解除小关节囊的嵌顿，恢复小关节的正常对位关系，调整错位关节及恢复正常的生理弧度。

（4）扩大椎间孔、减轻神经根压迫症状：神经根型颈椎病或者腰椎间盘突出症可由椎间孔变窄造成，牵引可扩大椎间孔，使椎间孔中的神经根和动、静脉所受的压迫、刺激得以缓解，有利于消除水肿，减轻压迫症状。

（5）增加后纵韧带张力、扩大椎管、侧隐窝容积：轴向牵引力可使后纵韧带张力明显增大，产生向前的推力，特别是中央型突出物可受到向腹侧的压力，促进突出的椎间盘纳复位。牵引可使与突出的椎间盘相应水平的椎管横截面积增大，从而使椎管容积增大，减轻对椎管内神经根的压力。牵引可伸展黄韧带，改善黄韧带的血液循环，增大椎间盘与黄韧带之间的间隙及侧隐窝的容积，使神经通道变宽，使神经根避开突出物的挤压。

（6）解除肌肉痉挛：疼痛可使病变周围肌肉痉挛，关节活动受限。牵引能缓解肌肉痉挛，使紧张的肌肉得到舒张和放松。慢速牵引可持续对肌肉进行牵伸。间歇牵引可快速伸展腰部肌肉，使其出现反射性松弛。在矫正前屈、侧弯等继发性腰椎畸形方面，持续牵引作用更明显。

4. 适应证与禁忌证

（1）适应证：①各型颈椎病、颈椎关节功能紊乱、颈椎侧弯、后凸畸形、颈椎骨折、脱位的固定；②颈部肌肉痉挛、颈椎退行性疾病、肌筋膜炎等引起的严重颈肩痛；③儿童的自发性寰枢关节半脱位；④腰椎间盘突出症、腰椎管狭窄症、腰椎小关节紊乱、腰椎小关节综合征、腰椎退行性疾病、腰椎滑脱症、无并发症的腰椎压缩性骨折、早期强直性脊柱炎等；⑤脊柱前凸、侧弯、后凸畸形；⑥腰扭伤、腰肌劳损、腰背部肌筋膜炎。

（2）禁忌证：颈椎结构完整性受损、颈椎严重失稳、颈椎椎体骨折、颈脊髓明显受压、颈椎突出的椎间盘破裂、陈旧性颈椎外伤未愈合、重要内脏器官功能不全、出血性疾病、动脉瘤、牵引治疗后症状（疼痛）易加重的疾病禁止使用脊柱牵引治疗；脊髓疾病、腰椎结核、腰椎肿瘤、有马尾综合征表现的腰椎管狭窄症、椎板骨折、重度骨质疏松、严重高血压、心脏病、出血倾向、全身显著衰弱患者，孕妇及经期女性慎用。

5. 注意事项

（1）应熟悉牵引技术和牵引装置。根据患者病情和个体差异选择牵引方式并设置牵引参数。向患者阐明牵引治疗的目的、注意事项、可能出现的不良反应及预防方法。

（2）调整好枕颌牵引套的松紧度，两侧悬吊带要等长，作用力要相等。枕带的受力部位应集中在枕骨粗隆中下部，颌带应兜住下颌正下方。可垫一块毛巾以预防牵引对下颌软组织压迫引起的疼痛。枕颌带的摆放位置要注意避开颈动脉窦和喉部，防止压迫颈动脉窦引起晕厥或发生意外。

（3）牵引时患者采取舒适体位，坐位牵引时，患者应注意全身放松，双上肢自然下垂于身体两侧，脊柱略前屈。患者应解开衣领，自然放松颈部肌肉，除去耳机、眼镜等影响放置牵引带的物品。

（4）牵引过程中应注意观察患者反应，若出现头晕、心慌、胸闷、出冷汗以及四肢麻木、无力加重等症状应立即停止牵引，及时处理。如果经检查无重要器质性疾病，次日可在严密观察下调整牵引角度和重量后试行短时间牵引。

（5）坐位牵引结束时，应逐渐地减轻重量，再取下牵引套。休息 1～2 分钟，同时缓慢、轻柔地活动颈部数次，再离开治疗室。避免突然解除重量站立可能引起的头痛或头晕等不适反应。

（6）牵引中，胸肋固定带和骨盆固定带要扎紧，胸肋固定带安放的位置和松紧以不妨碍患者正常呼吸为度，同时应防止卡压腋窝，以免造成臂丛神经损伤。两侧牵引绳应对称，松紧一致。牵引时患者应取屈髋、屈膝位，以减少腰椎前凸，使腰部肌肉放松，腰椎管横截面扩大，有利于症状的缓解。

（邢贞通、王兴林）

第六节　超声疗法

应用 0.8～3.3 MHz 的超声，通过各种方式作用于人体以治疗疾病的方法称为超声疗法。超声药物透入疗法是将药物加入接触剂中，利用超声的作用使药物经皮肤或黏膜透入体内的治疗方法，又称超声透入疗法。

1. 治疗作用

（1）促进血液循环：超声对血流动力学有明显影响，可使血液 pH 增高、碱性化，血液生化成分改变。超声作用停止后 15 分钟内血液仍保持在超声作用时的状态。

（2）软化瘢痕、松解粘连：小剂量超声可提高酶活性，改善皮肤组织营养，增强汗腺分泌，促进结缔组织增生和皮肤组织愈合。大剂量超声可增强结缔组织伸展性，对瘢痕、皮肤硬结有软化和消散作用。

（3）温热效应：超声可使组织局部血管扩张，血流加快，代谢提高，肌张力下降，疼痛减轻，结缔组织的延展性增强。超声产热的多少与超声的频率、剂量、介质的物理特性及治疗方法等有关。

（4）促进药物吸收：超声可以增强细胞膜通透性，药物大分子解聚增加，透入孔道扩张，能将整个药物分子透入体内，增强药物的弥散与渗透，提高细胞对药物的敏感性。超声频率越低穿透组织越深，药物透入越多。

（5）消炎镇痛：超声可减轻神经的炎症反应，促进周围神经修复，提高其兴奋性，提高痛阈，减轻疼痛。

2. 适应证与禁忌证

（1）适应证：①软组织挛缩，超声的机械波作用及热效应有助于炎症产物的吸收，使组织软化，恢复软组织的弹性，改善关节挛缩及粘连性瘢痕；②软组织损伤，超声的热效应和非热效应可用于治疗软组织损伤，尤其是肌腱、韧带及滑囊的损伤等；③治疗肱骨外上髁炎；④改善疼痛，超声可促进病变组织局部血液循环，加速新陈代谢，影响生物活性，降低感觉神经兴奋性，达到止痛的作用。

（2）禁忌证：恶性肿瘤发病部位（超高剂量治疗肿瘤除外）、有出血倾向的部位、感染部位、血栓性静脉炎、多发性血管硬化、孕妇下腰部、近期有深部 X 线照射及接受放射治疗或同位素放射治疗、体内有塑料植入物、安装心脏起搏器、眼部、生殖器官等。

3. 注意事项

（1）超声探头切忌空载和碰撞，否则会导致探头内晶片破裂或过热而损坏。

（2）操作程序：在超声探头上或治疗部位事先均匀涂敷一层接触剂，压紧超声探头使之与皮肤表面紧密接触、没有细微间隙后，才可调节输出。使用水下法治疗时，要用不含气泡的水。

（3）固定法或皮下骨突部位治疗时，超声强度宜小于 0.5 W/cm²。超声探头不能在骨突部位停留，避免接触不良造成空载。骨的声阻大，骨、软骨、骨膜、骨髓可因界面反射形成驻波而产热，引起骨膜疼痛。

（丘小娟、王兴林）

第七节　冷疗法与热疗法

一、冷疗法

1. 基本概念

利用低温冷却使生物组织产生生理性或代谢性抑制，以治疗某些疾病的方法，称为冷疗法。冷疗法多用于手术和运动损伤的早期，分为局部冷疗和全身冷疗两种。

2. 基本治疗技术

（1）冰敷：急性损伤后立即选用装有冰块或冷水的冰敷桶、冰敷袋做局部冰敷，或使用化学冰袋敷于患处，可缓慢移动摩擦，持续 15 ～ 20 分钟。

（2）冰水浴：将患者的手、肘或足浸入含碎冰的 4 ～ 10℃的水中，持续数秒，反复多次。也可以在浸入冰水后接着做被动活动或主动活动，复温后再浸入，30 分钟内浸入 3 ～ 5 次，逐渐延长浸入的时间达 1 分钟。

（3）冷凝喷射法：使用装有易汽化的冷冻剂的喷雾器，一般多用氯乙烷，其在一定压力的作用下可变成液态。液态的氯乙烷喷洒在人体皮肤上可迅速汽化并带走大量的热量，缓解疼痛。在距体表 2 cm 处向患部喷射，时间不要超过 6 秒，间歇 0.5 ～ 1 分钟，恢复后再喷，反复数次，共 3 分钟。

（4）冷吹风：采用冷空气治疗仪、冷冻治疗机、低温治疗仪等冷疗器械。应用冷空气治疗仪时，治疗仪内液氮汽化后产生冷气吹向患部，持续数分钟，此法适用于肢体。冷冻治疗机有不同大小的冷疗头，可以调节温度，治疗时将冷疗头置于患处缓慢移动，每次 10 ～ 15 分钟。

3. 治疗作用

（1）消肿镇痛：冷疗可使局部血管收缩，限制组织液渗出，减缓血流速度，缓解和减少组织水肿。麻醉感觉神经末梢，降低人体对疼痛的敏感性反应。局部低温可阻碍神经肌肉传导，从而提高患者的痛阈，减轻疼痛、减缓细胞代谢过程，保护损伤的组织。

（2）抑菌：冷疗后局部皮肤温度降低，可降低损伤局部的感染率。

（3）止血：低温能使局部血管收缩、血流减缓，减少或控制出血，可用于外伤初期有出血和水肿倾向的患者。

（4）降低肌肉痉挛：冷疗可以在不同程度上缓解肌肉痉挛，冷刺激可以在短时间内降低腱反射强度，降低肌梭的神经传导速度、阵挛频率和肌肉张力，缓解肌肉痉挛和疼痛。

4. 适应证与禁忌证

（1）适应证：闭合性软组织损伤、骨折术后、烧伤、烫伤、吞咽困难等。

（2）禁忌证：对冷冻敏感或过敏、对冷耐受度低下、冷球蛋白血症、雷诺综合征；再生的周围神经、皮肤感觉障碍。

5. 注意事项

（1）注意保护冷疗区局部的皮肤，防止冻伤。

（2）冷疗时间不要过长，皮肤长时间温度过低（约15℃）将导致反射性血管扩张，出现皮肤红斑、水肿、瘙痒或冻伤。皮肤反应往往发生在冰块冰敷 9 ~ 16 分钟后，将冰移去 4 ~ 8 分钟后消失。冰块冰敷 10 分钟后或出现上述现象时，必须暂时停止，待局部皮肤复温后再继续。

（3）冷凝喷射法仅用于治疗躯干和四肢损伤，禁用于头面部，以免导致眼及上呼吸道损伤。

（4）对冷过敏者要注意安全，不宜实施全身冷疗。

（5）老年体弱、感觉障碍或血液循环障碍者治疗时需要注意局部和全身反应。

二、热疗法

（一）基本概念

运用比人体温度高的物理因子使局部组织温度升高（传导热、对流热、辐射热）的方法，称为热疗法。将加热后的介质直接接触人体体表进行治疗的方法，称为传导热疗法。传导热疗法是外源性的热疗法。

传导热疗法包括干热敷（使用热水袋、热沙、热盐、化学热袋）、湿热敷、药物热敷、电热袋、蜡疗、泥疗等。

（二）基本治疗技术

1. 蜡疗法

（1）蜡饼法：蜡疗所用石蜡在常温下为白色半透明固体，熔点为 50 ～ 55 ℃。石蜡熔化后装入浅盘，蜡液厚 2 ～ 3 cm，冷却至石蜡凝结成块时（表面温度为 45 ～ 50 ℃），用小铲刀将蜡块取出，敷于四肢与躯干，盖上塑料布和棉垫保温，每次 20 分钟，每天 1 次，10 次为 1 个疗程。

（2）浸蜡法：将手足浸入蜡液后立即取出，蜡液在手足的表面冷却形成一薄层蜡膜，反复多次，使皮肤包上多层蜡，直至厚度达到 0.5 ～ 1 cm，成为蜡套，此法适用于四肢远端，治疗僵硬手时，使用弹性绷带将手指屈曲位缠绕后，进行浸蜡治疗。

（3）刷蜡法：将加热后完全熔化的蜡液冷却到 55 ～ 65 ℃，用排笔将蜡涂刷于患部，反复多次，使皮肤敷上的蜡膜厚度为 1 ～ 2 cm，然后用塑料布和棉垫包裹保温。此法多用于躯干、肢体和面部。每次 30 ～ 40 分钟，每天 1 次，15 ～ 30 次为 1 个疗程。

2. 湿热敷袋疗法

（1）根据需要准备多个大小适宜的亚麻布袋，内装有硅胶颗粒，适用于身体的不同部位，袋角缝有布吊环，为加热时悬吊用。

（2）加热方法：使用相应容量的恒温水箱，保持 70 ～ 80 ℃的恒温，布袋悬挂于专用的恒温水箱中加热 20 ～ 30 分钟，或热水浸 1 ～ 2 小时后，即可用于湿热敷治疗。选用形状、大小合适的湿热敷袋，拧出多余的热水，患者暴露治疗部位，铺数层干毛巾，再放上湿热敷袋，外盖毛毯保温，每次 20 ～ 30 分钟，每天 1 次，10 ～ 15 次为 1 个疗程。

（三）治疗作用

1. 蜡疗法

（1）温热作用：蜡的温热作用可以缓解痉挛，促进血液循环，加快血流速度，机械压力作用可减轻组织水肿，促进炎症吸收，加速组织修复，减轻疼痛，对治疗亚急性和慢性扭挫伤有较好的效果。

（2）软化松解粘连：使皮肤柔软、有弹性，降低纤维组织的张力，增强其弹性，软化和松解瘢痕组织，缓解组织粘连。

（3）机械作用：石蜡具有良好的可塑性和延展性，可紧贴皮肤，冷却时体积缩小，对组织产生机械压迫作用，促进水肿吸收。

（4）滑润作用：石蜡具有油性，可增强敷蜡部位皮肤的润滑性，软化瘢痕。

2. 湿热敷袋疗法

湿热敷袋的湿热与热蒸气作用于人体皮肤表面，缓慢释放热量，作用持久。热效应可缓解痉挛，使血流速度加快，促进血液循环，减轻水肿，促进炎症吸收，加速组织修复，减轻疼痛，对治疗亚急性和慢性扭挫伤有较好的效果。

（四）适应证与禁忌证

1. 蜡疗法

（1）适应证：骨折或骨关节术后关节挛缩、关节纤维性强直；肌筋膜炎、腱鞘炎、神经炎、滑囊炎、肌肉损伤、软组织扭挫伤的亚急性及慢性期；瘢痕增生、粘连和浸润等。

（2）禁忌证：高热、昏迷、急性化脓性炎症早期、风湿性关节炎活动期、结核、孕妇腰腹部、恶性肿瘤、有出血倾向、开放性与感染性伤口等。

2. 湿热敷袋疗法

（1）适应证：肌肉损伤、亚急性软组织扭挫伤、瘢痕增生、粘连和浸润、肌纤维组织炎、慢性关节炎和神经痛。

（2）禁忌证：高热、昏迷、急性化脓性炎症早期、风湿性关节炎活动期、结核、孕妇腰腹部、恶性肿瘤、有出血倾向、开放性与感染性伤口等。

（五）注意事项

1. 蜡疗法

（1）不可采用直接加热法熔蜡，以免引起石蜡变质、燃烧，发生危险，多采用间隔加热法熔蜡。

（2）使用蜡疗法治疗瘢痕组织、血液循环障碍和神经病变导致感觉障碍的部位时应谨慎，避免过热烫伤。

（3）治疗时要保持治疗部位相对固定，以免蜡膜或蜡饼破裂导致蜡液直接接触皮肤，因过热而引起烫伤，应避免在伤口部位使用蜡疗法。

（4）定时清洁石蜡，使用后应先除去蜡块表面杂质，以保持石蜡清洁质纯。蜡量减少时需酌情定时加入 10% ~ 20% 新蜡。

2. 湿热敷袋疗法

（1）避免将湿热敷袋置于恒温箱内干烧。

（2）治疗前要检查布袋是否有破口，以免加热后的硅胶漏出烫伤皮肤。

（3）治疗前拧出多余的水，不得滴水，不要让身体压在敷袋上，以免重力挤压出热水引起烫伤。

（4）治疗时检查局部皮肤，及时询问患者感觉以免烫伤。

（5）热敷时敷袋与皮肤之间垫一块干毛巾，敷袋的温度降低后，可取出毛巾。

（6）治疗老年体弱、感觉障碍或血液循环障碍者时，敷袋温度宜稍低。

三、冷热水对比浴治疗

1. 基本概念

冷热水对比浴是将身体的一部分或者全部多次交替置于热水、冷水中进行治疗，以促进损伤肢体血液循环的物理因子治疗方法，可减轻疼痛、肌肉痉挛，控制炎症，增强关节活动度和力量，改善肢体功能。

2. 基本治疗技术

需要两个水桶，一个桶中装满热水，另一个装满冷水，热水的温度为 38 ~ 40 ℃，冷水的温度为 17 ~ 20 ℃，先在热水中浸浴 3 ~ 4 分钟，然后快速将肢体移到冷水桶中，冷水浸浴 1 分钟。反复交替，共计 20 分钟。在浸浴期间，可以进行一些轻柔的主动肢体运动，例如，踝关节背伸、跖屈运动，手指的屈伸运动。注意从热水到冷水的感觉变化非常剧烈，以冷水结束治疗可以缓解肿胀，以热水结束治疗可以缓解关节疼痛。

治疗师或者家属在旁边监测水温，通常情况下，需要通过不断添加冷水或热水来调节温度。治疗后，治疗师及时评估损伤程度及恢复程度，以评估是否达到了预期的效果。在冷热水对比浴后，也应进行积极的功能锻炼和功能性的活动。

3. 治疗作用

身体部分暴露在冷热交替的温度下时，会产生交替的血管扩张和血管收缩，类似"血管操"，对减轻水肿、缓解肌肉疲劳非常有益。

（1）缓解疲劳：冷热水对比浴可以帮助缓解训练后疲劳。

（2）减轻疼痛：减轻肌肉酸痛，例如，激烈的训练导致的肌纤维损伤引起的疼痛，训练 1 天后出现的延迟性肌肉酸痛。

（3）减轻肿胀：可缓解损伤后 4 ~ 5 天的肿胀、术后肿胀、骨折石膏取出后的肿胀及疼痛（例如，Colle's 骨折后的手部肿胀）。

（4）控制炎症。

4. 适应证与禁忌证

（1）适应证：软组织损伤后的疼痛及肿胀、踝关节扭伤、踝关节和小腿骨折、跖筋膜炎、跟腱炎、上肢骨折等。

（2）禁忌证：开放性伤口、严重心脏病、心律失常、心功能不全、恶性高血压或低血压、深静脉血栓形成。

5. 注意事项

水温不要过高或过低，否则可能损伤皮肤，也可能导致心律失常。

（张立宁、王兴林）

第四章 常用康复治疗技术

康复治疗技术是康复治疗师运用各种手段帮助患者恢复身心功能的技术的统称。本章主要介绍神经松动术、关节松动术、肌肉能量技术、扳机点治疗技术、筋膜松解技术和肌肉牵伸技术等。

第一节 神经松动术

神经松动术是通过多关节的摆放和运动，将力直接作用到神经组织上的一种徒手治疗方法。神经松动术的主要作用是改善神经血液循环，降低神经张力，减少粘连，恢复正常的神经生理功能。

一、基本概念

神经松动术是针对由神经组织导致的疼痛的一种手法治疗技术，强调关节位置的控制与操作手法，过强的牵张力、过快的频率可能导致神经损伤。神经松动术的手法为交替进行牵伸和放松，以改善"纵－横－纵"走行的神经血管的张力。

神经松动术的形式为滑动手法和张力手法：①滑动手法的特点是单向滑动（头侧向尾侧或尾侧向头侧），适用于神经系统疾病急性期的治疗；②张力手法的特点是双向牵伸，内部张力作用明显，适用于神经系统疾病慢性期的治疗。

二、基本原理

周围神经是由神经纤维、结缔组织以及血管所组成的复杂组合结构，神经纤维具有传递信号和在结构上连接神经细胞体与其传感器的功能，对张力及压力非常敏感。神经内膜、神经束膜、神经外膜为神经纤维外围连续的层状结缔组织，具有保护神经的连续性的作用。周围神经的血供由节段性沿着神经走行的血管提供，这些血管在神经外膜、神经内膜纵向走行，在神经束膜斜向走行，血管之间相互吻合。基于此种结构，当进行神经松动术时血液流到神经外膜，又经神经束膜，再到神经内膜，最后到达神经纤维。神经松动术不仅能够促进血液循环，还能改善神经压力和张力，恢复正常的神经位置，减少神经粘连，促进轴浆运输，利于有害物质的排出、营养物质的输送，使神经恢复正常的生理功能。

神经松动术主要有两方面的作用：①机械方面，主要在于改善神经张力，运动和挤压神经；②生理方面，主要在于促进神经内的血液流动、神经冲动的传导、轴浆运输，降低对炎性物质的敏感性。

三、基本方法

1. 神经松动的手法操作分类

神经松动术分为滑动手法和张力手法，通过多关节的被动运动作用于神经。当关节运动时，张力会在凸侧关节面增大（在关节运动的反方向神经被动地拉长），在凹侧关节面则相对缩小，从而形成神经的滑动和张力。

（1）滑动手法：神经一端受牵拉，产生向该端的移动，以神经与邻近组织之间的滑动为主，目的是让邻近的相关神经结构活动，可减轻疼痛和增加神经的移动，主要用于损伤的急性期。

（2）张力手法：在神经的两端从起点到终点做拉扯的动作，此时神经是被拉紧的。可用"拉－放"的方法来减轻神经组织内的肿胀并增强循环。张力手法的目的是调节神经的张力，神经主要在其黏滞性范围内活动，若手法适宜，则可能改善神经的黏滞性及其生理功能，主要用于损伤的恢复期。

2. 操作方法示例

匀速并按一定的顺序操作，每次牵拉时间为1～10秒（最初为1～5秒）。常用的周围神经松动术如下。

（1）正中神经松动术（图4-1-1）：患者取仰卧位，治疗师站在患侧，将患者的患侧肩外展至出现症状或感觉局部组织张力增大的位置，用一只手固定患者的拇指和其他手指，用另一侧的腕和大腿固定患者上臂。患者屈肘，前臂旋前，腕关节背伸，并确保肩部的位置固定不动；患者的肘关节逐渐伸直到出现症状。此时，患者颈椎向对侧偏，为张力手法；向同侧偏，为滑动手法。

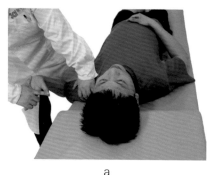 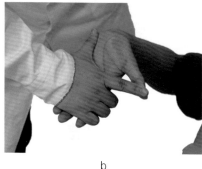

a   b

图 4-1-1 正中神经松动术

（2）尺神经松动术（图 4-1-2）：患者取仰卧位，患侧肩关节外展，治疗师站在患侧，患者的肘放于治疗师的大腿部；治疗师一只手固定患者前臂，另一只手将患者手腕和手指背伸。患者前臂旋前，肩关节外旋，并确保手腕不动；肘关节屈曲，尽可能用患手碰到患侧耳朵，注意患侧肩关节外展。

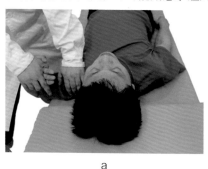 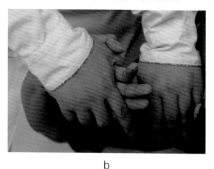

a   b

图 4-1-2 尺神经松动术

（3）桡神经松动术（图 4-1-3）：患者取仰卧位，治疗师站于患者的患侧并将其肩置于床外侧，将患者肩下压固定。治疗师一只手放于患侧肘关节，另一只手握住患侧腕关节将其肘伸直并牵伸；握住手腕的手将肩关节内旋；将患者肩关节外展；患者腕关节尺偏并掌屈，拇指内收，可以伴随颈部运动进行张力性或滑动性松动。

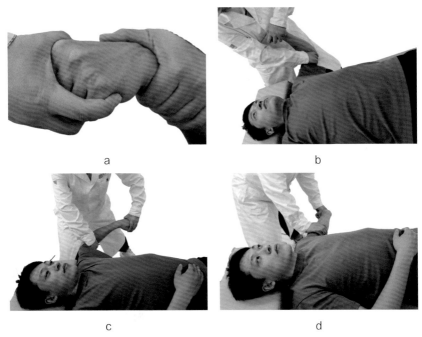

图 4-1-3 桡神经松动术

（4）坐骨神经松动术（图 4-1-4）：患者取仰卧位，治疗师固定其健侧下肢，对其患侧进行牵拉。此手法主要沿着坐骨神经经过的关节走向施以纵向拉伸的力量，受到拉力的组织为坐骨神经和其相关的软组织，经过的关节为髋关节和膝关节。

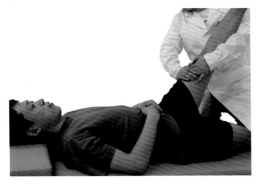

图 4-1-4 坐骨神经松动术

（5）腓总神经松动术（图4-1-5）：患者取仰卧位，治疗师站于患侧，一只手放在患侧膝关节附近，另一只手放在同侧足部；将患侧下肢伸膝位抬高（尽可能绷紧），髋关节内收、内旋，并保持膝关节伸展，进行足内翻、跖屈。

（6）胫神经松动术（图4-1-6）：患者取仰卧位，治疗师站于患侧，一只手放于患侧膝关节附近，另一只手放于同侧足部，将患侧膝关节伸展，然后将患侧下肢抬高（尽可能绷紧），并将患者足外翻、背伸。

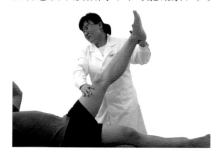 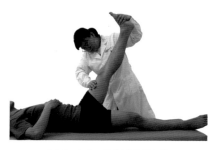

图4-1-5　腓总神经松动术　　　　　　图4-1-6　胫神经松动术

（7）腓肠神经松动术（图4-1-7）：患者取仰卧位，膝关节伸展，治疗师站于患者患侧，一只手放于其患侧膝关节附近，另一只手放于同侧足部，保持患者膝关节伸展，然后将患侧下肢抬高（尽可能绷紧），将足内翻、背伸。

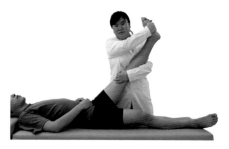

图4-1-7　腓肠神经松动术

（8）股神经松动术（图4-1-8）：患者取侧卧位，健侧肢体在下并屈曲，躯干屈曲并用双手抱住健侧下肢；治疗师站于患者后方，保持患侧膝关节屈曲，使其伸髋并外展。该技术也可以在俯卧位进行，治疗师固定患者骨盆，对患侧进行髋关节后伸并保持患侧膝关节屈曲。

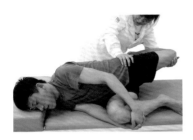 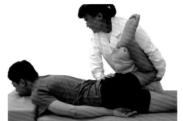

a. 侧卧位　　　　　　　　　　　　b. 俯卧位

图 4-1-8　股神经松动术

3. 患者自我神经松动

由于单次治疗时间有限，为保证良好的疗效，治疗师需要指导患者进行自我神经松动的锻炼，相关讲解如下。

（1）正中神经自我松动（图 4-1-9）：站立位或坐位进行。

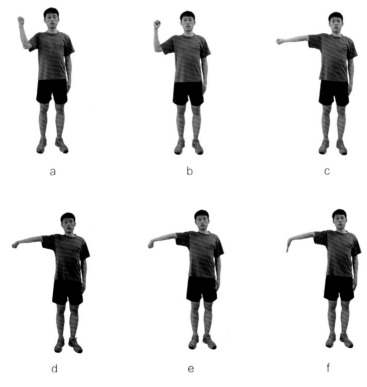

a　　　　　　　　　　b　　　　　　　　　　c

d　　　　　　　　　　e　　　　　　　　　　f

图 4-1-9　正中神经自我松动

（2）桡神经自我松动（图4-1-10）：站立位或坐位进行。

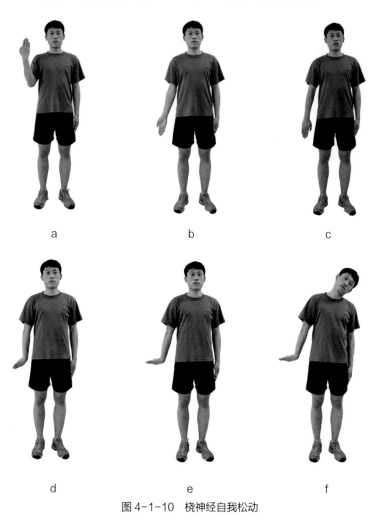

a b c

d e f

图4-1-10 桡神经自我松动

（3）尺神经自我松动（图 4-1-11）：站立位或坐位进行。

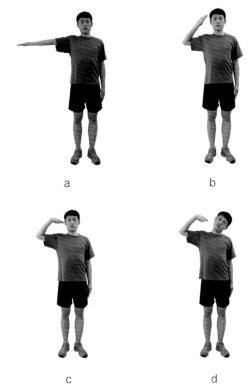

图 4-1-11 尺神经自我松动

（4）臂丛神经自我松动（图 4-1-12）：站立位或坐位进行。

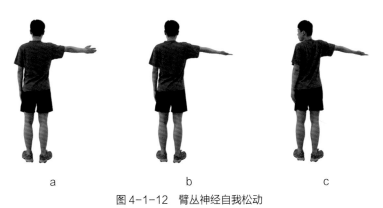

图 4-1-12 臂丛神经自我松动

（5）腰丛神经自我松动（图4-1-13）：俯卧位或侧卧位进行。

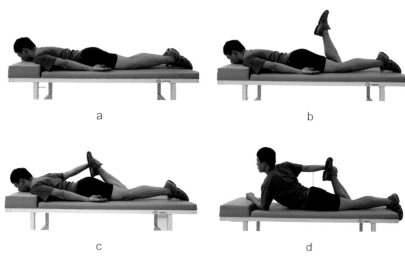

图4-1-13　腰丛神经自我松动

（6）骶丛神经自我松动（图4-1-14）：坐位进行。

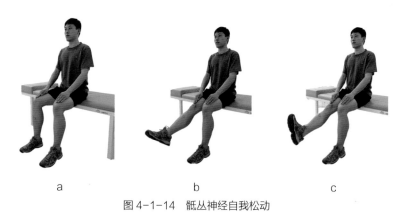

图4-1-14　骶丛神经自我松动

四、适应证与禁忌证

（1）适应证：周围神经卡压综合征、神经动力学改变、周围神经术后、骨科术后、脑卒中导致的功能障碍。

（2）禁忌证：骨折未愈合、关节不稳定、关节炎、神经松动术后症状加重。

五、注意事项

（1）急性疼痛多采用滑动手法，而慢性疼痛则多采用张力手法。

（2）尽量减少炎症的影响，避免因过度牵拉紧张而加重炎症。

（3）确保只进行精确的、指定的肢体活动，并避免所有无关的关节运动。

（4）将活动范围限制在症状刚出现的程度，保持较短时间，然后释放。

（张　凯、蒋天裕）

第二节　关节松动术

一、基本概念

关节松动术（joint mobilization）是治疗师在患者关节活动范围内完成的一种手法操作技术，临床上用来治疗力学因素（非神经因素）导致的功能障碍（如疼痛、活动受限或僵硬等），具有针对性强、见效快、患者痛苦小、容易接受等特点，是现代康复治疗技术的基本技能之一。

二、基本原理

关节松动术利用了关节的生理运动和附属运动。

1. 生理运动

生理运动（physiological movement）是关节在生理范围内完成的活动，如关节的屈曲/伸展、内收/外展等。在关节松动术的操作中，生理运动如果可以由患者主动完成就是主动运动，如果由治疗师完成则是被动运动。

2. 附属运动

附属运动（accessory movement）是在关节活动范围内完成的活动，一般不能通过关节的主动活动来完成，而需要其他人或对侧肢体的帮助才能完成。附属运动是维持关节正常活动不可缺少的一种运动。例如，滑动、滚动、分离或牵引等。

3. 生理运动与附属运动的关系

两者关系密切，当疼痛、僵硬等因素限制了关节活动时，该关节的生理运动和附属运动都有可能受到影响。如果生理运动恢复后，关节仍有疼痛或僵硬，则关节的附属运动可能尚未完全恢复正常。治疗时通常在改善关节的生理运动之前，先改善关节的附属运动，而附属运动的改善又可以促进生理运动的改善。

三、基本方法

（一）基本技术

1. 基本方法

（1）摆动：摆动是骨的杠杆样运动，摆动运动时骨关节近端固定，远端做往返运动，该运动要求关节活动度大于60%。

（2）滚动：当一块骨在另一块骨的表面发生滚动时，两骨的接触点同时变化，所发生的运动是成角运动，其滚动方向朝向成角骨运动的方向，该运动常伴随着关节的滑动和旋转。

（3）滑动：当一块骨在另一块骨上滑动时，如果是单纯滑动，两骨面的凹凸程度必须相等。滑动时，一侧骨表面的同一个点接触对侧骨表面的不同点。滑动方向取决于关节面的凹凸形状。关节面凸出，则滑动方向与成骨角运动方向相反；关节面凹陷，则滑动方向与成骨角运动方向相同，该规律称为凹凸定律。

（4）旋转：旋转是移动骨在固定骨表面绕旋转轴转动的运动，旋转时移动骨表面的同一点进行圆周运动。旋转常与滑动、滚动同时发生，很少单独出现。

2. 手法分级

Ⅰ级：治疗师在患者关节活动的起始端，小范围、节律性地来回松动关节。

Ⅱ级：治疗师在患者关节活动范围内，大范围、节律性地来回松动关节，但不接触关节活动的起始端和终末端。

Ⅲ级：治疗师在患者关节活动范围内，大范围、节律性地来回松动关节，每次均接触到关节活动的终末端，并能感到关节周围软组织紧张。

Ⅳ级：治疗师在患者关节的终末端，小范围、节律性地来回松动关节，每次接触到关节活动的终末端，并能感觉到关节周围软组织紧张。

Ⅰ级和Ⅱ级手法可以改善疼痛，Ⅲ级手法可以改善疼痛和关节僵硬，Ⅳ级手法可以治疗关节粘连和关节挛缩。

（二）技术应用

1.颈椎关节松动（图4-2-1）

分离牵引可以缓解疼痛；旋转摆动和垂直按压横突可以增大颈椎旋转的活动范围；侧屈摆动可以增大颈椎侧屈的活动范围；后伸摆动和垂直按压棘突可以增大颈椎屈、伸的活动范围。以上操作均在患者去枕仰卧位下进行。

2.腰椎关节松动（图4-2-2）

垂直按压棘突可增大腰椎屈曲及伸展的活动范围；垂直按压横突可增大腰椎侧屈及旋转的活动范围；旋转摆动可增大腰椎旋转的活动范围。以上操作均在患者去枕俯卧位下完成，治疗师站在患侧，双手力量不足时可借助身体力量完成操作。

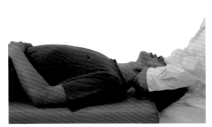
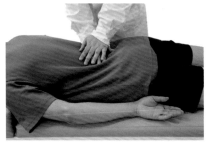

图4-2-1　颈椎关节松动　　　　　图4-2-2　腰椎关节松动

3.肩关节松动

分离牵引和上下滑动可缓解疼痛；前向后滑动（图4-2-3）可增大肩关节前屈和内旋的活动范围；外展向足侧滑动（图4-2-4）可增大肩关节外展的活动范围；水平内收摆动可增大肩关节水平内收的活动范围；内旋摆动（图4-2-5）可增大肩关节内旋的活动范围。

4.肘关节松动

分离牵引（图4-2-6）和长轴牵引可增大肘关节活动范围；侧方滑动可以增大肱尺关节的活动范围；前向后滑动（图4-2-7）可增大前臂旋前的活

动范围；后向前滑动（图 4-2-8）可增大前臂旋后的活动范围；屈肘摆动可增大肘关节屈曲的活动范围。伸肘摆动和侧方摆动可增大肘关节伸展的活动范围；前臂转动可以增大前臂旋转的活动范围。

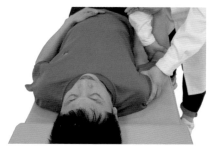

图 4-2-3　肩关节前向后滑动

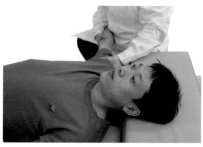

图 4-2-4　肩关节外展向足侧滑动

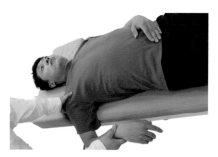

图 4-2-5　肩关节内旋摆动

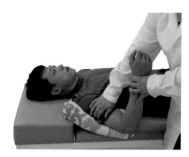

图 4-2-6　肘关节分离牵引

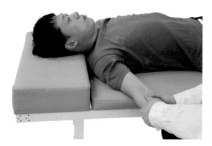

图 4-2-7　肘关节前向后滑动

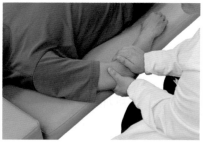

图 4-2-8　肘关节后向前滑动

5. 髋关节松动

长轴牵引和分离牵引（图 4-2-9）可以缓解髋部疼痛；前向后滑动可增

大髋关节屈曲和髋关节外旋的活动范围；后向前滑动（图4-2-10）可增大髋关节后伸和髋关节内旋的活动范围；屈曲摆动可以增大髋关节屈曲的活动范围；旋转摆动可以增大髋关节内旋或髋关节外旋的活动范围；内收内旋摆动（图4-2-11）可以增大髋关节内收、内旋的活动范围；外展外旋摆动（图4-2-12）和旋转摆动可以增大髋关节外展、外旋的活动范围。

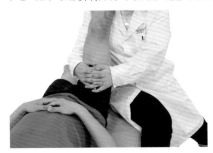

图4-2-9 髋关节分离牵引

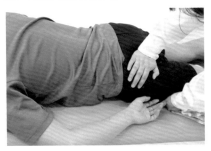

图4-2-10 髋关节后向前滑动

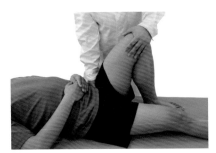

图4-2-11 髋关节内收、内旋摆动

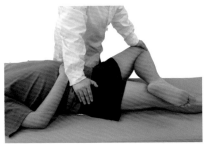

图4-2-12 髋关节外展、外旋摆动

6. 膝关节松动

股胫关节长轴牵引可缓解膝关节疼痛；股胫关节前向后滑动（图4-2-13）可增大膝关节屈曲的活动范围；股胫关节后向前滑动和股胫关节伸膝摆动可增大膝关节伸展的活动范围；股胫关节侧方滑动可以增大膝关节的活动范围；股胫关节旋转内旋摆动可增大膝关节内旋的活动范围，股胫关节外旋摆动可增大膝关节外旋的活动范围；髌股关节分离牵引可以增大髌股关节的活动范围。

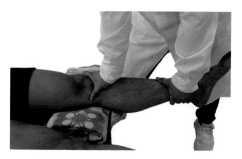

图4-2-13　股胫关节前向后滑动

四、适应证与禁忌证

（1）适应证：力学因素（非神经性）引起的关节功能障碍，包括关节疼痛、肌肉紧张；可逆性关节活动度降低；进行性关节活动受限；功能性关节制动。

（2）禁忌证：关节活动已经过度、外伤或疾病引起的关节肿胀（渗出增加）、关节的急性炎症、恶性疾病以及未愈合的骨折。

五、注意事项

（1）在进行关节松动术操作之前，患者应取舒适、放松、无痛的体位，治疗不同的关节障碍时，治疗师应选择易于发力的体位。

（2）在治疗过程中随时询问患者的感觉，如有不适（如疼痛）及时停止操作。

（李　飞、蒋天裕）

第三节　肌肉能量技术

1948年，Fred Mitch.Sr.DO 首次介绍了肌肉能量技术（muscle energy technology，MET），用以改善患者的骨骼肌肉功能障碍。

一、基本概念

在进行 MET 操作时，患者按照治疗师的要求从一特定姿势开始，主动收缩肌肉，治疗师控制患者身体特定部位向某一特定方向运动，同时要求患者对抗治疗师施加的阻力，从而纠正患者软组织（肌肉）的功能障碍。

二、基本原理

MET 涉及肌肉牵张反射的两个感受器：肌梭和高尔基腱器官（golgi tendon organ，GTO）。牵拉肌肉引起肌梭兴奋产生神经冲动，神经冲动由肌梭传至脊髓后角（posterior horn of spinal cord，PHC）。相应地，脊髓前角（anterior horn of spinal cord，AHC）传递运动神经冲动至肌纤维，产生一种保护性张力以对抗牵拉。几秒后，高尔基腱器官感知到肌肉内增加的张力并产生兴奋，神经冲动由高尔基腱器官传至脊髓后角。这些神经冲动将对脊髓前角增加的运动刺激产生抑制作用。该抑制作用会引起运动神经冲动的减少和随之而来的肌肉放松。当某一肌肉保持等长收缩时，神经反馈会通过脊髓到达该肌肉，并导致等长收缩后放松，引起收缩肌肉张力的下降。这种肌肉张力的下降会持续 20 ~ 25 秒，在这个过程中组织更容易被拉长至一个新长度。

三、基本方法

（一）基本技术

MET 的基本技术主要有两种：等长收缩后放松（post-isometric relax-ation，PIR）技术和交互抑制（reciprocal inhibition，RI）技术。将患者的肢体（治疗部位）置于刚好能够感受到阻力的位置，该位置称为束缚点或者限制界限。要求患者以最大肌力的 10% ~ 20% 对抗治疗师施加的阻力，等长收缩待治疗的肌肉（PIR 技术）或其拮抗肌（RI 技术）。如果使用 PIR 技术，要求患者主动收缩待治疗的肌肉，这将直接让紧张、缩短的肌肉得以放松。如果使用 RI 技术，则要求患者等长收缩其待治疗肌肉或肌群的拮抗肌，这也将对紧张、缩短的肌肉起到放松作用。

无论哪种技术，均要求患者缓慢地进行肌肉等长收缩，并持续 10 ~ 12 秒，在此过程中应避免出现任何来回挫顿的动作。这样的肌肉收缩需合理把握时间，以有效刺激高尔基腱器官，使其被激活并影响肌梭内的梭内肌纤维，由此抑制肌肉张力的升高。之后，治疗师可较轻松地活动患者的治疗部位的相应关节至某一位置，同时拉长相应肌肉。

做完以上动作后告知患者完全放松并深呼吸，当患者呼气时，治疗师被动活动患者相应关节，将其过度紧张的肌肉拉伸至某一长度，由此逐渐使关节活动度恢复正常。在一次等长收缩之后，进行一次 PIR，肌肉放松的时间持续 15 ~ 30 秒，这是牵拉肌肉组织至一个新的休息长度的黄金时间。重复该过程直到不再有任何改善（通常重复 3 ~ 4 次），在最后位置上保持 25 ~ 30 秒。通常认为 25 ~ 30 秒足以使神经系统记住新的肌肉休息长度。这类技术可显著释放紧张且缩短的软组织，放松肌肉。

（二）技术应用

1. PIR 技术（以治疗拇指内收肌为例）

患者将左手置于一张白纸上，尽力将五指张开，在纸面上画下五指的轮廓（图 4-3-1a）。使用 PIR 技术治疗拇指内收肌。患者先主动尽力外展拇指到达约束缚点，然后右手向下给予左手拇指阻力，左手拇指等长内收 10 秒。10 秒后，嘱患者先深吸一口气，呼气时被动地将左手拇指进一步移至更大的外展位。重复这个过程 1 ~ 2 次，最后一次时，等长收缩至少 20 秒（图 4-3-1b）。将左手重新置于白纸上，再次画出五指轮廓；应能看到拇指较之前外展范围更大（图 4-3-1c）。

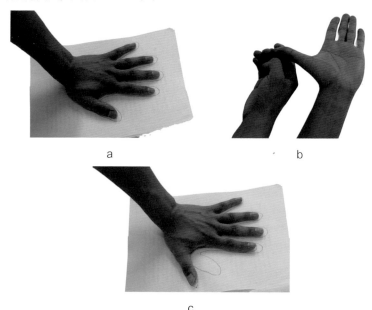

a

b

c

图 4-3-1 PIR 技术

2. MET 技术治疗颈部（以治疗斜方肌上部和胸锁乳突肌为例）

（1）斜方肌上部 MET 治疗步骤如下。

先对斜方肌上部进行评估，体位可选择坐位（图 4-3-2）和仰卧位（图 4-3-3）。在此过程中，治疗师需要时刻注意患者软组织的拉伸感，如果运动范围能到 45°，说明斜方肌长度正常，双侧可进行比较。

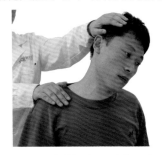 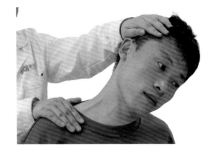

a. 取坐位进行斜方肌上部评估　　b. 将患者的头向左侧屈曲，同时
　　　　　　　　　　　　　　　　　稳定患者肩部

图 4-3-2　坐位对患者斜方肌上部进行评估

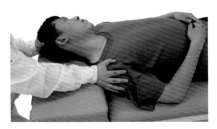

图 4-3-3　仰卧位对患者斜方肌上部进行评估

MET 治疗时，治疗师将患侧（本例中为右侧）斜方肌上部固定于束缚点，并要求患者向左侧转动颈椎和（或）抬高右肩，以抵抗治疗师施加的阻力（图 4-3-4）。还有一种方式是让患者将耳贴向肩部，或者将肩部贴向耳，顶住阻力，并坚持 10 秒。收缩 10 秒后，要求患者放松，吸气，在放松阶段，颈椎进一步向左侧弯（图 4-3-5）。如果侧弯引起不适，可以进一步下沉肩部，因为该动作也有延长斜方肌上部的效果。

如果使用 RI 技术，治疗师需完全控制患者的颈椎和肩部，如上所述。然后，要求患者将右手缓慢地伸向右腿下部，直到感受到束缚。这个方法可以激活斜方肌下部，因为患者在进行该动作时可引起右肩带的下降。这会减少对右侧斜方肌上部的抑制，允许其在安全范围内进行拉伸，因为它将统筹肌梭的激活。

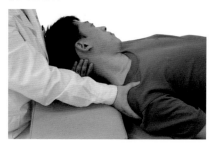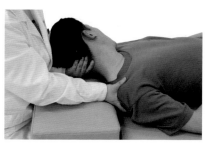

图 4-3-4　要求患者向左侧转动颈椎和（或）抬高右肩，半旋转颈椎，突出斜方肌中间纤维　　图 4-3-5　治疗师施加向足侧的压力拉伸右侧斜方肌，充分旋转颈椎，突出斜方肌后部纤维

（2）胸锁乳突肌 MET 治疗步骤如下。

治疗前需要对患者的胸锁乳突肌进行评估。患者取仰卧位，双膝屈曲，双臂置于身体两侧。然后，要求患者于仰卧位做上卷动作。治疗师观察患者的下颌和前额的位置。图 4-3-6 展示了正常的胸锁乳突肌，前额能够引导上卷动作。在胸锁乳突肌正常的情况下，患者可以在弯曲躯干的同时将下颌收起。

如果上卷时下颌先向前突起，则说明动作由下颌引导，表明胸锁乳突肌是缩短的（图 4-3-7）。

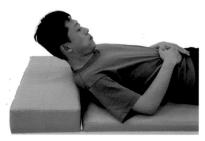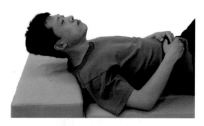

图 4-3-6　前额引导（正常的胸锁乳突肌）　　图 4-3-7　下颌引导（缩短的胸锁乳突肌）

MET 治疗右侧胸锁乳突肌时，要求患者取仰卧位，双膝屈曲。在患者的颈部下方放置一个枕头，治疗师轻轻地向左旋转患者的颈椎至患者所能达到的最大角度（图 4-3-8，图 4-3-9）。

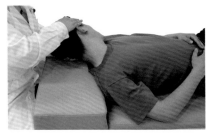 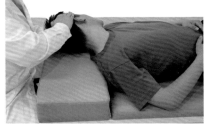

图 4-3-8 MET 治疗右侧胸锁乳突肌　　图 4-3-9 患者等长收缩右侧胸锁乳突肌

患者保持头部旋转姿势 10 秒，等长收缩胸锁乳突肌，然后，治疗师控制患者的头部，缓慢地将其引到朝向治疗床（图 4-3-10a）。部分患者完成这个动作的同时即可拉伸胸锁乳突肌。为了有效拉伸右侧胸锁乳突肌，治疗师将右手放在患者的颞骨上，左手放在患者的锁骨上。放松阶段，患者吸气，治疗师加强左手的压力，同时右手稳定患者头部（图 4-3-10b）

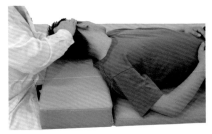 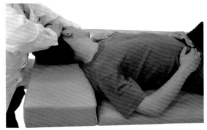

a. 控制患者头部朝向治疗床　　b. 向足侧方向施加压力，同时
　　　　　　　　　　　　　稳定患者头部

图 4-3-10 胸锁乳突肌 MET

3. MET 技术治疗下肢（以治疗内收肌群和股后肌群为例）

（1）内收肌群 MET 治疗步骤如下。

先评估内收肌群，进行髋关节外展试验。患者取仰卧位，治疗师握住患侧（本例中为左侧）下肢，使患者髋关节被动外展，同时用右手触诊其内收肌群（图 4-3-11）。当患者感受到束缚时，记录该位置。被动外展的正常活

动范围是 45°，如果范围小于此，则表明内收肌群缩短或股后肌群内侧肌限制了被动外展。为了区分缩短的是内收肌还是股后肌群内侧肌，可将膝关节屈曲 90°（图 4-3-12，图 4-3-13），如果活动范围增大，则说明是股后肌群内侧肌缩短。

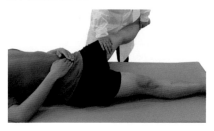 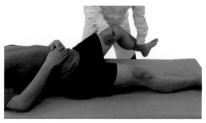

图 4-3-11　外展髋关节并触诊内　　　　　图 4-3-12　屈曲膝关节可排除股后
　　　　　收肌群以寻找束缚点　　　　　　　　　　　肌群内侧肌缩短的影响

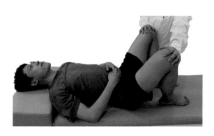

图 4-3-13　被动外展患者的髋关节

MET 治疗内收肌群时，拉伸内收肌群是最有效的方法。患者取仰卧位，双膝屈曲，足跟并拢。治疗师缓慢地使患者髋关节被动外展，直到其内收肌群感受到束缚。从束缚点开始，要求患者内收髋关节，以抵抗治疗师施加的阻力，从而收缩缩短的内收肌群。经过 10 秒的收缩后进入放松阶段，髋关节在治疗师的控制下进一步被动外展（图 4-3-14）。

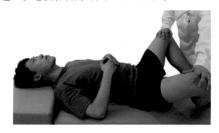

图 4-3-14　治疗师拉伸内收肌群（抗阻收缩）

（2）股后肌群 MET 治疗步骤如下。

先对股后肌群进行评估，进行髋关节屈曲测试。患者取仰卧位，双下肢伸展。治疗师引导患侧髋关节进行被动屈曲，直至感到束缚。正常的范围是80°～90°；小于80°表示腘绳肌（股后肌群）处于缩短的状态。然而，坐骨神经的"神经紧张"和股后肌群某块肌肉的损伤也会限制髋关节的活动范围，图 4-3-15 显示患者股后肌群的活动范围正常。任何小于80°的情况都表明股后肌群存在肌肉缩短。

MET 治疗股后肌群（非某一特定肌）时，治疗师采用站立的姿势。控制患侧（本例中为左侧）下肢进行被动髋关节屈曲，直到股后肌群感受到束缚。从束缚点开始，将患者的小腿放在治疗师的肩上，维持 10 秒，再要求患者向下压治疗师的肩膀 10 秒。在股后肌群收缩后的放松阶段，治疗师引导患者进行进一步髋关节屈曲。

股后肌群止点部分的 MET 替代疗法，对于拉伸股后肌群的止点部分非常有效。患者的髋关节先屈曲到90°，小腿置于治疗师的肩上（图 4-3-16）。从这个姿势开始，要求患者足跟发力，拉向臀部肌肉方向，从而激活股后肌群使其收缩。10 秒的收缩后，进入放松阶段，治疗师引导患者进行被动膝关节伸展，直到新的束缚点。

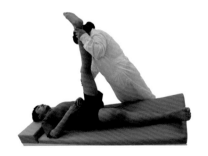

图 4-3-15 患者取仰卧位，对股后肌群进行评估，伸膝屈髋正常角度为 80°～90°

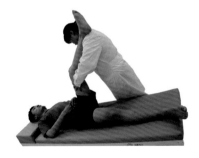

图 4-3-16 改善股后肌群紧张的替代方法

RI 技术要求患者按上述要求收缩股后肌群，在 10 秒的收缩后进入放松阶段。然后，要求患者缓慢伸直膝关节（开始是屈曲位），同时治疗师进一步使患者的膝关节被动伸展。当患者主动伸直膝关节时，股四头肌会收缩，这将诱发股后肌群的交互抑制，使其更有效、更安全地拉伸。

4. MET 技术治疗躯干、骨盆和髋部（以治疗梨状肌为例）

梨状肌长度评估可通过观察髋关节位置完成。为了更好地观察髋关节的位置，判断梨状肌是否缩短，要求患者取俯卧位。患者一侧膝关节屈曲 90°，髋关节由治疗师控制，进行被动内旋，在另一侧重复该动作。活动范围小的一侧梨状肌相对较短（图 4-3-17）。

还有一种评估梨状肌长度的方法。要求患者取俯卧位，双膝屈曲，让患者"外翻"双腿，从而引起髋关节内旋。治疗师从患者头侧观察其下肢是否对称。如图 4-3-18 所示，可以判定患者左侧是功能不全的一侧，因为其左侧髋关节处于外旋状态。在这种情况下，髋关节内旋受限制，则表明该侧梨状肌缩短。

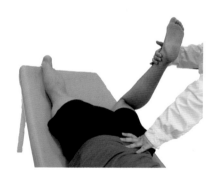 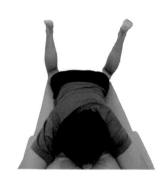

图 4-3-17　评估梨状肌　　　　　图 4-3-18　右侧梨状肌缩短

MET 治疗梨状肌时，患者取上述测试体位，但健侧（本例中为右侧）下肢伸直，患侧（本例中为左侧）膝关节屈曲。治疗师用左手稳定患者骨盆 / 骶骨，同时用右手控制患者左侧下肢。患者左侧下肢被动内旋，直到感受到束缚。随后要求患者抵抗治疗师右手施加的阻力，移动自己的左侧下肢以收缩梨状肌，这会引起髋关节外旋（图 4-3-19）。在收缩梨状肌 10 秒并进入放松阶段后，治疗师将患者左侧髋关节进一步外旋，从而拉伸梨状肌（图 4-3-20）。

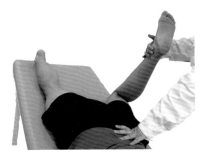

图 4-3-19　治疗师一只手稳定患者骶骨，患者用力外旋髋关节对抗治疗师施加的阻力

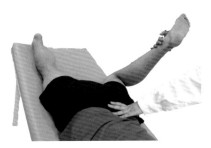

图 4-3-20　梨状肌收缩 10 秒后放松，治疗师拉伸患者梨状肌

四、适应证与禁忌证

（1）适应证：肌肉紧张、肌力不平衡、关节活动受限、肌力下降、韧带病变。

（2）禁忌证：钙化、类风湿疾病、局部感染、局部皮肤问题。

五、注意事项

（1）患者在治疗过程中感到任何不适，应立即停止，避免肌肉拉伤。

（2）除了梨状肌，患者可能还存在髂腰肌、阔筋膜张肌紧张度增高，也需利用收缩－放松或等长收缩后放松的方法进行放松。

（李大军、张玲玲）

第四节 扳机点治疗技术

一、基本概念

扳机点（trigger point，TP）是骨骼肌或肌筋膜高张力束最易激惹的区域。该区域有压痛反应，可引起特异点的牵扯痛以及自主神经反应，通常可在此区域触摸到条索状的硬节。扳机点亦可见于其他器官或组织，如皮肤、脂肪组织、韧带、关节囊及骨膜。扳机点治疗技术可通过牵拉、主动收缩后放松、缺血性压迫和深压按摩等手法，达到缓解疼痛及肌肉疲劳的目的。

二、基本原理

（1）收缩的肌节受到牵拉，伸展长度达到最大时，可对肌肉产生即时效应：首先减少三磷酸腺苷消耗，其次降低肌肉紧张度。如果代谢失常已经引起介质释放入肌肉，则可启动某些与扳机点相关的病理机制，随着代谢恢复正常，介质浓度下降，伤害性传入纤维的易激惹状态亦得到纠正。

（2）拇指直接对扳机点进行持续压迫，在刚开始时和压迫过程中患者会感觉疼痛，一段时间后（15～60秒），疼痛会慢慢解除，此时松开手指，扳机点会充血，以此促进血液循环，同时打破收缩－缺氧恶性循环，使疼痛减轻，重复上述治疗可使扳机点疼痛消失。

三、基本方法

（一）牵伸技术

1. 被动牵伸

冷喷至肌肉的体表投射区，以无冷感为度，目的是通过同水平脊髓节段分散传入信号达到抑制反射性张力增高或痉挛的目的。喷雾速度为 10 cm/s，一般喷射距离不超过 45 cm，以 30° 喷至皮肤表面。给予 2～3 次喷雾后即可开始牵伸，注意牵张阻力，缓慢牵伸至肌肉最大长度，在此期间要向肌肉持续不间断地喷雾。

2. 主动牵伸

在牵伸－喷雾治疗后，应让患者主动锻炼维持此次牵伸达到的最大活动范围。值得注意的是，牵伸才是最主要的治疗方法，喷雾只可减轻疼痛和阻力。

经典的牵伸方法可以达到肌肉能牵伸的最大长度。下面以牵伸右侧上斜方肌为例。让患者站立，双足与肩同宽，上身直立，腹部、背部稍微收紧，右手向后至背后，左手抓住右手腕关节固定，头部向左侧倾斜，右肩和上臂有轻微牵伸感，接下来试着将右肩向上抬高保持 5 秒，休息一下再将头部向左侧肩关节靠近一点，拉伸 5 ~ 10 秒，便完成了一次牵伸，重复以上动作 2 ~ 3 次（图 4-4-1）。

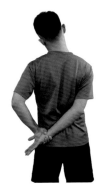

图 4-4-1　牵伸右侧斜方肌

3. 等长收缩后放松

经过前面的牵伸，肌肉达到新的活动范围，通过让患者进行主动的肌肉收缩来巩固和提高这一效果。首先牵伸肌肉至紧张限度，然后要求患者收缩肌肉以对抗治疗师施加的阻力。治疗师在使肌肉变短的方向给予阻力（最大阻力的 25%），同时阻止肌肉活动（使之等长收缩）维持 3 ~ 7 秒。患者放松，治疗师引导患者的肌肉进一步牵伸到新的限度，然后重复上述操作。活动度达到正常后再主动运动以维持效果。让患者配合呼气，有利于放松，可进一步增强治疗效果。

（二）缺血性压迫、深压按摩以及板机点的确定

缺血性压迫以手法施压治疗扳机点，所致疼痛应可耐受，并作为对照。此疼痛消失 15 ~ 60 秒后，增大压力至另一个耐受阈值，反复进行上述治疗，直至扳机点疼痛消失，患者需要主动锻炼维持疗效。

深压按摩是用手垂直牵伸包含扳机点的高张力肌肉，沿整个肌束以恒定速度进行，该操作亦可引起疼痛，但应在患者耐受范围以内。持续牵伸（2～3分钟）直至疼痛消失，患者需要主动锻炼以维持新达到的活动范围。

深压按摩和缺血性压迫适用于肌源性的扳机点治疗，其发作常与受累肌肉活动或持续紧张有关。

1. 寻找扳机点

首先定位受累肌肉，一般存在活跃扳机点或潜在扳机点的肌肉有以下症状。

（1）受累肌肉在主动和（或）被动牵伸或短缩时受限，运动时可触及明显僵硬感。

（2）受累肌肉无力和僵硬，见于较长时间安静休息后。

（3）活跃扳机点的疼痛发生于活动时、休息或受到触压时；而潜在扳机点只有在诊断性触诊时才出现疼痛。

（4）需要注意的是，扳机点的疼痛及紧张度增大可产生神经投射，扩散至扳机点周围，由此引起的症状有较大差异，所以患者主诉会出现较大差异。

2. 诊断性触诊

在确定肌肉后，从中心位置开始，既不靠近也不牵拉无关肌肉。用指尖触诊组织，垂直于纵轴检查浅表肌肉。遇到紧张度明显增高的带状区域即为包含扳机点的高张力肌梭，肌梭内最硬的点就是扳机点。

对于深部肌肉，通常难以辨认高张力肌梭，可采用压迫触诊。当触及扳机点附近的肌梭或者直接触及扳机点时，可以察觉到肌梭内肌纤维的收缩。垂直触诊肌梭时，肌梭快速划过手指，如同弹拨琴弦，按在紧张的"琴弦"上抚动即可找到扳机点。这种局限性的抽搐反应是扳机点的特征性表现。找到扳机点后便可采用缺血性压迫或者深压按摩的手法治疗。

（三）常接触和治疗的肌肉及其扳机点

每一块肌肉常有几个不同的固定疼痛点，每一个疼痛点都有固定的触发牵涉痛区域。这些牵涉区域往往不是单独存在的，当一个骨骼肌触发点引起远处牵涉痛后，第二个疼痛点还可以触发更远处的疼痛点（与神经根痛无关）。牵涉痛还可能掩盖原发的扳机点。下文将介绍常见肌肉的扳机点。

1. 肩胛提肌

扳机点位置：扳机点 1，位于颈部与肩部交界区，将斜方肌向后推移可触及此扳机点；扳机点 2，位于肩胛上角约 1.3 cm 处（图 4-4-2）。

牵涉痛：自肩部放射到颈部、肩胛骨内缘及肩背部。

相关脏器：肝脏、胆囊、胃和心脏。

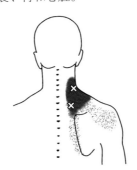

图 4-4-2 肩胛提肌扳机点

2. 菱形肌

扳机点位置：扳机点分布于肩胛骨内侧骨缝（图 4-4-3）。

牵涉痛：肩胛骨内侧缘，并向肩胛内上角放射。

3. 竖脊肌

扳机点位置：扳机点分布于整个竖脊肌，当竖脊肌扳机点活跃时，同水平棘突可能高度敏感，这有利于寻找扳机点（图 4-4-4）。

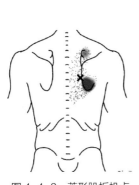

图 4-4-3 菱形肌扳机点

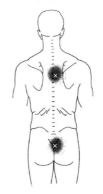

图 4-4-4 竖脊肌扳机点

牵涉痛：①髂肋肌扳机点，在胸部中间区域者，向上到肩和侧胸壁，在胸下部区域者，向上到肩胛骨，向前到上腹部和腰椎上；②髂腰肌扳机点，在腰部，向下到臀中区域；③最长肌扳机点，到臀部和骶髂关节区；④棘肌扳机点，在扳机点周围。

相关脏器：空结肠、肾脏、膀胱、子宫和前列腺等。

4. 梨状肌

扳机点位置：画一条辅助线，连接大转子近端与对应髂骨点，梨状肌上缘大致位于该辅助线上。扳机点 1，位于辅助线中外 1/3 偏外；扳机点 2，位于辅助线中内 1/3 处（图 4-4-5）。

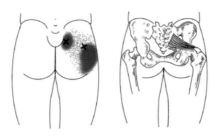

图 4-4-5　梨状肌板机点

牵涉痛：骶髂关节、全部臀肌区和大腿后 1/3。

相关脏器：膀胱、乙状结肠、直肠以及子宫、卵巢、前列腺和附件。

5. 阔筋膜张肌

扳机点位置：肌肉近 1/3 段前缘（图 4-4-6）。

牵涉痛：髋关节和大腿前外侧至膝关节外侧。

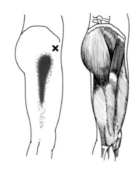

图 4-4-6　阔筋膜张肌扳机点

6. 其他常见扳机点（图 4-4-7 ～图 4-4-12）

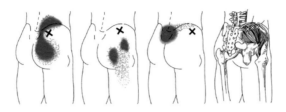

图 4-4-7　臀中肌扳机点

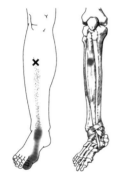

图 4-4-8　胫骨前肌扳机点

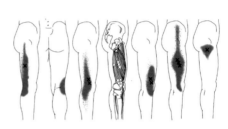

图 4-4-9　股外侧肌扳机点

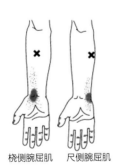

桡侧腕屈肌　　尺侧腕屈肌

图 4-4-10　屈腕肌扳机点

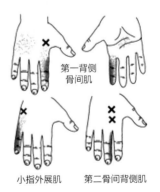

第一背侧骨间肌

小指外展肌　　第二骨间背侧肌

图 4-4-11　手部扳机点

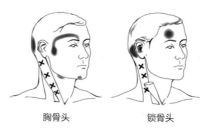

胸骨头　　　　　锁骨头

图 4-4-12　胸锁乳突肌扳机点

四、适应证与禁忌证

（1）适应证：长期姿势不良、不良生活习惯、应激工作、直接创伤、感染、受凉（活动前未热身）等引起肌筋膜和肌肉劳损，从而产生易激惹的扳机点。

（2）禁忌证：出血性疾病、急性手术期、严重骨质疏松等。

五、注意事项

（1）肌源性疼痛应与神经痛、风湿病疼痛、肿瘤痛、心因性疼痛、炎性疼痛及血管性疼痛相鉴别。

（2）维系扳机点的因素可迅速激活潜在的扳机点使之成为新的扳机点，亦可在间隔一定时间后再次激活扳机点，因此，即使即时治疗效果良好，亦不可忽视病因治疗。

（3）患者应积极参与整个治疗过程，对个体化的牵拉受累肌肉或整个肌群之后的康复治疗应给予同样的重视。

（周继坤、蒋天裕）

第五节　筋膜松解技术

一、基本概念

肌筋膜松解（myofascial release，MFR）技术是筋膜相关疾病治疗常用的手段，包括软组织的肌筋膜松解和关节的肌筋膜松解。此外，也常用到拉伸、泡沫轴、按摩球、深层肌肉刺激仪等方法或设备。

二、基本原理

筋膜遍布全身，是一种完整的、互相连接的胶原纤维结缔组织，分为浅筋膜和深筋膜，它们在人体形成相互影响的肌筋膜链，包括前表线、后表线、体侧线、螺旋线等共7条主要的肌筋膜经线（Thomas Myers，2016）。浅筋膜和深筋膜之间会产生一定的滑动，若出现粘连或滑动障碍，筋膜会使皮肤随着肌肉运动，使大脑接收到紊乱信息从而出现疼痛、柔韧性下降、运动功能下降等问题。

筋膜内含有大量的透明质酸，它的含量降低或由液态变为固态，会导致肌肉的黏滞性增大。大量运动后，人体内的 pH 值会降低，使透明质酸酶活性升高，导致透明质酸在体内的含量降低，从而使人体出现酸痛与僵硬的感觉。

如上所述，筋膜松解技术的原理在于给粘连的筋膜施加一定压力，使粘连部位周围的组织液快速增多，稀释已经倾向于固态的透明质酸，使其由大分子物质解聚为小分子物质。如此一来，人体筋膜就可恢复其灵活性，深筋膜与浅筋膜之间则可以自由滑动。该技术可以有效提高关节的灵活性，降低肌肉的黏滞性，促进身体代谢与修复，从而更好地进行运动。

三、基本方法

无论采用何种方式，使用肌筋膜松解技术时都应遵循以下原则：从近端到远端，从静态姿势功能障碍到动态姿势功能障碍，从最严重的姿势功能障碍到最轻的姿势功能障碍，从软组织肌筋膜松解到关节肌筋膜松解，从浅筋膜层到深筋膜层。

1. 评估肌筋膜

（1）评估浅筋膜上的皮肤、深筋膜层、骨骼上软组织的活动性。

（2）触诊评估软组织的移动性、灵活性和组织滑动的自由度。

（3）软组织活动性的评估分为3个方向：上－下、内－外、顺时针－逆时针。

（4）如果筋膜紧绷、滑动不灵活或难以滑动，标记在图纸上，提示需要实施筋膜松解技术。

2. 操作流程

（1）双手"三明治"式地包住需要治疗的身体部位（如左－右、内－外、前－后）。

（2）用手按压身体部位，仅用 5 g 的力量即可。

（3）当手需要向相反方向移动时，维持住力量。

（4）确定组织在哪个方向的活动性最好，便向哪个方向推动软组织。

（5）针对性地移动底层与表面组织。

（6）耐心地保持住静态支点位置，避免任何快速、重复或强烈的生理运动。

（7）手不要挪开，跟随软组织轻微地运动。

3. 软组织筋膜松解手法

在施力之前，将需要治疗的身体部位"夹"在治疗师的双手之间（左－右、内－外或前－后）（图 4-5-1）。然后，治疗师开始治疗并保持压力不超过 5 g。当手在 3 个平面（矢状面、横截面、额状面）上朝相反方向移动时，下面的组织就会移动。

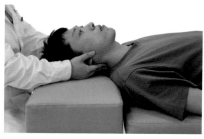

a. 左－右

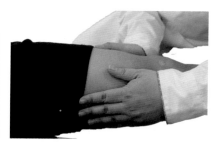

b. 内－外

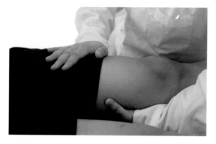

c. 前－后

图 4-5-1　软组织筋膜松解操作时手握持治疗部位

（1）软组织在矢状面上的形变。为了松解矢状面内的软组织，治疗师前手向上方移动，后手向下方移动。然后，这些软组织会恢复到中性状态，方向也会颠倒过来。当在每个方向施力时，治疗师确定软组织在矢状面内的移动能力最大和最小的方向。筋膜松解技术是间接的，因此力施加在软组织移动能力最大的方向上。

（2）软组织在横截面上的形变。为了使横截面内的下层软组织发生形变，治疗师前手向内侧移动，后手向外侧移动。软组织恢复到中性状态，反方向施力。如同在矢状面一样，需要评估软组织的活动性，并将软组织移向最容易活动的方向。

（3）软组织在额状面上的形变。治疗师前手顺时针方向移动组织，后手逆时针方向移动。与在其他平面中一样，软组织恢复到中性状态，力的方向可以反转。在软组织活动限制最小的方向上执行该技术。

重要的是，整个治疗过程中治疗师的手要一直接触患者皮肤，不是在皮肤上滑动（图4-5-2），而是对皮肤施加压力，使下面的组织发生形变。为了施加足够的力量和避免滑脱，不建议使用按摩膏或软膏，因此，应在其他需要软膏的干预之前进行筋膜松解。

治疗师操作时，在相应的软组织上会产生4个方向的力：①轻微压迫；②在矢状面，上或下；③在横截面，内或外；④在额状面，顺时针或逆时针。这些力量交汇在一起，就产生了一个"固定点"。这个固定点是筋膜组织围绕其展开、释放或张力降低的支点。这个支点是实施三平面肌筋膜支点技术并发挥其最大作用的特定点。

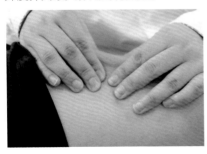 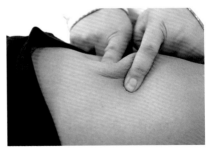

a   b

图4-5-2　拨动表层筋膜的手法

4. 关节筋膜松解手法（盂肱关节为例）

开始时治疗师将手放在关节两侧的骨骼上。一般来说，杠杆越长越利于操作。治疗师必须尽可能用力地握住两个关节表面的位置，同时要小心避免对关节表面进行任何的分离或挤压。然后，治疗师的手在 3 个平面上朝相反的方向移动。治疗师对治疗部位的施力在 3 个平面上都保持不变，这 3 个平面的交汇点为关节周围软组织（韧带、关节囊）释放的支点。治疗师必须在整个过程中避免手部挪动，但可以在关节表面重新定位，以改善关节平衡。筋膜松解的手法操作是缓慢而温和的，在干预完成时，可能出现由于关节表面重新平衡而产生的关节弹响。结束时，治疗师的手将治疗关节置于中立位，关节平衡得到改善、正常化，关节活动度得到改善（图 4-5-3）。

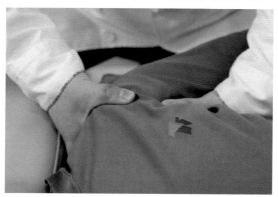

图 4-5-3　关节肌筋膜松解术：盂肱关节

5. 相关设备（泡沫轴、按摩球、深层肌肉刺激仪）

除了使用上述手法松解筋膜，还可以利用泡沫轴、按摩球等工具对人体的肌肉、筋膜和韧带等软组织进行放松。泡沫轴和按摩球操作简单、便捷，基本的使用方法是将需要松解的肌肉群放置于泡沫轴上，利用身体自身重量缓慢加压，感到软组织酸痛时再缓慢移动身体，达到一种按摩、释放的治疗作用。部分操作方法演示如下。

（1）股四头肌泡沫轴松解见图 4-5-4。

（2）腘绳肌泡沫轴松解见图 4-5-5。

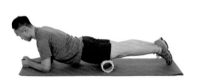

图 4-5-4 股四头肌泡沫轴松解

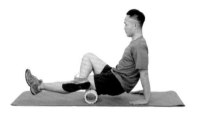

图 4-5-5 腘绳肌泡沫轴松解

（3）小腿三头肌泡沫轴松解见图 4-5-6。

（4）股外侧肌泡沫轴松解见图 4-5-7。

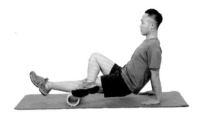

图 4-5-6 小腿三头肌泡沫轴松解

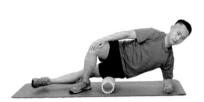

图 4-5-7 股外侧肌泡沫轴松解

（5）背肌泡沫轴松解见图 4-5-8。

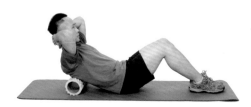

图 4-5-8 背肌泡沫轴松解

（6）深层肌肉刺激仪：深层肌肉刺激仪（DMS）（图 4-5-9）常用于缓解慢性肌筋膜紧张引起的疼痛，降低患者肌源性的疼痛，加速局部的血液循环，促进新陈代谢，使受伤的组织获得足够的营养，局部组织恢复加快。DMS 以快速振动、击打的方式作用在人体肌肉组织，这样可以松解深层组织中的粘连，缓解肌肉组织的紧张状态。

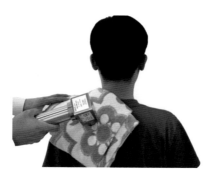

图 4-5-9　DMS 应用示例

四、适应证与禁忌证

（1）适应证：神经肌筋膜损伤的预防、关节功能障碍、肌纤维功能障碍、筋膜功能障碍、神经元功能障碍、骨膜和骨骼功能障碍、循环功能障碍的预防、筋膜滑动减弱或活动能力受限、关节活动受限、软组织张力较高、姿势异常、动态运动范围受限。

（2）禁忌证：全身性疾病、恶性肿瘤晚期、骨折不愈合、心肺功能障碍（如充血性心力衰竭）。

五、注意事项

操作过程中治疗师的手要固定在皮肤上，对患者的治疗不应造成患者的不适，出现疼痛时应立即停止治疗并防止皮肤损伤等。

（张　凯、蒋天裕）

第六节　肌肉牵伸技术

一、基本概念

牵伸技术是运用外力（人工、机械或电动设备）牵伸短缩或挛缩的组织并使其延长的轻微超过组织阻力和关节活动范围的运动。其主要目的是使关节周围软组织重新获得伸展性、降低肌张力、改善或恢复关节的活动范围。该技术包括手法牵伸、机械牵伸和自我牵伸 3 种方式。考虑到基层军事训练伤的治疗，本节重点介绍自我牵伸。

二、基本原理

可收缩性和不可收缩性的组织都具有弹性和可塑性。肌肉的弹性是肌肉被动牵伸后，当外力去除时，肌肉恢复原来长度的能力。可塑性指牵伸后，组织有保持新的更长的长度的能力。肌肉的伸展性是肌肉在松弛状态下，受到外力作用时长度延伸的能力。肌肉的伸展性与外力并不成线性关系，而是随着外力逐渐增大，其长度增加的程度逐渐减小。当外力去除后，因肌浆的黏滞度较大，肌肉不能立即恢复其原来的长度，所以肌肉是一个既有伸展性和弹性，又有高度黏滞性的组织。牵伸力量必须达到一定程度并维持一定的时间，软组织才能获得有效的长度增加。

三、基本方法

1. 上斜方肌

站立位，双足分开一定距离，背部和腹部稍微收紧。右手伸向左耳后，左侧上肢紧贴胸壁，避免左肩上抬，右手拉紧头部向右肩方向牵拉，并稍微转向右前侧（图4-6-1），拉伸肌肉5～10秒，颈部和肩部感到轻微刺痛时停止动作。让肌肉休息5～10秒。将头向右侧或右前方进一步拉伸，直至到达新的终止点，重复2～3次。

2. 胸大肌

右手和右前臂抵着门框站立，手肘的位置应该比肩部略高一些，收紧腹部，避免弓腰，左足向前迈一步，右肘靠压在门框上，产生抗阻力（图4-6-2），保持5～10秒，胸肌有轻微刺痛感时停止动作，放松肌肉5～10秒，重复2～3次。

3. 背阔肌

站立位，双足分开一定距离，背部挺直，腹部收紧，右臂举过头顶，上臂碰触耳部，手臂靠在头部和颈部，左手握紧右肘关节，上半身向左侧倾斜，拉伸5～10秒，身体向左上方伸展5～10秒（图4-6-3a）。抬起右膝抵住桌子或墙面以产生抗阻力，坚持5～10秒，直至到达新的终止点，重复2～3次。坐位背阔肌拉伸见图4-6-3b。

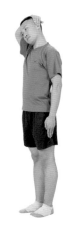

图 4-6-1 上斜方肌牵伸

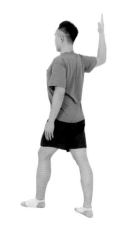

图 4-6-2 胸大肌牵伸

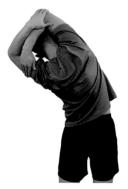

a. 站立位背阔肌牵伸

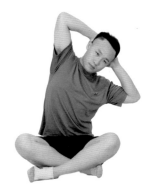

b. 坐位背阔肌牵伸

图 4-6-3 背阔肌牵伸

4. 肱三头肌

站立位，身体右侧靠墙，但与墙壁保持适当距离，需要倾斜身体才能接触到墙面。抬起右手臂举过头顶，全身只有肩胛骨接触墙面。尽可能地弯曲右手臂，左手抓住右肘，小心地在头部后方拉动右肘（图 4-6-4），拉伸 5 ~ 10秒，直至上臂后侧出现轻微的刺痛感。放松肌肉 5 ~ 10 秒。重复以上动作，直至到达新的终止点，一般重复 2 ~ 3 次。

5. 前臂屈肌

向外旋转右手，右臂完全伸直，左手握住右手手指，小心地朝着身体的方向拉右手臂，拉伸5～10秒，直至右前臂出现轻微的刺痛感（图4-6-5）。放松肌肉5～10秒，手指被动按压5～10秒以产生抗阻力，放松肌肉5～10秒。右臂继续朝着身体的方向移动以进一步拉伸，直至到达新的终止点，重复2～3次。

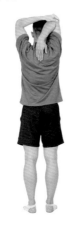
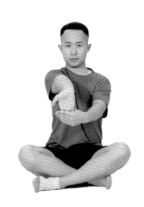

图4-6-4　肱三头肌牵伸　　　　图4-6-5　前臂屈肌牵伸

6. 前臂伸肌

站立位或坐位，手背朝前，屈曲腕关节，手指朝向自己，用另一只手帮助固定，四指保持伸直。将手臂向身体的方向拉伸5～10秒，直至前臂出现轻微刺痛感（图4-6-6）。放松肌肉5～10秒，指关节小心地被动下压5～10秒，以产生抗阻力，放松肌肉5～10秒。继续向后拉手臂以进一步拉伸，直至到达新的终止点，重复2～3次。

7. 臀大肌

站立于治疗床前，右足踩在床上，尽量保持背部挺直，腹部收紧。屈曲左侧膝关节，拉伸肌肉5～10秒，直至整个右臀部出现拉伸感。放松肌肉5～10秒，左侧下肢向下踩压5～10秒，以产生抗阻力。继续弯曲左下肢以进一步拉伸，直至到达新的终止点，重复2～3次。（图4-6-7）

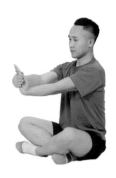

图 4-6-6　前臂伸肌牵伸

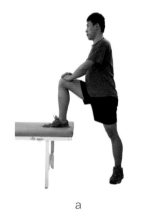

a

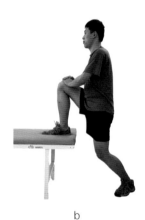

b

图 4-6-7　臀大肌牵伸

8. 臀中肌和臀小肌

右下肢在前，左下肢在后，右足放在左膝上，右膝正对着肚脐，调整盆骨面向正前方，收紧腹部，腰背部试着向下压，增大腰背部的弧度。务必保持左下肢伸直，保持腰背部的弧度，上半身慢慢向前倾斜，拉伸 5 ~ 10 秒。右臀部有拉伸感或轻微刺痛感时停止动作（图 4-6-8）。肌肉放松 5 ~ 10 秒，膝关节向下压，以产生抗阻力，坚持 5 ~ 10 秒。放松肌肉 5 ~ 10 秒，保持腰背部的弧度，上半身再次向前倾斜以进一步拉伸，直至到达新的终止点。重复 2 ~ 3 次。

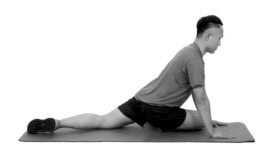

图 4-6-8　臀中肌和臀小肌牵伸

9. 梨状肌

坐在床边，右足外侧置于左腿膝关节上方位置，收紧腹部，腰背部尽量向前弯曲，一只手放在膝关节上向下压并固定膝关节，向前倾斜上半身，或向地面方向下压膝关节，拉伸肌肉 5 ~ 10 秒，直至肌肉出现轻微刺痛感，放松肌肉 5 ~ 10 秒，膝关节抵住手掌小心向上抬，以产生抗阻力，保持 5 ~ 10 秒；或者试着向大腿的方向按压腿部以产生抗阻力并保持 5 ~ 10 秒（图 4-6-9）。放松肌肉 5 ~ 10 秒，拉伸时可以采用上述身前倾或手下压膝盖的方法，直至肌肉再次出现拉伸感。此时到达新的终止点，重复 2 ~ 3 次。

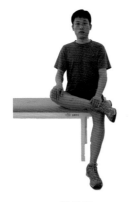
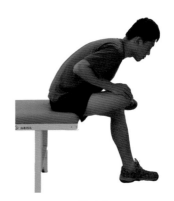

a. 起始位　　　　　　　　　　b. 终止位

图 4-6-9　梨状肌牵伸

10. 髂腰肌

平躺在治疗床上，下肢悬于床外，双手朝胸腔方向拉起左下肢并抱住左膝，右下肢自然悬空，腰背部紧贴床面，拉伸 5 ~ 10 秒（图 4-6-10）。如要加强拉伸效果，可以在悬空腿上加一些重量，例如，在踝关节处加沙袋。放松肌肉 5 ~ 10 秒，重复 2 ~ 3 次。

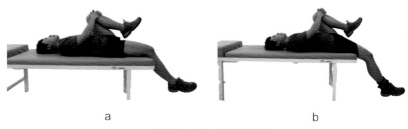

a   b

图 4-6-10   髂腰肌牵伸

11. 股直肌

左下肢在前，右下肢在后，右足放在床上，左足踩地，左小腿与地面垂直。上半身向前倾斜，靠在左大腿上，右膝弯曲至 90° 时停止动作。小心地伸直手臂，让上半身和大腿靠近床，大腿前侧出现轻微刺痛感时停止动作，拉伸肌肉 5 ~ 10 秒，然后放松肌肉 5 ~ 10 秒（图 4-6-11）。重复以上动作，继续伸直手臂以进一步拉伸，直至到达新的终止点，重复 2 ~ 3 次。

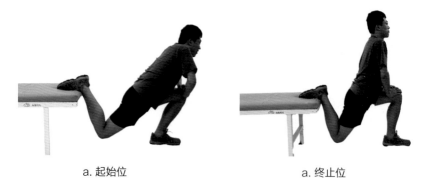

a. 起始位   a. 终止位

图 4-6-11   股直肌牵伸

12. 股后肌群

坐在床上，将一侧下肢放在床面上，足务必放在床沿的外侧，下肢微微弯曲，另一侧足稳稳地踩在地面上，上半身挺直，收紧腹部，主动地向前弓腰。上半身慢慢向前、向下移动，拉伸股后肌群，直至大腿后侧出现轻微刺痛感（图 4-6-12）。放松肌肉 5 ~ 10 秒，重复以上动作，上半身继续向前、向下移动以进一步拉伸，直至到达新的终止点，重复 2 ~ 3 次。

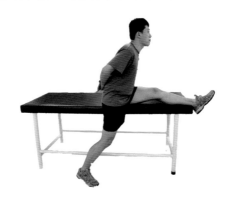

图 4-6-12　股后肌群牵伸

13. 腓肠肌

一侧前足掌踩住台阶，足跟悬空，向后抬起另一侧下肢，双手抓握栏杆保持身体平稳，收紧腹部并挺直上半身，支撑侧膝关节保持伸展，让足跟顺势落下进行拉伸，拉伸肌肉 5 ~ 10 秒，直至小腿出现轻微刺痛感（图 4-6-13）。放松肌肉 5 ~ 10 秒。重复以上动作，足跟继续向下落以进一步拉伸，直至到达新的终止点，重复 2 ~ 3 次。

14. 比目鱼肌

一侧前足掌踩住台阶，足跟悬空，向后抬起另一侧下肢，双手抓握栏杆保持身体平稳，收紧腹部并挺直上半身，支撑侧膝关节保持屈曲，腿部和上半身小心地向前倾斜，拉伸肌肉 5 ~ 10 秒，直至小腿出现轻微刺痛感（图 4-6-14）。放松肌肉 5 ~ 10 秒，重复以上动作，腿部和上半身继续向前倾斜以进一步拉伸，直至到达新的终止点，重复 2 ~ 3 次。

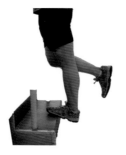

图 4-6-13　腓肠肌牵伸

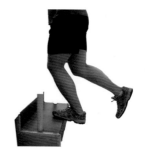

图 4-6-14　比目鱼肌牵伸

15. 胫骨前肌

　　需要略高于膝盖的柔软平面。可以选择治疗床，靠近床站立，足放在床上，左手抓住足跟并向前方和下方按压，拉伸 5 ～ 10 秒，直至足踝前侧出现轻微刺痛感（图 4-6-15），放松肌肉 5 ～ 10 秒。重复以上动作，继续向下方和前方按压足跟以进一步拉伸，直至到达新的终止点，重复 2 ～ 3 次。

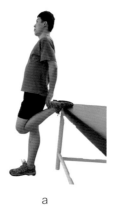
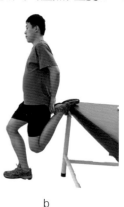

a　　　　　　　　　　　　　　b

图 4-6-15　胫骨前肌牵伸

四、适应证与禁忌证

（一）适应证

　　（1）适用于肩部、肘部、腕部、指部、髋部、膝部、踝部、足部以及颈腰部的短缩和挛缩组织的牵伸。

（2）预防由于固定、制动、废用造成的肌力减弱和相应组织短缩等结构畸形的发生。

（3）软组织挛缩、粘连或瘢痕形成，肌肉、结缔组织和皮肤短缩（可引起关节活动范围降低和日常生活活动能力受限）。

（4）当肌无力和拮抗肌紧张同时存在时，先牵伸紧张的拮抗肌，后增强无力肌肉的力量。

（5）训练前后牵伸，预防肌肉骨骼损伤，减轻运动后肌肉疼痛。

（二）禁忌证

（1）严重的骨质疏松，不可逆性关节挛缩。

（2）神经损伤或神经吻合术后 1 个月内，关节活动或肌肉被拉长时疼痛剧烈。

（3）新近发生的骨折、肌肉损伤和韧带损伤，组织内有血肿或其他创伤存在。

（4）关节内或关节周围组织有急性炎症、感染、结核或肿瘤。

（5）肌麻痹或严重肌无力。

五、注意事项

（1）避免过度牵伸，导致过度的活动，引起韧带损伤，造成关节疼痛和不稳定。

（2）避免牵伸水肿组织，以免加重疼痛和肿胀。

（3）避免过度牵伸肌力较弱的肌肉，应结合力量训练。

（4）避免挤压关节，可先稍加分离牵引，牵伸力量要适度、缓慢、持久，既能使软组织产生张力，又不会引起或加重疼痛。

（周　萍、黄振俊）

第五章 颈腰痛康复

第一节 颈肌筋膜炎

一、什么是颈肌筋膜炎？

颈肌筋膜炎，也称颈肌筋膜疼痛综合征（neck myofascial pain syndrome，NMPS），是颈部慢性疼痛常见的病因。颈肌筋膜炎是由多种因素导致颈部筋膜、肌肉、肌腱和韧带等软组织内血管收缩、缺血、微循环障碍、渗出、水肿而形成的非特异性无菌性炎症，通常由肌筋膜触发点引起疼痛。

二、什么原因会引起颈肌筋膜炎？

颈肌筋膜疼痛触发点的形成原因较为复杂，包括急性、慢性骨骼肌及筋膜损伤、营养不均衡，以及长期背负沉重的心理压力、环境因素（阴冷潮湿）等，长期静力性工作或中、小重量的重复性工作最容易导致触发点形成。流行病学资料显示，由颈肌筋膜触发点引起的疼痛在军队飞行员中的发病率为56.6% ~ 84.5%。

三、颈肌筋膜炎的症状和体征

颈肌筋膜炎的主要临床症状为颈部压痛、牵涉痛，颈部肌肉僵硬、力量减弱，运动障碍等。临床上具备 5 个主要条件及 1 个次要条件可诊断为颈肌筋膜炎。主要条件：①区域性疼痛；②压痛点准确定位；③疼痛肌肉上可触及肌肉紧张带或条索状硬结；④出现与肌筋膜扳机点相应区域的感觉变化；⑤关节活动受限。次要条件：①主诉疼痛或感觉变化；②弹拨或针刺紧张性条索上的触发点，可出现局部抽搐反应；③对受损的部位进行牵伸或注射利多卡因封闭，疼痛可缓解。

四、康复治疗

1. 物理因子治疗

通过冲击波、超声波、深层肌肉刺激疗法等物理因子疗法治疗颈肌筋膜炎，有助于减轻疼痛、改善运动范围。

（1）体外冲击波治疗：患者取坐位，双手自然下垂、放松，同时暴露颈肩部标记点。使用发散式体外冲击波治疗仪，冲击部位选择触发点体表标记结合痛点部位，然后涂上耦合剂，避开颈部重要的神经、血管，适时调整冲击的部位及强度，注意观察患者反应，避免出现局部瘀肿、皮肤破溃等不良反应。

（2）经皮神经肌肉电刺激：两个电极并置或者对置于颈部压痛点，采用低频电疗法，每次 15 分钟，每天 1 次，每周 5 ~ 6 天，可以有效缓解颈部疼痛（详见第三章第一节）。

（3）深层肌肉刺激疗法：深层肌肉刺激仪（deep muscle stimulation，DMS）是将特定频率的机械振动波直接作用于肌肉，产生振动和快速连续打击。振动波可促使肌肉内毛细血管开放，肌肉局部的血液供给增加，肌肉营养改善，局部废物代谢加速。高频振动可增强肌腱、韧带的活动性和弹性，降低肌肉、肌腱、韧带以及筋膜上的痛点敏感度，改善肌肉周围的淋巴、血液循环，有利于水肿的吸收，从而达到止痛、消炎、消肿的目的。

操作方法：振动频率 50 Hz，使用前将毛巾（厚度以患者不感到明显疼痛为宜）置于治疗部位上，避开骨突起部位。患者取坐位，将 DMS 置于斜方肌、肩胛提肌、三角肌、小圆肌、菱形肌、斜角肌等易受累肌群上，平行或垂直于肌纤维走行方向来回滑动，每个部位持续 30 秒左右，可重复 5 次。尤其在颈肩部上斜方肌、肩胛提肌、菱形肌等有触发点的重点部位，可将 DMS 静置维持或以触发点为中心进行治疗，在存在放射痛的区域，则进行滑动治疗，每个部位每次持续 30 秒，重复 5 次，治疗力度可依据患者耐受程度调整（图 5-1-1）。具体操作见视频二维码 5-1-1。

视频二维码 5-1-1

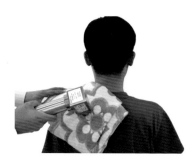

图 5-1-1　颈部肌肉的 DMS 治疗

2. 肌内效贴布疗法

（1）方法一：①采用"H"形贴布，剪 2 条长 20 cm 和 1 条长 15 cm 的贴布；②患者屈曲颈椎，低头，下颌贴近胸骨，沿棘突两侧贴 2 条 20 cm 长的贴布，贴扎部位张力为 0；③将 15 cm 长的贴布沿 C7 两侧横向贴附在前两条贴布上，贴扎部位张力约为 15%，锚点处张力为 0（图 5-1-2）。

（2）方法二：①采用"Y"形贴布，锚点固定于 C7 棘突下方，两尾以自然拉力向颈椎两侧延展于颞骨乳突下；②"I"形贴布的中间为锚点，将其固定于需要稳定的椎体，两尾以中度拉力横向延展至椎体两侧；③锚点处张力均为 0，摩擦贴布，让贴布与皮肤贴附得更好（图 5-1-3）。具体操作见视频二维码 5-1-2。

视频二维码 5-1-2

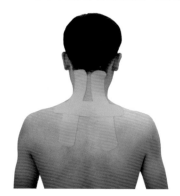

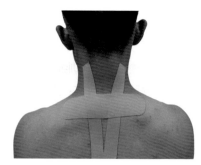

图 5-1-2　颈部疼痛"H"形肌内效贴布　　　图 5-1-3　颈部疼痛"Y"形肌内效贴布

3. 运动疗法

（1）颈肌筋膜扳机点治疗：筋膜球也称为 TP 球，类似网球大小，包括多种材质与形状，部分球体表面光滑，部分存在不规则的突起，临床上可直接使用网球进行治疗。将 TP 球置于肌筋膜触发点或者"酸痛点"上施加压力并持续 10～15 秒，然后向下一个酸痛区域移动，如此循环，直至肌肉完全放松（图 5-1-4）。当使用 TP 球按压身体局部时，被触及区域应出现明显的痛感，但疼痛时间不应过久以免影响该位置的血液循环。正常情况下，使用 TP 球治疗一次无法完全解除疼痛，长期坚持使用是非常重要的，大面积的肌肉僵硬及压痛，可以用泡沫轴来替代（图 5-1-5）。扳机点分布图见第四章第四节。

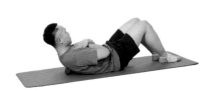 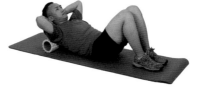

图 5-1-4　筋膜球治疗上胸段　　　　图 5-1-5　泡沫轴治疗颈胸段

（2）肌肉能量技术：利用肌肉能量技术把患者颈部相应的肌肉被动牵伸至引起该肌肉疼痛为自身限制点（正常颈椎活动度之内）后，让患者进行抗阻收缩，治疗师给予的阻力从 20% 开始，逐渐增加至 30%、40%，并维持 10秒，然后放松，间歇 10 秒，重复此过程 3 次。

1）斜方肌上束训练：如治疗左侧，患者取仰卧位，治疗师右手托住患者枕骨，左手放在患者左肩，先将患者上斜方肌向右侧达到自身限制点后，再让患者向左侧抗阻屈曲训练（图 5-1-6）。

2）胸锁乳突肌训练：患者取仰卧位，头部前屈（可观察到双侧胸锁乳突肌收缩），治疗师从小剂量开始逐渐增大阻力（图 5-1-7）。

3）颈深屈肌群训练：患者取坐位或仰卧位，主动做下颌骨回缩点头、下颌贴近胸骨的动作。

4）颈伸肌群训练：患者取仰卧位，治疗师双手放在患者枕部，患者先前屈到自身限制点后，抵抗治疗师双手进行抗阻治疗，每次保持10～15秒（图5-1-8）。

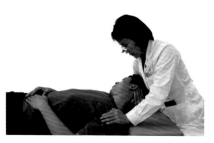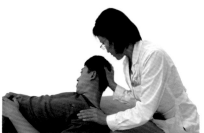

图5-1-6　斜方肌上束训练　　　图5-1-7　胸锁乳突肌训练

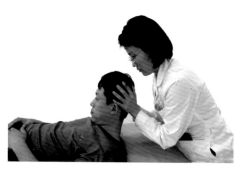

图5-1-8　颈伸肌群训练

（3）颈肌筋膜松解技术：使用单手拇指、双手叠指或借助于筋膜工具（图5-1-9，图5-1-10）对触发点持续垂直加压，待指端触碰到紧张带后保持这一压力，紧张带在压力的作用下逐渐放松，当治疗师感到紧张带的张力明显下降后，应在原有压力的基础上加大压力，直到手指感受到新的紧张带的存在，连续操作3～5次后停止施压。也可以进行颈部肌肉的牵伸，通过规律性牵伸紧张挛缩的肌肉，达到放松肌肉、缓解疼痛的目的。

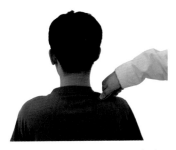

图 5-1-9　颈部肌筋膜松解（1）

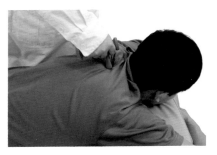

图 5-1-10　颈部肌筋膜松解（2）

（4）PNF 技术：PNF 技术也称为本体感觉神经肌肉促进技术。颈部疼痛时，头向前低，直到出现前屈受限，双手交叉抱头，期间不要向下按压，而是将头压在交叉的双手中，双手抵抗并保持 7 秒。然后双手轻轻将头部向前压，保持 10 秒。再一次将头压在交叉的双手中 7 秒，以激活颈伸肌群。轻轻向前按压头部并保持 10 秒。3 个循环后，颈部前屈受限可得到明显缓解。将颈部在各个方向上都进行牵伸，能很好地缓解颈部肌肉紧张导致的疼痛（图 5-1-11 ～图 5-1-18）。

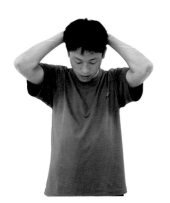

图 5-1-11　起始位

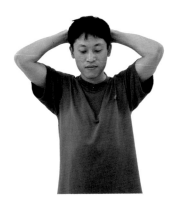

图 5-1-12　颈深肌群抗阻牵伸

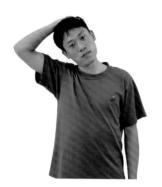

图 5-1-13　颈部右侧肌群 PNF 牵伸

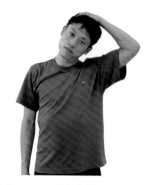

图 5-1-14　颈部左侧肌群 PNF 牵伸

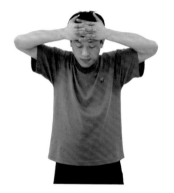

图 5-1-15　颈前肌群 PNF 牵伸

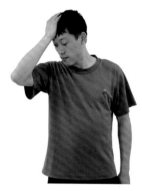

图 5-1-16　右前方肌群 PNF 牵伸

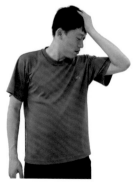

图 5-1-17　左前方肌群 PNF 牵伸

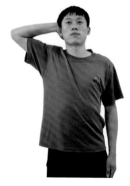

图 5-1-18　颈后伸肌群 PNF 牵伸

4. 针灸治疗

针灸可直接通过对颈肌筋膜触发点的刺激来释放其内部的压力，降低张力和触发点的活性，促进血液循环以及局部炎症及致痛物质的排泄和吸收，解除颈肌筋膜及肌小节的痉挛，使受损的颈肌筋膜及肌肉得到修复，从而达到治疗的目的。

5. 药物治疗

常用的口服药物有非甾体抗炎药、肌松药、苯二氮䓬类、抗抑郁类药等，还可局部注射肉毒毒素。

6. 健康教育

长期异常的姿势是 NMPS 长时间存在和持久不愈的原因之一。应该对患者进行健康教育，鼓励患者保持健康的生活方式，保证充足的睡眠，注意日常姿势，避免长时间伏案工作和颈部受凉，选用符合人体工程学的办公桌椅及高度适宜的工作台。与一般人群相比，NMPS 患者容易出现精神紧张，因此对患者进行身心减压有助于治疗 NMPS。

五、康复治疗中的注意事项

（1）治疗原发病。一些颈部疼痛的患者，并不是原发于颈肌筋膜触发点，而是继发于慢性骨科疾病，如椎间盘突出、骨关节退行性病变、骨质疏松、急性骨关节外伤或某些精神心理疾病。这些疾病也可能导致扳机点的活化或相应部位出现急、慢性扳机点。对于这些患者，在进行扳机点治疗的同时，应该积极纠正患者存在的原发病。

（2）进行颈部手法治疗时，由于颈部含有丰富的交感神经，应小心操作，按摩颈动脉窦易引起晕厥，注意避免。

（3）颈部肌肉较薄，距离肺尖较近，容易引起气胸，针灸时应避免过深刺入。

六、回归军事训练的标准

NMPS 经过治疗，急性炎症期结束，症状出现以下缓解，即可开始头颈肩的放松运动，而后逐渐过渡到日常运动，根据症状的好转程度增大运动的强度和难度。

（1）疼痛范围逐渐减小至无痛。

（2）肌肉紧张带和条索缓解。

（3）关节活动度改善。

（4）相关的功能特殊试验及影像学等辅助检查无明显异常。

（5）具备与所从事的职业活动和训练科目所需的生理功能和心理素质，即可恢复常规强度的训练。

七、如何预防颈肌筋膜炎？

（1）向患者宣教，从人体工效学的角度纠正学习、工作姿势，并定时调整姿势，注意休息，劳逸结合，避免过度负重。倡导健康的生活方式，每周进行适度的体育锻炼，促进肌肉正常长度和弹性的恢复。

（2）消除下述诱发因素，可长期消除肌筋膜触发点疼痛。例如，机械刺激：脊柱侧凸、下肢长度不等、颈椎病、骨性关节炎等。

（3）避免长时间肩部负重训练，或者负重训练后及时进行肩部肌肉的放松治疗。

（张淑增、王　刚）

第二节　颈椎病

一、什么是颈椎病？

颈椎病是由于颈椎间盘退行性变以及由此继发的颈椎组织病理变化累及颈神经根、脊髓、椎动脉、交感神经等组织结构而引起的一系列临床症状和体征。

二、什么原因会引起颈椎病？

颈椎病的发病原因分为内因、外因和继发性因素。内因包括颈部先天性骨关节结构畸形、椎管狭窄、肥胖、糖尿病等。外因包括长时间伏案及坐姿不良；在生活、工作或运动中受力不均衡或过度疲劳；睡觉时卧具不佳，导致头部位置不适当。继发因素包括颈椎关节的退行性变、颈椎间盘突出、韧带肥厚、关节囊松弛等。

三、颈椎病的症状和体征

临床上颈椎病依据其受累组织和结构与临床表现的不同分为软组织型、神经根型、椎动脉型、脊髓型、交感神经型及混合型。

1. 软组织型颈椎病

患者出现颈部疼痛、酸胀不适。部分患者有活动受限或强迫体位。该型颈椎病症状轻微，以局限性症状为主，多见于青壮年。体征为颈部肌肉压痛，颈部活动受限。X 线片常见颈椎曲度变直或节段性不稳。

2. 神经根型颈椎病

主要症状为上肢放射性疼痛或麻木，肢体远端症状重于近端。患者感觉上肢沉重、握力减弱，晚期可出现肌肉萎缩。疼痛和麻木沿着受累神经的走行分布。有时症状的出现与缓解和颈部的位置及姿势有明显关系。颈部运动、咳嗽、用力及深呼吸都可能导致症状加重。查体可见颈部肌肉紧张、压痛、肌力减弱、浅感觉减退。椎间孔挤压试验（图 5-2-1）、臂丛神经牵拉试验（图 5-2-2）及牵引试验阳性。上肢张力试验（图 5-2-3）可通过对特定的神经施加压力观察患者是否有神经张力问题。X 线片常见颈椎生理曲度异常、椎间孔狭窄、钩椎关节增生等。

3. 椎动脉型颈椎病

主要症状为发作性眩晕，可伴有恶心、耳鸣、呕吐等，这些症状常与颈部位置有关。偶有下肢忽然无力猝倒。患者头部转向健侧时头晕或耳鸣加重。X 线片常见钩椎关节增生、椎间孔狭窄等。

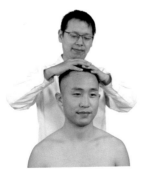

图 5-2-1　椎间孔挤压试验

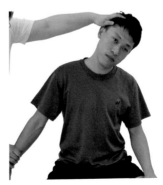

图 5-2-2　臂丛神经牵拉试验

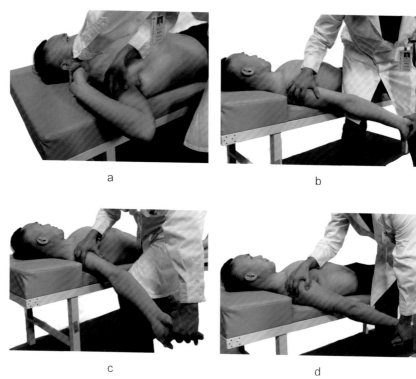

a

b

c

d

图 5-2-3　上肢张力试验

4. 脊髓型颈椎病

主要症状为下肢无力、抬步沉重感、踩棉花感、步态笨拙、肢体麻木、膀胱和直肠功能障碍等。主要体征为反射亢进、踝阵挛、膝阵挛、肌肉萎缩、手持物易坠落，最后呈现为痉挛性瘫痪。体征主要是霍夫曼征（Hoffmann sign）阳性，其次是巴宾斯基征（Babinski sign）阳性，屈颈试验呈阳性。X线片常见椎管矢状径小、骨刺形成明显、后纵韧带钙化等。

5. 交感神经型颈椎病

该型颈椎病症状繁多，多数表现为交感神经兴奋症状，少数表现为交感神经抑制症状。主要症状：头部症状，头晕、头痛、偏头痛、睡眠欠佳、记忆力减退、注意力不集中等；眼部症状，眼胀、视力变化、视物不清等；耳部症状，耳鸣、听力下降等；胃肠道症状，恶心、呕吐、腹胀、腹泻、消化不良等；心血管症状，心悸、胸闷、心律失常、血压变化等；神经症状，面部或某侧肢体多汗、畏寒发热等。以上症状往往与颈部活动有明显关系，坐位或站立位时症状加重，卧位时症状减轻或消失。颈部活动多或疲劳时症状加重，休息后症状减轻。

6. 混合型颈椎病

混合型颈椎病也比较常见，常常以某一类型为主，不同程度地合并其他类型。病变范围不同，其临床表现也各异。

四、康复治疗

1. 物理因子治疗

在颈椎病的治疗中，物理因子治疗可以消除局部炎症、水肿，改善神经根的营养，缓解肌肉痉挛，缓解疼痛。常用的方法有颈椎牵引、低中频电疗、高频电疗、热疗、磁疗、光疗等。详见第三章。

颈椎牵引治疗是在颈椎疾病中应用广泛且较为有效的一种治疗方法，对神经根型颈椎病尤其适用，对于早期病例更为有效。但是脊髓型颈椎病、颈椎严重失稳、重度骨质疏松等患者禁忌牵引。具体详见第三章第五节。

2. 运动疗法

运动疗法对于颈椎病是非常有效的治疗方法，其治疗作用为改善关节僵硬状态、调整椎间盘内压、修复关节紊乱、缓解神经压迫、松解组织粘连等。以下介绍临床常用的几种运动疗法。

（1）关节松动术：关节松动术是在关节活动范围内进行的一种针对性很强的手法操作技术，通过运用不同振幅和强度的手法治疗，改善颈椎的生理运动和附属运动。关节松动术对于其适应证的疗效立竿见影，应用非常广泛。

（2）麦肯基力学治疗：麦肯基力学治疗是一套用于脊柱和非脊柱骨骼肌肉疾病的分类系统和治疗方法。其特点是以患者自主运动为主，被动运动选择少，强调宣教，让患者学会长期控制症状的自我治疗。基本方法包括颈部屈曲、伸展运动，颈部侧屈运动，颈部旋转运动（图5-2-4）。

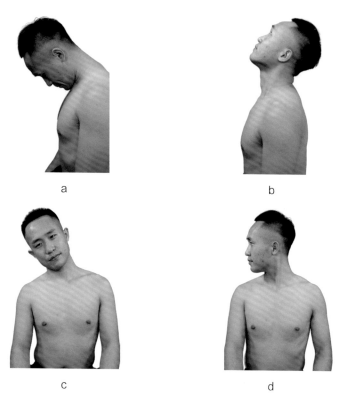

a   b

c   d

图5-2-4　麦肯基力学治疗

（3）肌筋膜松解技术：肌筋膜松解技术是治疗颈椎病较为有效的方法，从肌筋膜链角度选择治疗部位，通过手法松解或者筋膜松解工具松解斜角肌、颈后肌群、冈上肌（图5-2-5，图5-2-6）。

（4）悬吊训练疗法（sling exercise therapy，SET）：SET强调利用患者自身重力调整整体生物力学及生物学功能的开链运动、静态或动态闭链运动，以高水平的神经肌肉刺激，恢复中枢神经系统对肌肉的控制能力，使失活的局部稳定肌恢复功能，可有效缓解颈部疼痛。

（5）渐进性抗阻训练：利用徒手或者弹力带抗阻训练，可有效缓解颈部疼痛，改善颈椎功能，增强颈部肌群肌力，也可利用颈深肌群训练器训练颈深肌群（图5-2-7）。

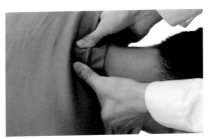
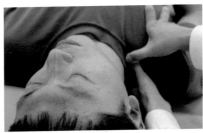

a b

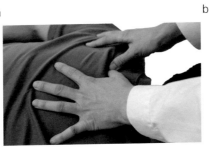

c

图 5-2-5 肌筋膜松解技术（1）

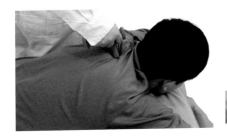

a b

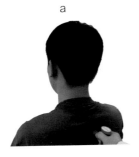
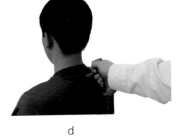

c d

图 5-2-6 肌筋膜松解技术（2）

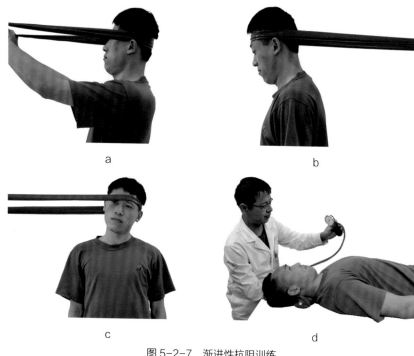

图 5-2-7 渐进性抗阻训练

（6）纠正性功能训练：通过动作评估找到导致颈椎劳损的不良运动模式，通过针对性训练提高脊柱的控制能力，使颈部易损伤的部位和组织得到休息和缓解，从而改善颈椎病的症状。

（7）传统康复手法治疗：如推拿按摩手法、正骨手法、拇指推移复位法等，其治疗作用主要为疏通经络、整复关节。需要治疗师明确诊断并且熟练掌握技术，还要熟悉手法操作的禁忌证。

3. 注射疗法

局部痛点封闭、颈段硬膜外腔封闭、星状神经节阻滞、富血小板血浆（platelet rich plasma，PRP）治疗等。

4. 针灸治疗

针灸是中医学的瑰宝，包括针法和灸法。针对颈椎病的治疗常常选择大椎、风府、天柱、夹脊等穴位，具有疏通经络、调理气血、舒筋止痛等功效。

5. 药物治疗

药物在颈椎病的治疗中可以起到辅助的对症治疗作用，常用的药物包括非甾体抗炎药、扩张血管药物、营养和调节神经系统的药物、肌松药、外用药等。

6. 行为疗法

颈椎病患者易因慢性疼痛导致心理问题和情感障碍，不利于颈部疼痛的缓解，因此，心理干预必不可少。若心理问题较重需转诊到心理门诊，进行多学科综合治疗。

五、康复治疗中的注意事项

（1）根据病史、主客观检查和影像学、神经电生理学的相关检查，确定颈椎病的分型，对症治疗。

（2）进行颈部手法治疗时，因为颈部含有丰富的交感神经，应小心操作，按摩颈动脉窦易引起晕厥，注意避免。

（3）应用肌肉牵伸、筋膜松解、PNF 等技术改善颈部肌肉僵硬的同时，应注意强化主动肌肌力训练，增强颈椎稳定性，进而改善生物力学平衡。

（4）根据患者病情，及时调整康复治疗方案。脊髓型颈椎病脊髓受压明显者，椎动脉型、神经根型颈椎病症状严重且反复发作保守治疗无效者，应及时转外科进一步治疗。

六、回归军事训练的标准

（1）当颈椎病急性炎症期结束，经过治疗后症状逐渐缓解，即可开始头颈肩的放松运动，而后逐渐过渡到日常运动，根据症状的好转程度增大运动的强度和难度。

（2）疼痛明显缓解且无反复，肿胀消除。

（3）颈背部肌肉紧张僵硬缓解直至消除。

（4）关节活动度改善直至无明显异常。

（5）颈椎骨关节结构稳定，无明显异常。

（6）相关的功能特殊试验及影像等辅助检查无明显异常。

（7）具备与所从事的职业活动和训练科目所需的生理功能和心理素质，

即可恢复常规强度训练。

七、如何预防颈椎病？

（1）颈椎病患者在日常生活工作中要特别注意正确体位，避免弓背坐姿和过度伏案，定时改变体位，

（2）推荐定时进行颈部后缩运动等低强度的颈部训练。

（3）避免颈部外伤、风寒、潮湿。

（4）选择合适的枕头。

（5）颈椎病患者应该积极地进行功能锻炼，增强颈部和肩胛带肌肉的力量，保持颈椎的稳定，改善颈椎各关节的功能。矫正不良姿势或脊柱畸形，促进身体的适应代偿能力。

（张淑增、张立宁）

第三节　急性腰扭伤

一、什么是急性腰扭伤？

急性腰扭伤，腰部软组织由于各种原因受到损伤，导致腰部出现急性疼痛、活动受限等症状，俗称"闪腰"，多发于青壮年男性和重体力劳动者。若处理不当，可使症状长期延续变成慢性腰痛，因此，需仔细检查，明确损伤的组织和部位，早期进行合理系统的康复治疗，可避免后遗症的发生。

二、什么原因会导致急性腰扭伤？

通常患者有搬抬重物史、明显的扭伤或受暴力击打史，受伤时腰部有响声或软组织撕裂感，常出现腰部疼痛、肌肉紧张、活动受限、有明显的压痛点等症状。

三、急性腰扭伤的症状和体征

（1）症状：主要表现为腰部急性疼痛发作，疼痛呈弥散性，疼痛性质为刺痛，腰部活动受限，弯腰困难，严重者不能站立或者行走，床上翻身困难等。

患者为了缓解疼痛而保持一定的强迫姿势来减轻痛苦，弯腰活动或者咳嗽时疼痛症状加重。

（2）体征：腰部局部按压出现压痛，患者有痛苦面容或躲避行为。局部肌肉僵硬、痉挛，严重者可触及条索样痉挛的肌肉。腰部活动受限，单侧急性腰扭伤时，腰部向患侧活动受限和屈伸活动受限，双侧腰扭伤时，腰部向各个方向活动都会受限。

四、康复治疗

（一）总体康复目标

近期目标：消除病因，缓解疼痛，解除痉挛，防止转变为慢性腰痛。

远期目标：恢复正常的生活、工作训练、社会交往及娱乐活动，防止再次损伤。

（二）康复方案

1. 休息

急性期治疗最重要的是尽快缓解腰部的疼痛和炎症，采取舒适的休息方式使紧张的腰部肌肉得到充分放松。卧床休息，可平卧或者侧卧，根据个人感受来决定。避免使腰部疼痛加重的姿势或者动作。建议卧床休息2～3天，因为卧床时间太久容易加重腰部损伤。腰部疼痛和炎症缓解后可逐渐恢复活动。

2. 物理因子治疗

（1）冷疗法：如果怀疑肌肉或者韧带拉伤，或者存在瘀血、肿胀，早期冰敷可缓解疼痛、抑制炎性物质产生，在伤后48小时内使用冰袋或冷水浴，每次10～15分钟，每隔2～3小时重复一次。具体参见第三章第七节中的冷疗法。

（2）超声疗法。超短波疗法通过其深部透热作用，可改善腰背部肌肉、软组织、神经根的血液循环，促进功能恢复。

（3）牵引治疗。具体参见本书第三章。

（4）还可选择电磁疗法、红外线照射、超声药物透入等疗法。后期局部热疗可促进血液循环、松弛肌肉、缓解疼痛、加快炎症吸收，每次30

分钟，每天 1 ~ 2 次。具体参见本书第三章。

3. 肌内效贴布疗法

详细操作见视频二维码 5-3-1。

4. 运动疗法

视频二维码 5-3-1

急性期不主张长时间卧床，疼痛较为剧烈时可短期卧床 2 ~ 3 天，保持活动状态可缓解患者的功能障碍和疼痛以减少恢复时间，急性期一般不主张手法及运动疗法，4 周内不要做弯腰动作，提倡动静结合原则。疼痛症状减轻后，可进行腰背肌锻炼，促进血液循环，增强肌力，但应避免过度前屈活动。若韧带损伤，则应愈合后再进行腰背肌锻炼。

第一阶段：伤后第 1 ~ 3 天。患者取仰卧位，髋关节屈曲，膝关节顶着胸部，从一侧下肢开始，感受到腰部肌肉受牵伸，逐渐过渡到双膝双髋屈曲，保持 2 ~ 3 分钟，早晚各练习 5 ~ 8 次（图 5-3-1）。

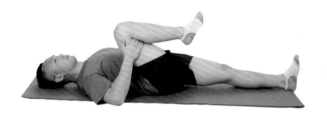

图 5-3-1　腰部肌肉牵伸

第二阶段：伤后第 3 天 ~ 第 2 周。视具体情况，若疼痛缓解，可下地行走、如厕，逐渐恢复日常活动，但不宜进行引起疼痛的动作。

第三阶段：受伤 2 周后。疼痛减轻，要求患者开始进行腰背肌肉的力量锻炼。以下动作每组 15 ~ 20 个，每天练习 3 ~ 4 组（图 5-3-2 ~ 图 5-3-7）。3 周以后，可逐渐增加核心肌群力量训练，提高脊柱的稳定性（图 5-3-8 ~ 图 5-3-11）。

（1）腹部收缩训练：仰卧位，屈髋屈膝，正常呼吸，然后屏气及深呼吸，腹部主动下沉，沉到最大程度的时候保持 10 秒，放松 10 秒（图 5-3-2）。

（2）腰部扭转训练：仰卧位，屈髋屈膝 90°，运动过程中保持腹部收

缩，缓慢地控制双膝同时向身体两侧反复运动，保持髋关节接触地面（图
5-3-3）。

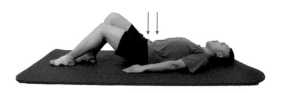

图 5-3-2　腹部收缩训练

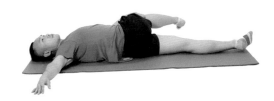

图 5-3-3　腰部扭转训练

（3）四肢交替撑地训练：手膝位，将一侧上肢与对侧下肢分别向上平举，
与身体持平，保持 5～10 秒后慢慢放下，换另一侧进行。尽量保持头、颈和
腰背部与地面平行，避免身体向两侧晃动（图 5-3-4）。

（4）臀桥训练：仰卧位，双足固定或抬起一侧下肢，抬高臀部，使身体
的重量由双肩及双足跟支撑，保持 5～10 秒，然后慢慢放下（图 5-3-5）。

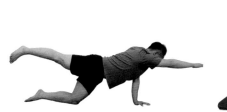

图 5-3-4　四肢交替撑地训练

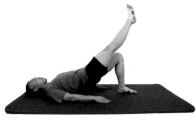

图 5-3-5　臀桥训练

（5）"飞燕"训练：俯卧位，手背伸，头后仰，双腿绷紧后伸，后背发力，身体反翘，抬起 10 秒后放下（图 5-3-6）。

（6）仰卧蹬车训练：仰卧位，将双手放于身体两侧，一侧下肢缓慢抬起，膝关节可微屈（可做双腿或单腿交替），然后放下（图 5-3-7）。

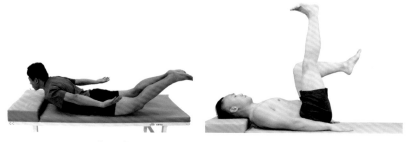

图 5-3-6 "飞燕"训练　　　　图 5-3-7 仰卧蹬车训练

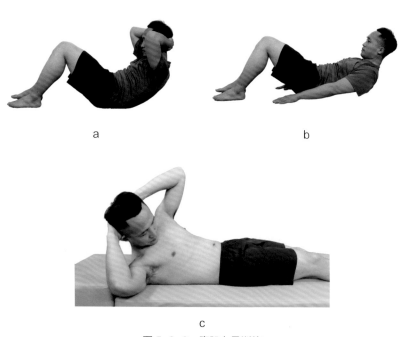

a　　　　　　　　　　　　b

c

图 5-3-8 腹肌力量训练

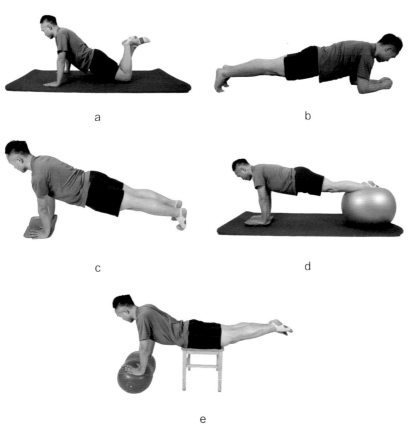

a

b

c

d

e

图5-3-9 腹肌进阶力量训练

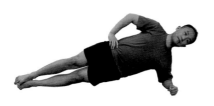

图5-3-10 腹外斜肌力量训练

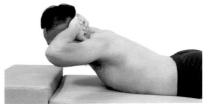

图5-3-11 腰背肌力量训练

5. 康复辅具

腰围可以给予腰部肌肉支撑，缓解急性期的疼痛，尤其是当患者需要站立行走时，佩戴腰围能较好地缓解腰痛症状。腰围还可以限制腰椎的运动，特别是协助背肌限制一些不必要的前屈动作，保证局部损伤组织可以得到充分休息。但不应长期使用腰围，以免造成腰背部肌肉的肌力下降和关节活动度降低，从而引起肌肉失用性萎缩，腰围佩戴时间一般不超过 1 个月，在佩戴期间可根据患者的身体和疼痛情况，做一定强度的腰腹部肌力训练。佩戴时前面上缘达剑突下 1.5 cm，下缘至耻骨联合上缘 1.5 cm，后面上缘达肩胛下角，下缘包裹臀肌隆起部。

6 中医治疗

（1）针灸。可选择刺灸法针刺压痛点，也可选择电针法，主穴中选取 4 ~ 6 个腧穴，针刺后通电，用密波或疏密波。

（2）推拿。对适合推拿的患者，要根据其病情、病变部位、病程、体质等选择适宜的手法，并确定施用顺序、力量大小、动作缓急等。

7. 药物治疗

口服非甾体抗炎药、对乙酰氨基酚缓解疼痛。肌松药可缓解腰部肌肉痉挛，有助于损伤肌肉恢复。严重的腰痛经保守治疗效果不佳，又无手术指征时，可选择药物封闭治疗，在明确损伤部位及类型以后，对疼痛部位进行局部麻醉药注射，一般选用普鲁卡因胺或丁哌卡因，联合泼尼松注射，有明显的止痛效果，需根据病情选择不同的治疗周期。

五、康复治疗中的注意事项

（1）疼痛较剧烈时可短时间卧硬板床休息 2 ~ 3 天，但不主张长期卧床，长期的卧床休息不仅对腰痛的恢复无积极作用，而且会使患者核心肌群失活，同时产生过多的心理负担等问题而延误功能恢复。

（2）疼痛减轻后除了进行有氧运动，还应着重于腰腹肌的训练、腰及下肢的柔韧性训练，以提高整体的协调性，降低二次损伤的风险。

（3）部分腰痛患者会出现较大的社会心理问题和恐惧逃避信念，需要重视心理康复。

（4）避免长时间站立位和坐位。平躺时脊柱所受的压力最小，打喷嚏、咳嗽时，很容易拉伤背肌及增加腰椎间盘的压力，此时将膝关节、髋关节稍微弯曲，可以避免腰椎受伤。

（5）日常生活中注意保护腰背部，如取物品时应将双足分开约 45 cm，一只足在前，另一只足略后，膝关节屈曲下蹲，保持腰背部平直，物品尽量靠近身体，两腿用力站直，将物品举起。避免急速前弯及旋转、身体过度向后仰等可能伤害腰背部的动作。

（6）适当参加运动可以改善腰痛的症状，例如，游泳、举哑铃、步行、慢跑等运动。

（7）避免体重过重，减重 5 ~ 10 kg 即可有效地减轻腰痛。

六、回归军事训练的标准

（1）疼痛：VAS-0/10。

（2）关节活动度：可以满足全范围活动。

（3）功能性动作筛查 FMS：躯干稳定俯卧撑起测试、躯干旋转稳定性测试满足 3 分。

（4）对日常腰部活动无恐惧心理。

（5）动态腹肌和背肌耐力测试维持 15 秒以上。

七、如何预防急性腰扭伤?

（1）注意正确的劳动或运动姿势，如弯腰搬取重物时，身体需靠近物体并使用下肢力量而不是腰部力量，避免背负重物，避免腰部肌肉、筋膜和韧带进行超负荷活动。

（2）加强核心及腰背部力量，提高灵活性和协调能力，避免突然失足踏空、腰部急剧扭转等原因导致的意外受伤。

（3）急性腰扭伤应尽早开始康复治疗，避免发展为慢性腰痛。

（4）注意腰部的保暖，避免受凉。

（曹　蕊、赵　丹）

第四节　慢性非特异性下腰痛

一、什么是慢性非特异性下腰痛?

非特异性下腰痛,指无法找到确切的组织病理学结构改变(如肿瘤、骨质疏松、椎管狭窄、腰椎间盘突出症、压缩性骨折、脊柱结构畸形、炎性/感染性疾病、腰神经根病、马尾综合征),通过客观检查不能明确其病因的腰痛,约占腰痛的85%。持续时间超过12周的非特异性下腰痛称为慢性非特异性下腰痛。

非特异性下腰痛的诊断标准:①腰骶部疼痛;②疼痛部位的肌张力增高或存在明显的局限性压痛点(扳机点)、肌痉挛、肌萎缩等;③无系统性疾病及神经根受累的证据;④X线片、核磁共振成像等检查结果无特异性表现。

二、什么原因会引起非特异性下腰痛?

非特异性下腰痛无特异性病理改变,其病因较多,机制比较复杂。其病因可分为机械性因素、化学性因素及社会心理学因素等。腰部肌肉和脊柱周围组织负荷的长期失衡、核心肌群本体感觉功能减退、躯干肌群激活受损以及姿势控制障碍,是慢性非特异性下腰痛的主要病因。

三、非特异性下腰痛的症状和体征

(1)症状:非特异性下腰痛以腰背部、腰骶部疼痛为主要表现。多数患者同时存在腰部肌无力、肌肉僵硬感、活动受限或协调性下降,严重者发生睡眠障碍。疼痛症状多于卧床休息后减轻或消失,弯腰、久坐、久站后加重。经热敷、按摩等保守治疗后疼痛症状多可暂时缓解。

(2)体征:腰部有压痛,疼痛部位肌张力增高或存在明显的局限性压痛点(扳机点),腰椎活动范围受限,有时疼痛放射至臀部。

四、康复治疗

1. 物理因子治疗

常用方法包括超短波疗法、中频电疗法、经皮神经电刺激、磁热疗法、牵引治疗、冲击波疗法等。物理因子治疗应该配合其他治疗方法，如药物治疗、运动疗法等，可更快、更好地缓解症状。详见第三章物理因子治疗。

2. 肌内效贴布疗法

根据患者疼痛的具体位置和伴随症状，肌内效贴布的治疗操作有所不同，以下介绍较常用的米字形贴法。

患者取坐位，躯干尽可能前屈，使腰椎及其周围软组织和皮肤得到最大有效伸展。然后在腰部最痛的部位贴上肌内效贴布：准备 4 个 "I" 形贴布（长 15 cm、宽 5 cm），当腰椎屈曲达到最大值时，贴布被拉伸到最大值的 25% ~ 30%，4 条贴布的中间部分连接到疼痛部位。第一条贴布水平粘贴（图 5-4-1a），第二条贴布垂直粘贴，剩下的两条贴布对角放置（图 5-4-1b，图 5-4-1c），形成一个米字形。每次使用贴布持续 3 ~ 4 天，然后更换贴布；治疗可反复进行，一般建议 12 天为 1 个疗程。具体操作见视频二维码 5-4-1。

视频二维码 5-4-1

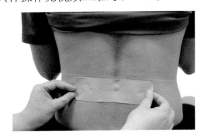

a

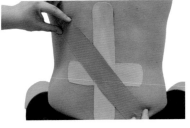

b

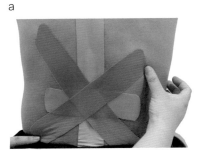

c

图 5-4-1　腰痛的肌内效贴布疗法

3. 运动疗法

慢性非特异性下腰痛的运动疗法包括肌肉能量技术、核心肌群训练（核心稳定训练/运动控制）、麦肯基力学治疗等。

（1）肌肉能量技术：肌肉能量技术是利用肌肉等长收缩或等张收缩抗阻的方式改善肌肉骨骼系统功能和减轻疼痛的一类技术。肌肉能量技术治疗非特异性下腰痛的操作方法包括等长收缩后放松、收缩放松、交互抑制等，详见第四章第三节。

（2）核心肌群训练：核心肌群训练包括腰部姿势控制练习、伸展运动（图5-4-2）、核心稳定训练（见第五章第三节），建议患者在无痛范围内进行训练。以上动作配合有氧运动效果更好，如游泳、慢跑、骑自行车等。

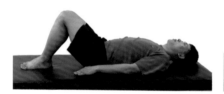
a. 收腹练习：患者收紧臀部肌肉，
且腹部肌肉有紧张感

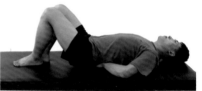
b. 骨盆倾斜练习：双手放在臀部后面，
向下弯曲脊柱挤压双手

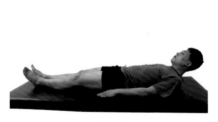
c. 卷腹练习

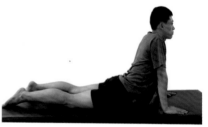
d. 伸展运动

图 5-4-2　核心肌群训练

（3）麦肯基力学治疗：包括以下治疗内容。

1）俯卧：俯卧位，双上肢放在身体两侧，头转向一侧，保持这一姿势，做几次深呼吸，然后完全放松全身肌肉 2 ~ 3 分钟。每组 5 ~ 6 次，每天 6 ~ 8 组，组间间隔时间约 2 个小时。

2）俯卧练习：请先保持练习 1）俯卧的姿势，然后将肘关节置于肩关节下方，上半身支撑在前臂之上（图 5-4-3），保持这一姿势 2 ~ 3 分钟。注意：只有在做过练习 1）之后才能做本项练习。

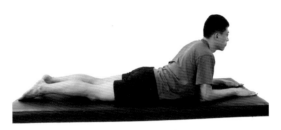

图 5-4-3 俯卧练习

3）俯卧伸展练习：摆出准备做俯卧撑的姿势，屈曲上肢，在疼痛可以耐受的前提下尽量撑起上半身，保持 1 ~ 2 秒，然后回到起始姿势。每次重复这一动作时，尽量使运动的幅度比上一次更大一些（图 5-4-4 ~ 图 5-4-6）。每次 2 ~ 3 分钟，间隔 2 个小时。注意：在做过练习 1）和练习 2）之后才能开始本项练习。

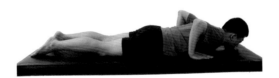

图 5-4-4 俯卧伸展练习起始位

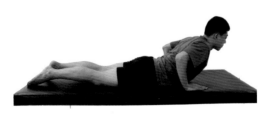

图 5-4-5 俯卧伸展练习（1）

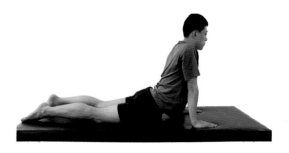

图 5-4-6 俯卧伸展练习（2）

4）站立伸展练习：双足分开站直，双手放在后腰部，四指靠在脊柱两侧，躯干尽量向后弯曲，使用双手作为支点。每组 10 次，每天 3 ~ 4 组，每组间隔 2 个小时。

5）仰卧屈曲练习：患者取仰卧位，双上肢放松置于体侧，双膝屈曲，双足平放，使两膝靠近胸部，抱住双腿，在疼痛可以耐受的前提下轻柔而缓慢地将一侧膝关节尽量靠近胸部，两侧交替，然后逐渐将双膝靠近胸部。保持这个姿势 1 ~ 2 秒，然后放开双腿到起始姿势，在进行本项练习时头不要抬起，双腿放下时不要伸直，每组 10 次，每天 1 ~ 2 组（图 5-4-7，图 5-4-8）。

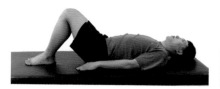

图 5-4-7 仰卧屈曲练习起始位

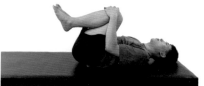

图 5-4-8 仰卧屈曲练习

6）坐位屈曲练习：将椅子放平稳，患者坐在椅子的边缘，双下肢尽量分开，双手平放在球上，向下弯腰，双手控球（图 5-4-9），双侧上肢伸向远处，直到最大屈曲，恢复到初始的姿势，再次重复屈曲，每一次屈曲的幅度都比前一次大一些，多次练习后腰背部达到最大屈曲（图 5-4-10）。

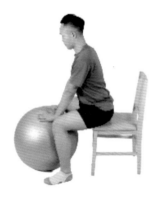
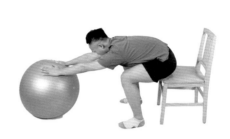

图 5-4-9　坐位屈曲练习　　　　图 5-4-10　坐位最大屈曲

7）站立屈曲练习：双足分开并站直，双臂放于身体两侧。向前弯腰，双手在身体能承受的范围内尽量向下伸，双手尽量触及双足或地面，双膝关节伸直，缓慢回到初始体位。尽量使每次弯腰的幅度都比上一次大。每组做 5 ~ 6 次，每天 1 ~ 2 组。

4. 针灸疗法

慢性腰痛针灸治疗应以局部取穴为主，可配合远端取穴。主穴：阿是穴以及肾俞、委中、夹脊、次髎、腰眼。配穴：瘀血型配水沟、三阴交；肾虚型配命门、关元；寒湿型配腰阳关、昆仑；湿热型配三阴交、三焦俞。用毫针刺，平补平泻，主穴配合配穴电针轻刺激，留针 30 分钟。

5. 药物治疗

对于对非药物治疗反应不充分的慢性腰痛患者，应考虑将非甾体抗炎药作为一线治疗药物，将曲马多或度洛西汀作为二线治疗药物。若上述治疗失败，则考虑使用阿片类药物，但要提前告知患者风险。

五、康复治疗中的注意事项

（1）通过对非特异性下腰痛的检查来筛查与特异性下腰痛高度相关的症状和体征，并评估可导致下腰痛恶化或发展为慢性的因素，以判断临床转归。

（2）鉴别和排除潜在的严重疾病，例如，感染、风湿性疾病及肿瘤等。

（3）鼓励患者改变不良行为和增加对腰痛的认识，保持每周科学的运动锻炼，根据患者的恢复情况，给予相应的运动处方。

（4）手法治疗时一定充分评估，掌握正确的治疗方法，进行针对性的治疗，结合患者症状改变与主观感受来调整进一步的治疗方案。

六、回归军事训练的标准

当非特异性下腰痛急性疼痛改善后，经过治疗症状出现以下缓解即可开始腰背部的放松运动，而后逐渐过渡到日常运动，随症状的不断好转，增大运动的强度和难度。

（1）疼痛范围逐渐减小至无痛。

（2）腰部肌肉紧张带和条索缓解。

（3）关节活动度改善。

（4）腰部肌肉力量及核心肌群本体感觉功能改善。

（5）姿势控制协调能力改善。

（6）具备所从事的职业活动和训练科目所需的生理功能和心理素质即可恢复常规强度训练。

七、如何预防非特异性下腰痛？

（1）要注意腰部保暖，尽量减少弯腰。

（2）建议少坐，尤其避免久坐，必须久坐时，可以适当在腰部垫小枕头提供支撑，并使腰部与椅子紧密贴合。选择椅面较硬且承重好、带扶手、有靠背的椅子，不建议坐沙发。

（3）搬拿重物时要通过膝关节弯曲下蹲而不是弯腰，拿到重物后通过膝关节伸直站起，期间腰部尽量挺直。

（4）合理控制饮食，减轻体重。

（王一鸣、王　刚）

第五节　腰椎间盘突出症

一、什么是腰椎间盘突出症?

腰椎间盘突出症(lumbar dise herniation,LDH)是临床较为常见的腰部疾病,也是腰部和下肢痛的常见原因之一。腰椎间盘突出症是由腰椎间盘变形,纤维环破裂,突出的髓核刺激或压迫硬膜囊、神经根、马尾神经所引起的一种综合征。LDH通常发生在退行性变的脊柱中,并可以在患者未受到或受到很小创伤的情况下发生。

二、什么原因会引起腰椎间盘突出症?

患者通常无明显外伤及劳损史。腰部负重或者搬重物活动,尤其脊柱的前屈运动较多时,髓核有向后移动的倾向。随着年龄增长,椎间盘会发生退变。寒冷刺激等导致腰肌痉挛,腰椎间的压力增大,也会增加发生LDH的风险。

三、腰椎间盘突出症的症状和体征

(1)症状:主要表现为腰痛,早期表现为局限性或广泛性钝痛,活动、咳嗽、打喷嚏、站立后加重,休息后好转,可伴根性下肢痛。以单侧根性下肢痛为主,有针刺样或烧灼样疼痛,常伴麻木,少数患者为双侧下肢痛。腰椎不同节段的突出会导致不同程度的间歇性跛行,伴有臀部、大腿后侧、小腿后外侧、足跟、外踝、跖部和小趾麻木感。

(2)体征:体征变化包括如下几点。

1)姿势改变:脊柱曲度改变是重要的体征,部分患者可出现脊柱侧弯,还可能出现腰椎曲线变直甚至反弓。患者通常有逃避姿势以缓解疼痛。

2)腰部压痛及放射痛:病变的椎板间隙、棘突间隙或棘突上有压痛,急性期可引起根性下肢痛,重压或叩击时疼痛向同侧臀部及坐骨神经走行区放射。

3)皮肤感觉、肌力和肌腱反射改变:患侧下肢浅感觉减退甚至出现麻木,肌力下降及腱反射减弱或消失。

4)腰部活动受限:腰椎各方向活动均受限,以后伸和前屈疼痛及活动受限为主。

5）步态改变：步态呈跛行，又称减痛步态。

6）特殊试验：直腿抬高试验（图5-5-1）和加强试验、屈颈试验、挺腹试验、跟臀试验（股神经牵拉试验）（图5-5-2）、咳嗽征均呈阳性。

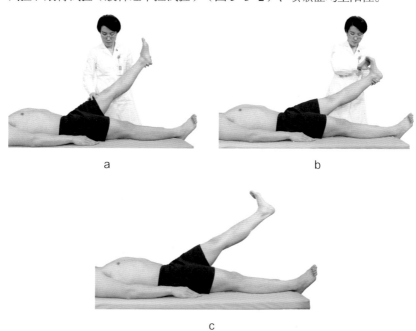

图 5-5-1　直腿抬高试验

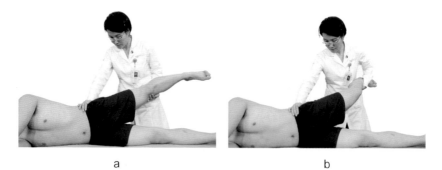

图 5-5-2　股神经牵拉试验

四、康复治疗

80% ~ 85% 的腰椎间盘突出症患者无须手术治疗症状就可以得到缓解。但如果症状加重，仍有部分患者需要进行手术治疗，腰椎间盘突出症的术后康复极其重要。手术治疗主要包括腰椎后路显微镜下髓核摘除术与腰椎融合术。应根据保守治疗、手术治疗以及不同的手术方式制订个性化的康复方案，下面介绍常用的康复治疗方法。

（一）康复方案

急性期

控制疼痛和炎症、减少肌肉痉挛，维持稳定的坐位、站立位以及睡眠姿势，减轻疼痛，避免引起疼痛加重的活动和姿势。

1. 物理因子治疗

物理因子治疗（如超短波疗法、脉冲磁疗法、激光疗法等）可以改善局部血液循环、缓解肌肉痉挛、促进渗出物吸收、防止粘连、缓解疼痛、加速破损纤维环的修复。腰椎牵引可减轻椎间盘的压力，缓解腰部肌肉痉挛和疼痛。严重者应严格卧床休息 2 ~ 3 周。急性期过后，疼痛缓解，可逐渐下地活动，需要长时间走路或者站立者，建议佩戴腰围。

2. 运动疗法

基于个体评估后决定合适的训练方案，急性期的牵伸以不引起腰部疼痛加重的牵伸为主。

牵伸训练：主要包括静态牵伸、本体感觉神经肌肉促进技术（PNF）牵伸、摆动牵伸、动态牵伸。

亚急性期

逐渐提高活动水平并延长行走距离，进行下肢和脊柱灵活性的训练、腰部肌肉力量训练、腹肌和骨盆稳定性训练。

核心肌群指起止点跨过核心区域的肌肉，共有 29 对，主要维持脊柱稳定性。核心肌群分为维持脊柱稳定的深层核心肌群和使躯干产生运动的浅层肌群。目前核心稳定训练常用的工具有瑞士球、平衡垫、悬吊带、摇摆板等。本节主要介绍使用瑞士球进行训练的方法。

（1）核心肌肉激活训练：包括如下内容。

1）仰卧位 - 中立位控制训练：患者取仰卧位，膝关节屈曲90°，保持颈椎、肩部和髋部位于同一条直线上，双手分别放于骨盆两侧，向下收缩腹部（图5-5-3）。

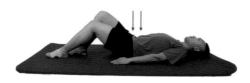

图 5-5-3 仰卧位 - 中立位控制训练

2）坐位 - 中立位控制训练：患者坐于瑞士球上，膝关节屈曲90°，保持颈椎、肩部和髋部位于同一直线上，双手分别放在腰间，肩部尽量放松。通过腰部的肌肉收缩控制球的方向，左右摆动（图5-5-4）。

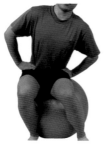 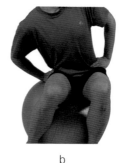

a   b

图 5-5-4 坐位 - 中立位控制训练

3）俯卧位 - 中立位控制训练：患者取俯卧位，双侧下肢置于瑞士球上，保持颈椎、肩部和髋部位于同一条直线上，双手撑于地面（图5-5-5）。

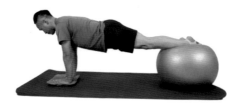

图 5-5-5 俯卧位 - 中立位控制训练

（2）核心稳定性训练：包括如下内容。

1）双桥运动：患者取仰卧位，屈髋屈膝，抬起臀部，使肩峰、股骨大转子与膝关节位于同一条直线上，维持30秒后回到起始位置，重复10次（图5-5-6）。

2）单桥运动：患者取仰卧位，屈髋屈膝，抬起骨盆，使肩峰、股骨大转子与膝关节位于同一条直线上，抬起一侧下肢保持15秒后缓慢回到起始位置，双下肢交替，重复10次（图5-5-7）。

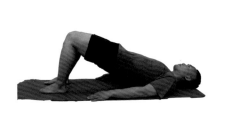 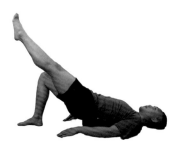

图5-5-6 双桥运动 　　　　　　　　图5-5-7 单桥运动

3）屈膝双桥运动：患者取仰卧位，双足放于瑞士球上，抬起骨盆，使肩峰、股大转子与膝关节位于同一条直线上，双侧膝关节屈曲，用双足使瑞士球靠近臀部，保持肩峰、股骨大转子与膝关节位于同一条直线上，15秒后缓慢回到起始位置，重复10次（图5-5-8）。

4）反桥运动：患者取仰卧位，双肩躺于瑞士球上，双足平放于地面，与肩同宽，膝关节屈曲90°，使肩峰、股骨大转子与膝关节位于同一条直线上，保持30秒，重复10次（图5-5-9）。

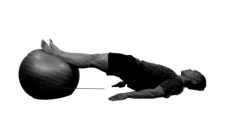 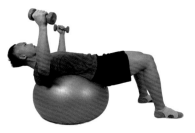

图5-5-8 屈膝双桥运动 　　　　　　图5-5-9 反桥运动

康复期

康复期主要进行有氧训练、恢复脊柱和下肢的灵活性和肌力、核心稳定性训练、轻度抗阻的负重训练。有氧训练包括慢跑、快走、游泳、静态自行车训练。继续延长并提高核心稳定性训练的时间和强度。下肢的抗阻力量训练需要借助于弹力带、沙袋和简单的抗阻设备。

回归军事训练期

继续进行有氧训练，回归功能性活动，腰椎达到最大活动度和最大肌肉力量，为回归军事训练做准备。

（二）心理干预

长期慢性腰痛者会出现社会心理问题和恐惧逃避信念，主要为焦虑和疼痛相关的恐惧，包括因疼痛害怕活动和再损伤。应鼓励患者克服恐惧、逃避的心理。

（三）注射治疗

主要包括局部痛点封闭、经皮神经阻滞疗法、富血小板血浆注射疗法。

五、康复治疗中的注意事项

（1）充分了解患者病史，掌握各项治疗的适应证和禁忌证。

（2）孕妇、高血压及心脏病患者慎用或禁用腰椎牵引。

（3）腰围的佩戴时间一般不超过 1 个月。

（4）术后应避免腰椎过度旋转、屈曲或伸展，应注重加强脊柱稳定性的肌群肌力训练而非活动度训练。

（5）术后在做举过头顶的动作时，脊柱轴向负荷和压力增大，应格外小心。

六、回归军事训练的标准

（1）疼痛明显缓解且无反复，肿胀消除，腰背肌肉僵硬缓解，直至消除。

（2）腰椎关节活动度改善，直至无明显异常。

（3）腰椎骨关节结构稳定，无明显异常。

（4）运动后无疼痛、肿胀，神经根刺激症状消失。

（5）具备所从事的职业活动和训练科目所需的生理功能和心理素质即可恢复常规高强度训练。

七、如何预防腰椎间盘突出症?

（1）控制体重，调整活动方式，进行规律的腰背肌功能锻炼并纠正不良姿势。

（2）腰椎间盘突出症术后佩戴腰围、加强腰背肌功能锻炼。

（3）进行健康教育，在耐受范围内维持规律的日常活动。对引起腰部不适的工作场合进行符合人体工学设计的改造，如放置腰垫、坐垫以辅助维持正确的姿势。中等硬度的床垫是首选。在持续工作时或在一些特殊的加重脊柱负荷的情况下，可使用护具（腰围），并注意定时放松、避免久坐久站，避免过长时间开车。

（解　涛、王　刚）

第六章　肩关节损伤康复

本章主要介绍肩关节损伤的康复治疗，肩关节是人体最灵活的球窝关节复合体，也正是由于其高度灵活性，容易在运动中发生损伤。本章主要涉及肩袖损伤、肩关节不稳定、肱二头肌肌腱炎和肩峰下撞击综合征。

第一节　肩袖损伤

一、什么是肩袖损伤？

肩袖（rotator cuff）由冈上肌、冈下肌、小圆肌和肩胛下肌的肌腱构成，它们像袖子一样包裹着肩部的肱骨头，对肩关节的功能和稳定起着非常重要的作用。肩袖肌群的运动可以旋转肱骨头，故肩袖又叫旋转袖。其可以将肱骨头稳定于肩胛盂中，在肩部其他肌肉收缩时通过肌力平衡维持盂肱关节稳定。该解剖结构所发生的损伤即为肩袖损伤。

二、什么原因会导致肩袖损伤？

肩袖损伤多由于撞击、创伤等，导致软组织受损。大量研究表明，军事训练中，肩袖损伤常见于投手榴弹或吊单杠的训练中。其临床表现包括肩部疼痛、压痛、肩关节功能障碍、肌肉萎缩等。由于肩袖在肩关节活动中具有重要作用，所以一旦肩袖发生损伤，患者肩部运动功能及生活质量均会受到严重影响。肩袖损伤可分为急性损伤和慢性损伤，急性损伤多有明确外伤史，是青壮年肩袖损伤的主要原因。随着年龄增长，肩部逐渐发生退行性变化，因此慢性损伤好发于 40 岁以上的中年人。

三、肩袖损伤的症状和体征

（1）症状：肩袖损伤的主要临床表现为肩部疼痛及肩关节功能障碍，慢性期甚至可发生肌肉萎缩，严重影响患者的生活质量。

（2）体征：肩袖损伤患者的肩痛多发生于肩外侧，可向三角肌上部或颈部放射，肩关节外展或内旋时往往出现疼痛。急性损伤者可出现局部的压痛、肿胀和主动活动受限，慢性损伤者的局部压痛多出现在肩峰下肱骨大结节处。部分患者出现肩关节上举困难，前举、外旋、内旋无力等。慢性损伤患者常常伴有患侧的肩关节周围肌肉萎缩。

1）疼痛弧试验阳性：在肩关节被动外展 60°～120° 时出现疼痛，上举超过 120° 后疼痛减轻或消失，则疼痛弧试验阳性，提示患者存在肩袖损伤。

2）外旋衰减试验：测试是否存在冈下肌损伤，患者取坐位或立位，手臂放在身体两侧，肘关节屈曲 90°，治疗师站在患侧，使患者肩关节被动外旋至最大程度，并要求患者保持这个姿势，若患者不能保持外旋的位置，表明可能存在较大的肩袖撕裂（图6-1-1）。

3）Hornblower征：测试是否存在小圆肌损伤，患者取坐位，治疗师在患侧，将患者的肩关节被动抬高到肩胛骨平面，肘关节屈曲，再到达最大的外旋位置，要求患者保持该位置；若不能保持外旋的位置，则表明可能存在肌腱损伤（图6-1-2）。

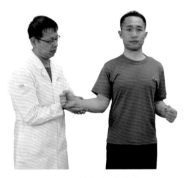
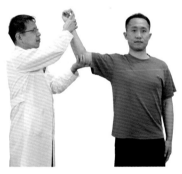

图 6-1-1　外旋衰减试验　　　　图 6-1-2　Hornblower 征

4）落臂征：测试是否存在肩袖的冈上肌撕裂，患者取坐位，治疗师在患侧，将患者的肩关节被动外展 90°，并要求患者慢慢放下手臂。若不能慢慢放下手臂，则表明冈上肌的肌腱可能存在损伤（图6-1-3）。

5）抬离试验（Lift-Off test）：测试是否存在肩胛下肌撕裂，患者取坐位或站立位，将手臂伸到背后并向内旋转，治疗师站在患者身后将患者的手被动抬离患者背部；患者若不能保持抬离姿势则表明可能存在肩胛下肌的损伤（图6-1-4）。

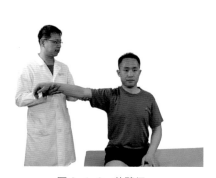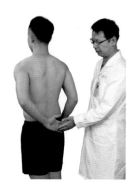

图6-1-3 落臂征　　　　　　　　　　图6-1-4 抬离试验

6）空罐/满罐试验：测试是否存在冈上肌撕裂，患者取坐位，治疗师站在患者面前，患者通过前臂外旋（拇指向上）和内旋（拇指向下）抬高肩关节至肩胛骨平面或矢状面屈曲。治疗师在两个位置上都给予力量抵抗，患者若无法抵抗阻力则提示冈上肌可能存在损伤（图6-1-5）。

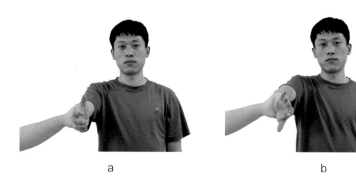

a　　　　　　　　　　　　　　b

图6-1-5 空罐/满罐试验

（3）辅助检查：X线检查可见肩关节异常，其主要表现为肱骨头与肩峰的距离变小、肩锁关节退变等。肌骨超声检查能发现相应的肌腱和韧带损伤、关节囊积液等。MRI检查可诊断肩袖损伤，评估肩袖损伤、滑囊炎、关节盂唇损伤等的严重程度。

四、康复治疗

（一）康复分期

肩袖损伤可首选非手术治疗，如止痛治疗，早期可进行无痛范围内的康复训练。非手术治疗 4 ~ 6 个月无效者应考虑手术治疗。是否手术不仅取决于撕裂的程度，还应考虑患者的年龄和功能需求。肩袖损伤的康复治疗分期及要点如下。

1. 急性期

此期的主要目标为减轻疼痛和炎症，改善姿势，维持关节活动度。训练内容主要包括以下项目。

（1）被动关节活动训练：①肩关节屈曲；②在肩关节外展 45° 时，肩关节进行内旋 – 外旋运动，逐渐增加到在外展 90°，进行内 – 外旋运动；③水平面上的外展 – 内收运动；④钟摆训练。

（2）力量训练：进行有节律的肩关节内旋 – 外旋、屈曲 – 伸展、外展等肌力训练，如有疼痛，则以等长训练为主；可进行肩胛骨的回缩、下压训练，前伸训练以及胸小肌的训练等，应纠正姿势，并且避免患肢举过头的动作。

该阶段可以配合各种物理因子治疗，例如冰敷（急性期过后改为热敷）、超声疗法、微波疗法、激光疗法、电刺激和直流电离子导入等，有助于完成该阶段的康复目标。待疼痛减轻、肩关节稳定性增高、被动关节活动度正常后，进入下一阶段康复治疗。

2. 中间期

此期的目标为继续缓解疼痛、减轻炎症，增加前臂活动，使肩关节全范围活动时无疼痛，肌力达到平衡。主要包括以下项目。

（1）维持肩关节被动活动度训练：肩关节外旋 90° 外展、内旋 90° 外展、中立位外展 – 内收、滑轮训练等。

（2）关节松动术：在肩关节最紧的部分操作，从最初的自我牵伸开始，向下 – 向前 – 向后组合滑动。

（3）力量训练：从部分活动范围过渡到全范围肩部活动，加强肩袖肌群和肩胛骨肌群、菱形肌、斜方肌等，例如，空罐训练、侧卧位外旋训练、肩部全范围的外展训练、俯卧位水平外展训练、俯卧位伸展训练、俯卧位划船训练、俯卧位水平外展同时外旋训练。主要训练肱二头肌、肱三头肌及下斜方肌的肌力，此期允许部分功能性活动，患肢可以短时间过头活动，但不能负重。

3. 力量训练期

此期的目标为改善肌力及肌耐力，维持肩关节的活动度，保持正确的姿势，同时逐渐提高功能活动的等级。主要包括以下项目。

（1）力量训练：内旋和外旋，持小型哑铃的关节各方向活动训练。

（2）维持关节活动度：若能在肩关节全关节活动范围内无痛活动，并且力量测试符合要求，临床症状无明显变化，则可以增加全关节活动范围的肌力训练，阻力要逐渐增大。

4. 回归期

主要为高水平运动需求患者的回归性训练，该期的主要目标为回归损伤前的生活及运动活动水平。逐渐增加运动训练，如投掷、打网球、打高尔夫球。进行肩关节各方向的自我牵伸及力量训练，频率大约为每周3次。

（二）康复方案

1. 物理因子治疗

应用微波、超短波、超声、红外线、激光等物理因子可有效缓解肩颈部的疼痛。此外，神经肌肉电刺激、肌肉骨骼冲击波疗法等物理因子治疗亦是缓解疼痛症状的选择。

2. 药物治疗

非甾体抗炎药在肩袖损伤的康复治疗中占重要地位，在明确诊断后应用，可对肩关节功能恢复起到一定辅助作用。局部封闭治疗是把局部麻醉药和类固醇药的混合液注射于疼痛的部位，达到消炎、镇痛的目的。关节腔注射激素能促进炎症消退、缓解疼痛，疗效可持续近3个月，在此期间能有效地改善肩关节功能。也可以在超声定位下行局部封闭治疗，更准确地将药物注射入炎症或损伤部位。

3. 手法治疗

针对患者受限的程度循序渐进地进行关节松动治疗，主要通过被动关节活动，促进关节液循环，增强关节营养、缓解疼痛和防止组织粘连，这对肩袖损伤患者的康复尤为重要。小范围的关节松动在急性肩袖损伤早期修复中能够显著促进损伤部位的愈合，减轻患者疼痛，改善患者日常生活能力。肩袖损伤后常见的关节松动操作演示如下（图6-1-6～图6-1-9）。

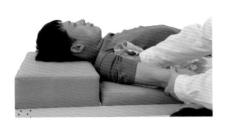

a

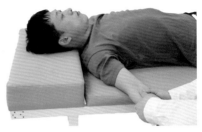

b

图6-1-6　盂肱关节分离、长轴牵引、分离伴生理性运动

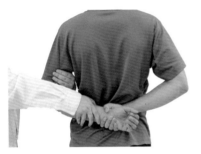

图6-1-7　盂肱关节松动伴生理性运动：
后伸、内旋和内收

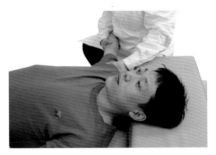

图6-1-8　盂肱关节外展

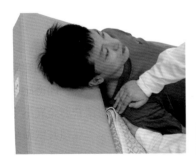

a

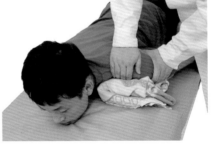

b

图6-1-9　肱骨头前向后滑动、盂肱关节后向前滑动

4. 运动训练

运动训练的优点在于能根据患者临床表现制订个体化治疗方案，再次损伤的风险较小，并且对于改善肩关节功能及预防肩袖损伤的复发具有重要作用。

在肩袖损伤康复中，手法及运动训练是常用的治疗手段。由于肩袖损伤的根本原因是肩袖肌群及三角肌等肩周肌肉相对较薄弱，活动时无法维持正常的肩关节生物机械学特性，从而引起损伤，故对肩周肌肉肌力和协调性进行训练，重建力学平衡是训练的重中之重。当然，在训练过程中要注意疼痛的控制及再损伤的预防。

急性期过后，增加三角肌前中后束、肩袖肌群的力量训练（肩关节抗阻内旋－外旋训练、肩关节抗阻后伸训练、肩关节抗阻前屈训练）。在肩关节肌肉力量训练中，除了肩周肌群的训练，下肢及躯干的肌力也需要训练。肩关节的活动不仅与前锯肌相关，还与核心肌力及下肢肌力相关。前锯肌是维持肩肱节律正常的因素之一，强健的核心及下肢肌力除了能保持前锯肌稳定性，还能通过肌筋膜向上肢传递力量，为肩周肌群的肌力训练创造有利的条件，更好地帮助肩周肌肉恢复。常见的肩袖损伤运动训练演示如下（图6-1-10～图6-1-19）

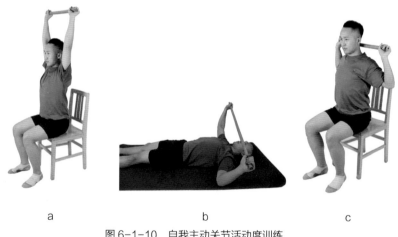

a　　　　　　　　　　b　　　　　　　　　　c

图6-1-10　自我主动关节活动度训练

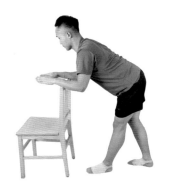
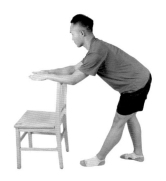

a　　　　　　　　　　　　b

图 6-1-11　肩关节屈曲训练

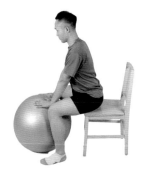
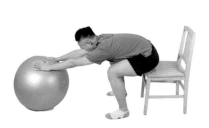

a　　　　　　　　　　　　b

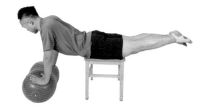
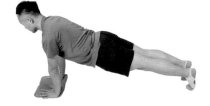

c　　　　　　　　　　　　d

图 6-1-12　肩关节稳定性训练：基础－进阶

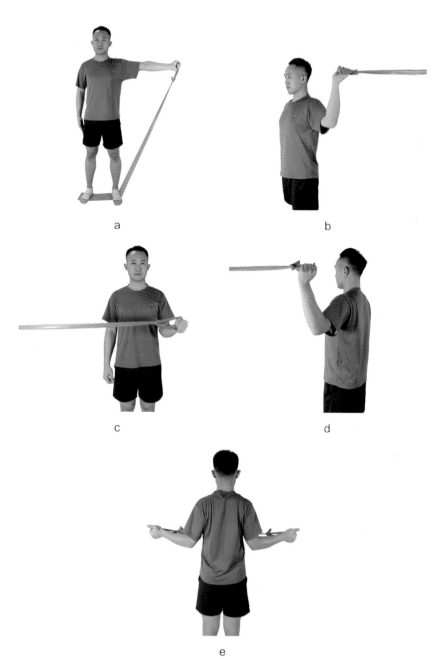

图 6-1-13　肩关节弹力带外展、内旋肌力训练

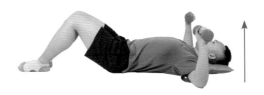

图 6-1-14　前锯肌训练（上肢上举哑铃）

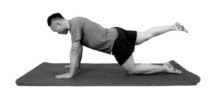
a

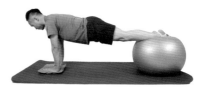
b

图 6-1-15　核心训练

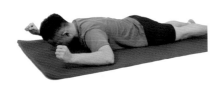
a

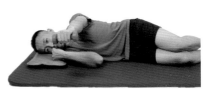
b

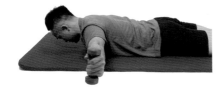
c

d

图 6-1-16　肩关节上抬、哑铃水平屈曲、哑铃外展、哑铃后伸训练

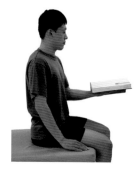

图 6-1-17 日常生活运动训练

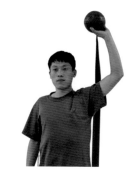

图 6-1-18 运动模拟训练：抛球

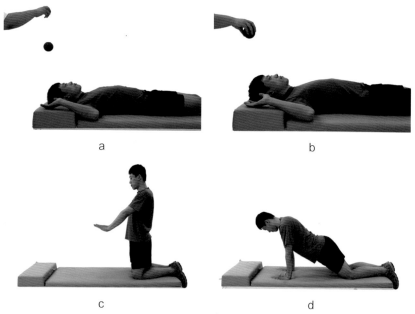

图 6-1-19 接球训练、跌落训练

五、康复治疗中的注意事项

不论是肩袖损伤的非手术治疗康复还是手术治疗后康复，其康复训练的方案都需要遵循渐进性或时序性，急于求成的操作或不当的训练方式很可能造成新的损伤。

在康复治疗过程中，并非"没有疼痛，就没有收获"，手术治疗和保守治疗的康复均应在疼痛耐受范围内进行，这样更有利于康复治疗计划的实施。

患者教育和沟通、负荷管理也非常重要。在加入肩关节周围肌群的运动训练时，注意运动链、肩胛骨、盂肱关节的运动控制，以便形成良好的运动模式。

六、回归军事训练的标准

进入康复治疗后期，运动计划应当逐步融入与专项训练相关性更高的训练，或逐步进入部分正常训练。回归军事训练的标准根据个人的康复水平和能力来权衡，建议参考以下几点。

（1）肩关节的关节活动度基本正常。

（2）肩关节无疼痛或无明显压痛。

（3）患侧肩关节力量测试达到正常侧的85%。

七、如何预防肩袖损伤？

肩袖损伤与其他肩关节损伤一样，在日常活动或运动中注意其潜在的损伤风险能够降低损伤的概率。例如，在训练前预估涉及肩关节运动的负荷、运动方式等，并做到有效热身、动态牵伸等。为了针对性地预防肩袖损伤，建议注意以下内容。

（1）本体感觉：提高肩关节的神经肌肉控制能力，在训练中适当加入部分提高肩关节本体感觉的训练。

（2）力量：提高肩周肌肉力量，找到肩周肌力薄弱的肌肉，可以通过等速肌力测试、徒手肌力检查等方法来实现，若发现有薄弱环节，及时进行针对性训练；提高躯干核心力量，有助于肩关节的稳定。

（3）关节活动范围：某些个体可能存在肩关节过度"灵活"的情况（多韧带松弛症），他们更应该注重在训练中保护肩关节与预防肩关节损伤；而关节活动范围不足的个体需要逐渐提高肩关节活动范围来避免损伤。

（4）动作技巧：提高运动控制，在训练中若能够熟练完成涉及肩关节的动作，可优化所动员的肌群、动作质量等，也能降低损伤风险。

（张 凯、王 宁）

第二节　肩关节不稳定

一、什么是肩关节不稳定？

肩关节不稳定是在生理性活动中盂肱关节面的相对位移超过了正常范围的情况。盂肱关节是肩关节的重要组成部分，正常情况下肱骨头正对关节盂正中央。盂肱关节的解剖特点是肱骨头大，关节盂浅而小，关节囊松弛，其前下方组织薄弱，关节活动范围大。因此，在暴力及慢性损伤的作用下易发生肩关节不稳定。

常说的肩关节不稳是盂肱关节不稳，盂肱关节因其骨性结构的特点，其稳定性主要依赖于它周围的软组织，主要分为静态稳定性和动态稳定性。韧带和关节囊（静态稳定结构）是肩关节静态稳定性的基础。肩袖肌群和盂肱关节周围肌肉（动态稳定结构）的协同运动是肩关节动态稳定性的基础。静态稳定结构破坏后需手术重建及术后康复，而动态稳定结构不同程度的损伤主要依靠康复训练（部分也需要手术治疗）。

二、什么原因会引起肩关节不稳定？

肩关节不稳定按其原因可分为创伤性、微创性、非创伤性、神经肌肉性及先天性；按其不稳定程度可分为脱位、半脱位和病理性松弛；按其不稳定方向可分为前方、后方、下方及多方向。由于其前下方组织薄弱，90%的肩关节脱位为前方脱位。

暴力作用可造成关节囊及相关韧带损伤，破坏静态稳定结构，可造成急性肩关节不稳定。在慢性劳损、发育缺陷及神经肌肉疾病中，肩袖肌肉肌腱的损伤、劳损、退化等因素可造成动态稳定结构不同程度的损伤。肩关节不稳定可由这些因素中的一个或多个造成。

三、肩关节不稳的症状和体征

（1）症状：肩关节不稳定的主要临床表现为肩部疼痛及肩关节功能活动障碍，慢性期甚至发生肌肉萎缩，对患者的生活质量有严重的影响。

（2）体征：体征变化主要包括以下内容。

1）疼痛和肿胀：外伤后肩部疼痛、肿胀，在腋下、喙突下或锁骨下可触及肱骨头；前脱位时呈方肩畸形。

2）活动受限：患者受伤时常固定于轻度外展内旋位，肘关节屈曲且常用健侧手托住患侧前臂；上臂内旋及内收受限。

3）杜加斯征（Dugas sign）：患侧手触对侧肩部时用肘贴胸，手掌不能搭在对侧肩部或因疼痛肘不能贴近胸部。

4）直尺试验阳性：上臂外侧贴放一直尺，若可同时接触到肩峰和肱骨外上髁则为阳性。

（3）辅助检查：X线和MRI检查可见肩关节异常，呈关节半脱位表现。关节间隙上宽下窄。肱骨头下移，仅有一半的肱骨头对向肩胛骨关节盂。

四、康复治疗

（一）康复分期

肩关节不稳定患者的术后康复治疗大致可以分成3个时期：急性期（康复早期，最大保护期）、恢复期（康复中期，中等保护期）、维持期（微量保护期）。也可以将维持期进一步细分为功能恢复期和重返运动期。

在康复治疗中，缓解疼痛与维持关节稳定，并在可接受范围内开展早期活动是非常必要的，这有助于恢复全范围的关节活动度。在之后的训练中可以逐渐提高力量训练的占比。一般建议早期使用重复性的训练动作，先从被动协助下的动作开始，逐渐提高阻力负荷。训练中应注意力量、耐力以及爆发力的训练需要均衡进行。负重的稳定性训练（闭链运动和开链运动）可以促进功能性的力量恢复。以下介绍各个分期的康复目标和常用方法，以肩关节前方不稳定为例进行分阶段康复，其他类型的肩关节不稳定的术后康复治疗亦可以根据损伤特点参考以下方案。

（二）康复方案

第一阶段：康复早期

1. 康复目标

康复目标是教育患者如何进行活动限制、疼痛管理以及日常生活活动（ADL）。同时，应避免可引起关节囊前后结构应力增高的体位/运动。合理的肩关节疼痛管理可以放松肌肉，缓解肌肉疼痛，为此后的主动活动训练打下基础。康复治疗应将疼痛程度降至轻度至中度疼痛［疼痛量化评分量表

（NPRS）得分为 2/10 ～ 4/10 ］，休息时疼痛程度控制在轻度疼痛（2/10）。在这一时期，需要逐步恢复前屈外展及外旋至 45°或更高，并逐渐恢复对肩关节的控制能力。

2. 康复治疗方法

悬吊及护具制动、间歇性冰敷止痛、有限的钟摆训练（图 6-2-1）以及主动或被动协助下肩关节各个方向充分活动。

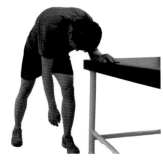

图 6-2-1　肩关节不稳定的早期运动：钟摆训练

第二阶段：康复中期

1. 康复目标

最重要的目标是恢复关节的静态稳定性，同时进一步缓解肩部疼痛（NPRS 小于 2/10），并达成阶段性关节活动度目标，使被动关节活动度和主动关节活动度回到正常范围。缓解或消除肩袖肌群紧张，并恢复肩袖肌群良好的神经肌肉控制，通过对前锯肌和肩胛下肌的训练，恢复肩胛骨正常位置和对肩胛骨的控制。

2. 康复治疗方法

有关训练可以参考第一节中关于肩袖损伤的早期康复训练的内容。在这个阶段，逐渐引入全身其他肌群以及健侧肩关节周围肌肉的训练，在适当范围内开展主动关节非抗阻训练，并且引入适当的闭链运动和开链运动（图 6-2-2 ～图 6-2-5）。

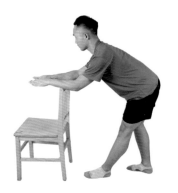

图 6-2-2　肩关节屈曲训练

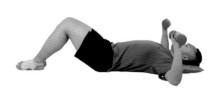

图 6-2-3　前锯肌训练、开链

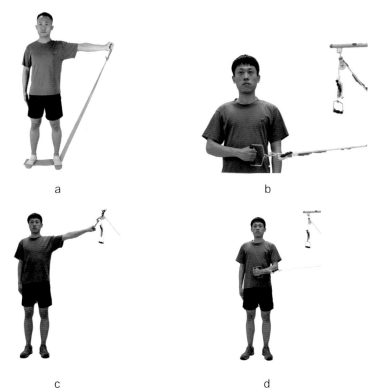

a

b

c

d

图 6-2-4　肩关节外旋、外展、内收肌力训练：开链

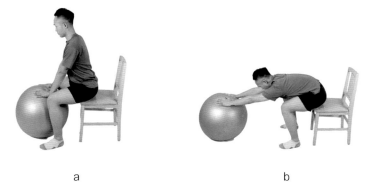

a

b

图 6-2-5　肩关节稳定性训练

第三阶段：功能恢复期

1. 康复目标

首要目标是促进力量恢复，恢复肩关节的动态稳定以及运动范围末端的神经肌肉控制，并通过渐进性的力量训练使患者逐渐恢复至正常的运动水平。此外，还需要达成阶段性关节活动度目标，使被动关节活动度和主动关节活动度恢复正常。需要注意的是，不要进行超过关节活动度的活动，尤其是在90°外展外旋位时。

2. 康复治疗方法

尽可能减轻肩部疼痛（休息时 NPRS 为 0/10，运动后小于 2/10），并加强肌肉的力量和耐力。在此阶段，去除制动，必要时冰敷，对某些"僵硬"的情况采取适当拉伸、牵引治疗。进行患侧的抗阻开链运动、闭链运动以及离心、向心运动。进行平衡性训练，适当增加耐力训练（图 6-2-6 ～图 6-2-8）。

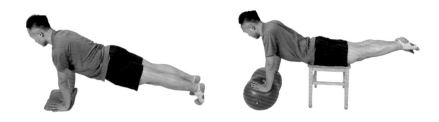

图 6-2-6　进阶闭链运动：手支撑

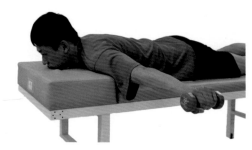

图 6-2-7　稳定性训练：开链

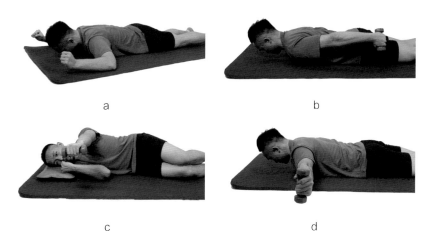

图 6-2-8 肩关节上抬、哑铃水平屈曲、哑铃外展、哑铃后伸

第四阶段：重返运动期

1. 康复目标

一般患者经过这一阶段的康复训练可以直接回归训练，对抗强度要求高的患者在这一阶段后还需要进一步的加强训练。因此，这一阶段的主要目标是逐渐恢复肩关节功能，帮助患者回到不受限的体育运动或日常生活中。具体包括患者主诉静息时无痛感，运动后无或仅有轻度疼痛（NPRS 为 $0/10 \sim 2/10$），活动时无或仅有轻度关节不稳定感。力量、耐力、神经肌肉强度恢复正常，外旋、内旋、外展、抬举时等速运动和手持测力器的测量结果至少达到正常的 90%，在训练所需的特定姿态下表现和自信心均逐渐增强。

2. 康复治疗方法（图 6-1-19，图 6-2-9，图 6-2-10）

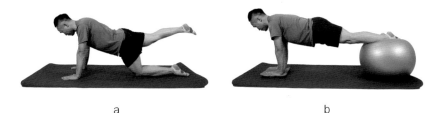

图 6-2-9 核心训练及进阶

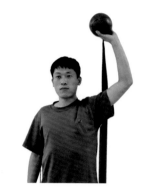

图 6-2-10　运动模拟训练：抛球

五、康复治疗中的注意事项

肩关节前方不稳定的非手术和手术后康复训练的安排都需要遵循渐进性或时序性，急于求成的操作或不当的训练方式很可能造成新的损伤。

在患者教育和沟通、负荷管理方面亦需要注意。在加入肩关节周围肌群的运动训练时，注意运动链、肩胛骨、盂肱关节的运动控制，以便形成良好的运动模式。

六、回归军事训练的标准

回归军事训练的标准根据个人的康复水平和能力具体权衡，可以参考以下几点。

（1）肩关节活动度基本正常。

（2）肩关节主动、被动活动时无明显疼痛或无明显压痛。

（3）肩关节及上肢力量至少达到健侧力量的90%。

（4）临床检查结果满意，无明显肩关节不稳定的体征。

七、如何预防肩关节不稳定？

肩关节不稳定与其他肩关节损伤一样，在日常活动或运动中，认识到潜在的损伤风险能够降低损伤的概率，例如，在训练前预估涉及肩关节的负荷、运动方式等，并做到有效的热身、动态牵伸等。为了针对性地预防肩关节不稳定，建议注意以下几点。

（1）本体感觉：提高肩关节的神经肌肉控制能力，在训练中适当加入部分提高肩关节本体感觉的训练。

（2）力量：提高肩周肌群的力量，找到肩周肌力薄弱的肌肉，可以通过等速肌力测试、徒手肌力检查等方法来实现，发现薄弱肌肉后，及时进行针对性训练。

（3）关节活动范围：对某些个体来说，可能存在肩关节过度"灵活"的情况，他们更应该注重在训练中预防肩关节损伤；而活动范围不足的个体需要逐渐提高肩关节活动范围以避免损伤。

（4）动作技巧：提高运动控制，在训练中若能够熟练完成涉及肩关节的运动，可优化所动员的肌群、动作质量等，也能降低损伤风险。

（张　凯、彭　楠）

第三节　肱二头肌肌腱炎

一、什么是肱二头肌肌腱炎？

肱二头肌肌腱炎（long head of Biceps tendinitis）是引起肩关节前侧疼痛及功能障碍的常见原因之一，肱二头肌长头肌腱在肩关节活动时长期磨损而发生退变和粘连，使肌腱滑动功能发生障碍。其中，原发性肱二头肌肌腱炎占5%，另外95%的患者常继发于其他病变，例如肩袖损伤、肩峰下撞击综合征、盂肱关节不稳定、盂肱关节炎等。

二、什么原因会引起肱二头肌肌腱炎？

肱二头肌肌腱炎通常由二头肌肌腱超负荷和过度使用引起。肱二头肌在肘关节伸展时进行减速，在重复的过顶活动中（例如，挥拍运动、投掷棒球），过度使用肱二头肌可能对肌腱造成过大的压力，从而导致炎症。引起肱二头肌肌腱炎的原因常为训练强度或训练时间突然增加、跌倒等导致的肩关节外伤、异常姿势如圆肩等导致的肩胛带肌肉力量不平衡，以及训练前没有充分热身；肱二头肌肌腱随着年龄增长可能出现退行性变，增厚的韧带和肱二头肌肌腱的不正常摩擦也会导致炎症和刺激。肱二头肌肌腱的作用是稳定肩关节前部，肩关节不稳定或肩袖撕裂会使肱二头肌超负荷工作，导致肱二头肌肌腱炎。

三、肱二头肌肌腱炎的症状和体征

（1）症状：肩关节疼痛。疼痛主要位于肩关节顶部和前部，可像放电一样向上臂前外侧或肘部放射，夜间影响睡眠。肩部活动后加重，肩关节外展和负重屈曲时疼痛明显，常在休息或治疗后好转。患者上肢抬起困难，患侧肩关节无力。急性期患侧卧位，引起疼痛加重，严重时穿、脱衣服均较为困难。

（2）体征：肩部和上臂前方压痛，早期肩关节活动受限不明显，但肩关节外展、后伸及内旋、外旋时可诱发疼痛。部分患者因疼痛，常使上臂处于内收及内旋的姿势。部分患者到后期时，肩关节各个方向活动均受限，患侧手不能触及对侧肩胛下角。

1）Yergason 测试阳性：检查时嘱患者屈肘 90°，治疗师一只手扶住患者肘部，另一只手扶住其腕部，嘱患者用力屈肘以及外展、外旋前臂，治疗师给予阻力。出现肱二头肌腱滑出，或结节间沟处产生疼痛，为 Yergason 测试阳性，说明肱二头肌长头肌腱可能有炎症、半脱位、脱位或撕裂损伤（图6-3-1）。

2）Speeds 测试阳性：患者站立位，治疗师站于患者侧方，使患者肩关节前屈 90°，肘关节伸展，前臂旋后。治疗师一只手置于患者前臂，另一只手置于患者肱二头肌沟处，施加向下的阻力，患者对抗。若患者表现出肱二头肌肌腱或结节间沟附近疼痛，则为阳性，提示肱二头肌肌腱炎或盂唇撕裂（图6-3-2）。

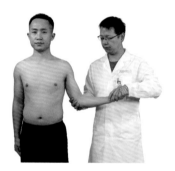
图6-3-1　Yergason 测试

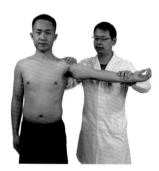
图6-3-2　Speeds 测试

四、康复治疗

肱二头肌肌腱炎的治疗包括保守治疗和手术治疗。保守治疗即通过药物治疗、物理因子治疗、手法治疗等方法来消除炎症、减轻水肿及疼痛，恢复无痛的关节活动范围，保持正确的肩肱节律，增强肩关节的稳定性。原发性肱二头肌肌腱炎应首选保守治疗，而经3个月保守治疗无效的患者或急性创伤期肱二头肌长头肌腱撕裂的年轻患者应采取手术治疗。

肱二头肌肌腱炎常同其他肩部疾病同时发生，单独依靠临床症状诊断比较困难。治疗师必须准确识别所有潜在的致病因素，制订恰当的康复计划。在明确异常因素的基础上，康复计划应侧重于恢复动态稳定性及肌肉耐力、增强姿势适应并为愈合反应提供适当的刺激。

第一阶段：急性期（伤后第 1 ～ 7 天）

1. 康复目标

消炎镇痛，恢复肩关节、肘关节全范围的被动关节活动度、维持肌肉平衡及适应正确的姿势。

2. 康复治疗方法

（1）消炎镇痛：消炎镇痛常用以下方法。

1）冰敷：急性期每天冰敷 4 ～ 6 次，每次 15 ～ 20 分钟，可以缓解炎症和疼痛。

2）药物治疗：口服非甾体抗炎药、外敷膏药等。

3）物理因子治疗：半导体激光治疗、超声药物导入、蜡疗、超短波疗法、经皮神经肌肉电刺激疗法，改善血液循环，缓解局部的炎症、疼痛等。

（2）被动关节活动度练习：在无痛范围内进行最大限度的肩关节前屈、外展、屈肘、伸肘训练。

（3）姿势矫正：矫正肩胛骨的异常位置。

（4）肩胛骨稳定性训练（图6-3-3）：常包括以下内容。

1）肩胛骨控制肌群的间歇性等长收缩。

2）肩胛上抬/下压，治疗师一只手置于患者肩胛骨上、另一只手置于患者肩胛骨下提供阻力。

3）肩胛前伸/后缩，治疗师一只手置于患者肩胛骨内缘，另一只手在患者喙突处提供阻力。

4）肩胛上回旋／下回旋，治疗师一只手置于患者肩胛下角，另一只手在患者肩峰和喙突提供阻力。

5）患者的体位可由侧卧位进阶到坐位，阻力逐渐增大。

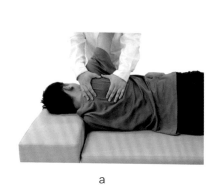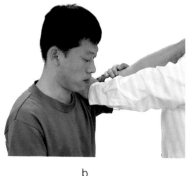

a

b

图 6-3-3　肩胛骨稳定性训练

3. 进入下一阶段的标准

患者达到 80% 的被动关节活动度，完成仰卧位肩关节前屈 90° 并维持 1 分钟以上，且肿胀、疼痛没有加重。

第二阶段：功能恢复期（伤后第 1 ~ 8 周）

1. 康复目标

增强肩关节、肘关节的稳定性和主动关节活动度，肩关节周围肌肉的柔韧性，以及神经肌肉控制能力。

2. 康复治疗方法

（1）楔形垫进阶训练：从仰卧位逐渐进阶至坐位的主动关节活动度训练。患者通过逐渐直立的体位来提高肩关节抗重力的能力（图 6-3-4）。

（2）手法牵伸：牵伸前给予超短波温热量治疗 15 分钟或者湿热敷 20 分钟，提高软组织延展性，包括牵伸肩前部及其周围肌肉组织，牵伸肩后部及其周围肌肉组织。

（3）肱二头肌和肱三头肌的强化训练：患者取仰卧位，应用抗阻器械，或治疗师徒手进行肱二头肌和肱三头肌的抗阻练习（图 6-3-5）。

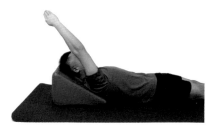

a

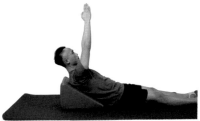

b

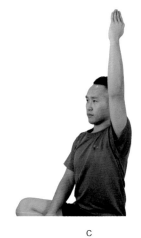

c

图 6-3-4　楔形垫进阶训练

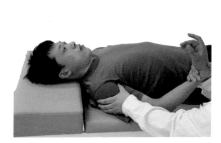

a. 起始位

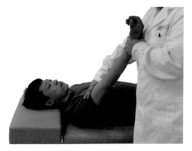

b. 终止位

图 6-3-5　肱二头肌和肱三头肌的强化训练

（4）扶球闭链运动：在倾斜板上进行扶球的闭链运动，以增强肩关节、肘关节控制及本体感觉。

（5）等长收缩练习：利用墙壁提供的阻力进行肩关节、肘关节等长收缩的练习（图6-3-6）。

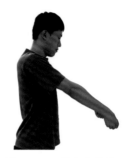

图6-3-6　等长收缩练习

（6）肩胛骨稳定性训练：常包括如下内容。

1）滑壁训练：患者双臂用力牵拉弹力带，并在墙壁上进行滑壁运动（图6-3-7）。

2）下斜方肌训练：患者坐于瑞士球上，双手用力向两侧牵拉弹力带（图6-3-8）。

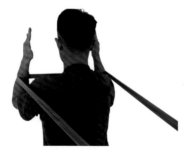

图6-3-7　滑壁训练

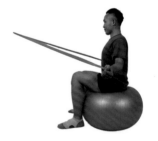

图6-3-8　下斜方肌训练

3）肩关节外展抗阻训练：患者俯卧于弹力球上，双手持哑铃保持肩关节水平外展（图6-3-9）。

4）抗阻训练：患者取侧卧位，头部枕在健侧手，患侧屈肘做肩前屈和后伸的抗阻训练。

5）肩关节稳定性训练：治疗师控制运动的节律，患者手臂放置在肩胛骨平面内，将手置于球上进行压缩盂肱关节的动态稳定性训练（图6-3-10）。

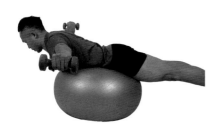

图6-3-9 肩关节外展抗阻训练

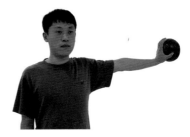

图6-3-10 肩关节稳定性训练

3. 进入下一阶段的标准

患者能重复肩关节主动外展或前伸至80％的关节活动度30次，且没有上斜方肌的代偿；重复侧卧位肩外旋至80％的关节活动度30次，且训练后疼痛及肿胀无加重。

第三阶段：耐力训练期（伤后第8～12周）

1. 康复目标

进行积极的肌力训练与神经肌肉控制训练，增强肌肉力量与耐力，开展功能训练。

2. 康复治疗方法

（1）相关肌群的肌力训练与神经肌肉控制训练：常包括如下内容。

1）肩胛骨后缩训练：用弹力带施加阻力，重点是肩胛骨后缩和上斜方肌的活动（图6-3-11）。

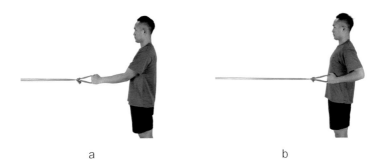

a   b

图6-3-11 肩胛骨后缩训练

2）肩关节抗阻外旋训练：肩关节外展30°，拉动弹力带进行肩关节外旋（图6-3-12）。

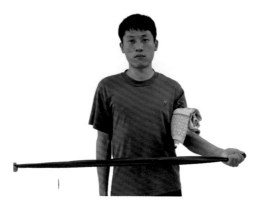

图6-3-12　肩关节抗阻外旋训练（1）

3）肩关节前屈的抗阻训练。

4）划船运动。

5）肩胛平面的外展抗阻训练。

6）水平面的内旋/外旋抗阻训练。

7）坐位肘伸直，利用自身体重向下压。

8）肘部上推（平板支撑）（图6-3-13）。

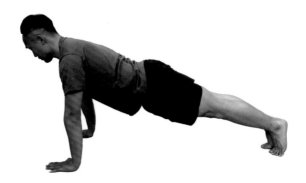

图6-3-13　平板支撑

（2）神经肌肉控制训练：侧卧位外旋的抗阻训练，抗阻时进行向心和离心收缩，在运动末端范围内进行节律稳定性训练。

3. 进入下一阶段的标准

能在肩关节外展30°时完成1分钟的抗阻外旋运动，能在肩关节前屈90°时维持稳定1分钟，且训练后疼痛及肿胀无加重。

第四阶段：回归训练期（伤后第12周及以后）

1. 康复目标

消除疼痛，进一步强化肌力与肌肉耐力，恢复肩关节、肘关节全范围的关节活动度，恢复到以前的功能活动水平。

2. **康复治疗方法**

（1）肩关节抗阻外旋训练：患者肩关节外展90°、外旋90°，稳定、有节律地牵拉弹力带（图6-3-14）。

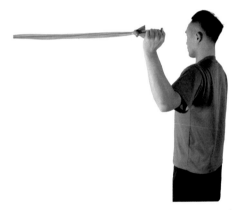

图6-3-14 肩关节抗阻外旋训练（2）

（2）PNF训练：常包括如下内容。

PNF训练：使用1 kg的实心球进行PNF反向投掷（图6-3-15）。

1）开始时，治疗师将球从患者的肩膀上方扔过。

2）患者抓住球并握住使其减速，肩关节前伸将球置于对侧足前。

3）将球从肩膀上方扔回给治疗师。

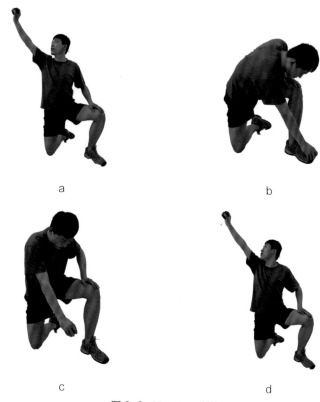

a   b

c   d

图 6-3-15 PNF 训练

五、康复治疗中的注意事项

（1）训练时避免过度负重和超过关节活动度的运动。

（2）不要在疲劳时进行高强度对抗性军事训练活动。

（3）康复方案并非一成不变，康复目标和方法应该根据患者病情和康复需求来调整。

（4）如果肱二头肌肌腱炎继发于肩袖损伤、肩峰下撞击综合征等，先治疗原发病往往是更重要的。保守治疗无效的患者可以采用手术治疗，例如，肱二头肌长头肌腱固定术、肱二头肌长头肌腱复位术、肱二头肌长头肌腱切除术等。

六、回归军事训练的标准

仅 50% 的肱二头肌肌腱炎患者可恢复到损伤前的功能水平，伴发盂唇损伤时很难恢复到损伤前的功能水平。

（1）患者的不适和疼痛得到有效控制，疼痛控制前不应恢复军事训练。过早恢复高水平运动的患者可能发现症状突然加重，持续拉伸尚未完全愈合的肌腱会使患者面临组织慢性损伤和肱二头肌肌腱断裂的风险。

（2）疼痛完全控制 3 周后，可以逐渐开始正常训练活动。

（3）患侧肩关节的肌力和关节活动度基本恢复正常，参与军事训练后肩关节无疼痛出现。

七、如何预防肱二头肌肌腱炎？

（1）运动前进行适当热身，被动拉伸关节和肌肉，避免进行引起疼痛的活动。

（2）在军事训练或者体育活动后进行充分的放松和疲劳恢复。

（3）对肱二头肌肌腱炎的高风险人群，例如重复进行过顶运动或肩关节不稳定的人群，应给予更多的关注和宣教。

（4）维持肩关节和肘关节的灵活性，维持肌肉耐力和爆发力；维持较好的心肺耐力。

（5）保持肩关节肌肉力量平衡，增强肩关节周围肌力训练。坚强有力的肩关节和上肢能够缓解结缔组织如肌腱的应力和负荷，进行上肢和肩关节各个方向肌肉的抗阻训练，以获得良好的关节稳定性，可进行俯卧撑、划船训练、肩关节内旋训练（图 6-3-16 ～图 6-3-18）。

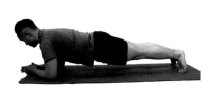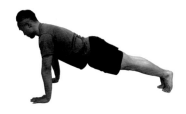

a　　　　　　　　　　　　b

图 6-3-16　俯卧撑

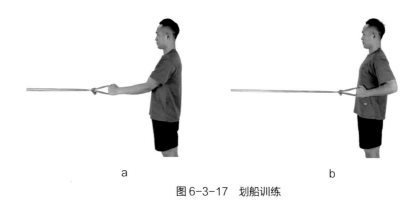

a b

图 6-3-17 划船训练

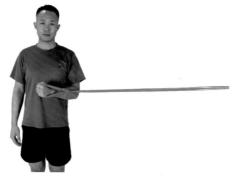

图 6-3-18 肩关节内旋训练

（郭雪园、李 晓）

第四节 肩峰下撞击综合征

一、什么是肩峰下撞击综合征？

肩峰下撞击综合征（subacromial impingement syndrome，SAIS），当肩关节前屈、外展时，各种原因可导致肩峰下间隙内组织与喙肩弓之间反复摩擦、撞击，引起肩部疼痛和功能障碍等一系列症状。这个概念最早由 Neer 提出，临床上可占肩关节疼痛的 44% ~ 65%，多见于年轻患者。

二、什么原因会引起肩峰下撞击综合征?

军事训练中频繁进行上举伴肩关节外展等动作,如投掷、卧推、举重、乒乓球运动等,容易发生肩峰下撞击。肩峰形态异常也会引发撞击,如Ⅰ型(平直形)、Ⅱ型(弧形)、Ⅲ型(钩形)肩峰,其中Ⅱ型和Ⅲ型肩峰更容易引起撞击。

三、肩峰下撞击综合征的症状和体征

(1)症状:临床表现为肩部疼痛,以外上方为主,为慢性钝痛,夜间侧卧时加重,伴有明显的关节或滑囊积液时夜间疼痛明显。严重者可出现肩关节外展无力、关节活动受限。

(2)体征:压痛点位于肱骨大结节上方、前方、后方。患侧上肢进行60°~120°前屈或外展时疼痛加剧;患侧肩关节被动运动正常,而主动运动受限,慢性期出现患肩外展和外旋肌力减弱。

1)Neer撞击试验阳性:治疗师以手扶患侧前臂,使之于中立位上举,肩袖、大结节附着点撞击肩峰的前缘并出现肩痛为阳性,提示肩峰下撞击综合征(图6-4-1)。

2)Hawkins试验阳性:患者取坐位或站立位,肩关节和肘关节屈曲90°,肩关节外展并内旋,拳头朝下,治疗师握住其肘关节上端以固定,并对其前臂远端前侧施力,使肩关节内旋至最大范围,引发患者肩峰部位疼痛为阳性,提示肩袖与肩峰或喙肩弓之间存在撞击(图6-4-2)。

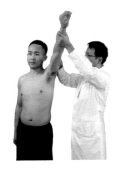

图6-4-1　Neer撞击试验

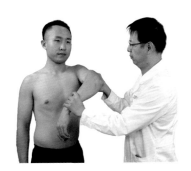

图6-4-2　Hawkins试验

3）疼痛弧试验阳性：治疗师嘱患者肩关节外展或将之被动外展，若肩关节外展到60°～120°时，肩部出现疼痛，则为阳性，这一特定区域的外展痛称为疼痛弧，提示冈上肌肌腱在肩峰下发生摩擦、撞击（图6-4-3）。

4）空罐试验（empty can test）阳性：患者肩关节外展90°，然后内旋并水平内收30°，前臂旋前拇指的指尖朝下，治疗师向下施加阻力，患者上抬抗阻，出现疼痛为阳性，提示冈上肌肌腱病变（图6-4-4）。

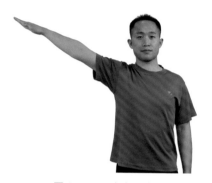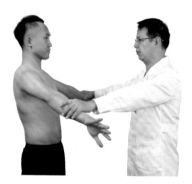

图6-4-3　疼痛弧试验　　　　　　　　图6-4-4　空罐试验

四、康复治疗

肩峰下撞击综合征早期可采用非手术治疗，如使用非甾体抗炎药、物理因子治疗、运动疗法等。肩峰下撞击综合征导致的长期慢性肩痛，经非手术治疗3～6个月，肩关节疼痛及功能受限没有明显改善者，可采取手术治疗，如关节镜下肩峰下间隙减压术：主要包括肩峰成形、肩峰下滑囊切除。

第一阶段

1. 康复目标

减轻和消除炎症、增强对近端盂肱关节周围肌肉的控制并预防由于盂肱关节废用导致的肌肉萎缩。

2. 康复治疗方法

（1）消炎镇痛：常用以下方法。

1）制动休息，冰敷，避免肩关节的过度前屈、外展活动。局部应用弹性绷带、肌内效贴布固定，症状严重者也可应用肩关节支具功能位制动 2 周左右，以减轻炎症、缓解疼痛。待急性炎症控制后，可在无痛范围内进行肩关节活动度的训练，避免引起肩关节粘连。

2）使用非甾体抗炎药（NSAID）。

3）物理因子治疗：干扰电疗法、低强度的脉冲磁疗；无热量超短波疗法，每天 15 分钟。

4）注射皮质类固醇。

（2）进行维持关节活动度练习：在肩关节疼痛缓解的基础上，进行关节活动度训练和肩关节周围肌肉力量训练，改善肩关节功能，包括以下练习。

1）钟摆训练。

2）在无痛范围内进行肩关节前屈和肩胛骨上抬。

3）肩关节外展 45° 时，在肩胛平面进行肩关节内旋、外旋。

4）小范围进行肩关节外展活动，范围逐步增加至 90°，在水平面内外展或内收肩关节。

5）利用绳和滑轮在无痛范围内进行肩关节前屈训练。

（3）关节松动术：应用关节松动术进行康复，具体方法如下。

1）盂肱关节向后滑动：患者取仰卧位，治疗师一只手固定患者腕关节，另一只手握住患者肱骨近端向后滑动。改变肱骨内收外展的位置以牵伸关节后侧软组织（图 6-4-5）。

2）盂肱关节向下滑动：患者取仰卧位，治疗师一只手握在肱骨近端，另一只手握在患者肘关节处，在中立位给予其向下滑动的力（图 6-4-6）。

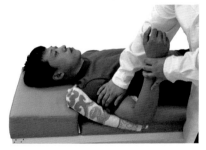 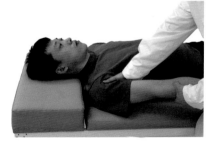

图 6-4-5　盂肱关节向后滑动　　　　图 6-4-6　盂肱关节向下滑动

（4）加强肌力训练：肌力训练常包括如下内容。

1）外旋／内旋的节律稳定性练习。

外旋：患者上肢中立位，从贴近腹部的位置向外牵拉弹力带至远离腹部，然后缓慢复位（图6-4-7）。内旋：从外旋位开始向腹部移动，然后缓慢复位（图6-4-8）。可在腋下夹毛巾以保持舒适并防止关节外展。

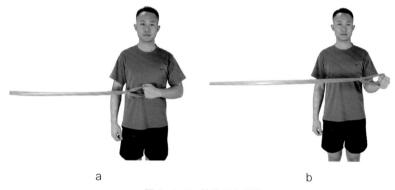

a   b

图6-4-7　外旋肌力训练

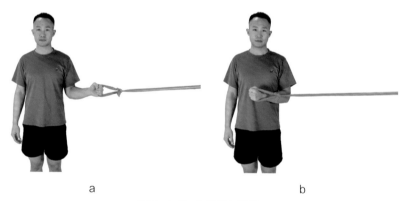

a   b

图6-4-8　内旋肌力训练

2）强化肩胛骨的升肌、降肌及伸肌肌力。

肩关节后伸抗阻训练：患者前臂前屈45°，握紧弹力带后伸，并保持肘关节屈曲（图6-4-9）。

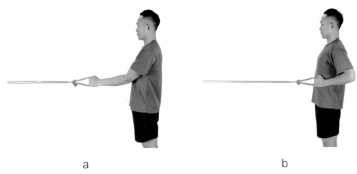

a   b

图 6-4-9 肩关节后伸抗阻训练

肩胛骨后缩抗阻训练：患者屈肘，双手握弹力带于胸前，后缩肩胛骨，双手外旋牵拉弹力带后缓慢回位（图 6-4-10）。

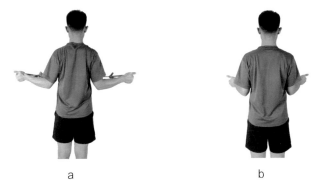

a   b

图 6-4-10 肩胛骨后缩抗阻训练

肩胛骨前伸抗阻训练：患者取仰卧位，肩关节前屈 90°，肘伸直，手握弹力带向上伸（图 6-4-11）。

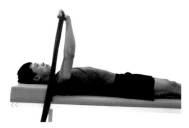

图 6-4-11 肩胛骨前伸抗阻训练

（5）进行姿势控制训练：常有以下几点内容。

1）胸肌牵拉练习：手臂如图放置，头及躯干转向对侧（图6-4-12）。

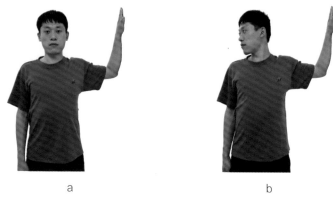

a   b

图6-4-12　胸肌牵拉练习

2）收下颌同时后缩肩胛练习：患者目视前方收下颌并向后、向下回缩肩胛骨（图6-4-13）。

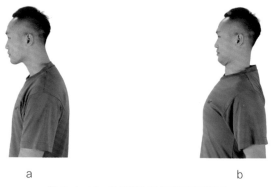

a   b

图6-4-13　收下颌同时后缩肩胛练习

（6）使用PNF技术进行肩内旋肌、外旋肌的节律稳定性训练，以恢复关节囊的本体感觉。反复练习睁眼或闭眼状态下的平衡能力和关节运动姿势控制能力，以及在运动过程中从有意识到无意识地反复刺激关节，提高关节稳定性。

（7）宣教：嘱患者体位摆放正确，将手臂保持在肩水平面以下或肩前方，避免拉伤肌腱；运动时保持肱骨外旋位，避免大结节与肩峰的撞击。

第二阶段

1. 康复目标

恢复主动和被动关节活动度，避免进一步的撞击和损伤。在后续治疗中缓解关节囊后部过紧，使肱骨头达到其正常旋转位置。

2. 康复治疗方法

（1）增大关节活动度：在肩关节外展 90° 时进行内旋和外旋，并在外展 90° 时进行内收。

（2）关节松动术：应用关节松动术进行康复治疗，举例如下（图 6-4-14）。

1）运用 2、3、4 级手法向下、向前、向后滑动，并根据需要进行组合松动。

2）患者取侧卧位，肩关节最大角度内旋后，治疗师可对其进行持续牵伸或关节末端振动。

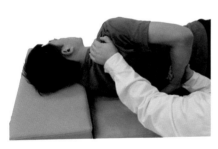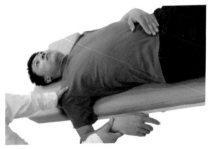

a   b

图 6-4-14 关节松动术

3）锁骨肩峰向下滑动：患者取仰卧位，治疗师一只手固定患者肩胛骨，另一只手的大鱼际置于患者锁骨远端并逐渐向下施力（图 6-4-15）。

4）牵拉肩关节后侧：患者取仰卧位，肩关节前屈内旋，肘关节屈曲 90°，拇指朝下，治疗师一只手固定患者肩关节，另一只手在患者肘关节处施加向内的力（图 6-4-16）。

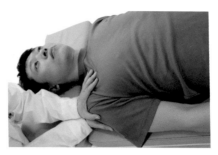

图 6-4-15　锁骨肩峰向下滑动

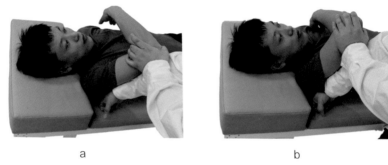

a　　　　　　　　　　　　　　　　b

图 6-4-16　牵拉肩关节后侧

5）肩关节前屈牵伸：患者取仰卧位，双手握住拐杖，肘关节尽量伸直，肩前屈至有牵拉感（图6-4-17）。

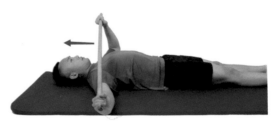

图 6-4-17　肩前屈牵伸

6）松动肩胛胸壁关节：患者取健侧卧位，治疗师一只手放在患者肩部，另一只手从患者上臂下穿过固定肩胛骨，从而使患者肩胛骨做上抬、下降、前伸、回缩运动。

（3）加强肌力训练：继续完成肩部运动，加强肩袖和肩胛肌群训练。

1）站立位肩关节外展（0°～90°）：患者双足踩弹力带一端，同侧手握弹力带另一端，拇指在上，外展至90°，缓慢回位后重复，注意动作保持在肩胛平面（图6-4-18）。

2）站立位肩关节前屈（0°～90°）：患者双足踩弹力带一端，同侧手握弹力带另一端，肩关节前屈90°，拇指在上，注意保持向正前方抬臂，缓慢回位后重复（图6-4-19）。

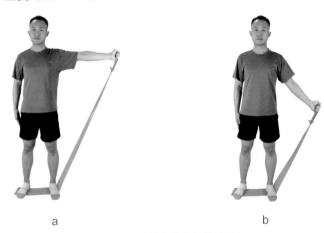

a   b

图6-4-18 站立位肩关节外展

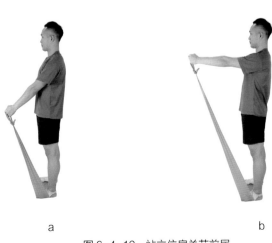

a   b

图6-4-19 站立位肩关节前屈

3）俯卧位肩水平外展与肩胛骨后伸：患者取俯卧位，肩水平外展，肩胛骨后伸，身体呈 T 字形，拇指在上，缓慢回位并重复（图 6-4-20）。

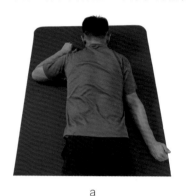 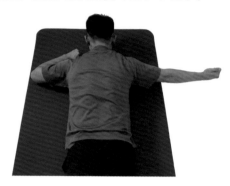

a   b

图 6-4-20　俯卧位肩水平外展与肩胛骨后伸

（4）姿势控制练习：继续牵伸胸小肌和肩胛骨周围肌群，肩关节前屈并将对侧手置于肩上，保持上斜方肌放松，避免耸肩。

（5）本体感觉神经肌肉促进技术：根据肩关节稳定结构，在接近运动终末范围内反复进行离心收缩，交替进行等长和等张训练。

第三阶段

1. 康复目标

完全恢复主动、被动活动，恢复日常功能。

2. 康复治疗方法

（1）增大关节活动度训练：继续进行牵伸训练和全关节活动范围的运动练习，保持并提高向后及向下运动的灵活性。

（2）加强训练，包括如下内容。

1）肩关节外展位外旋/内旋训练：患者面向/背对门，上臂与肩同高，肘关节屈曲 90°，手握弹力带外旋/内旋 45°～ 90°，缓慢回位并重复（图 6-4-21）。

2）Bodyblade 振动桨训练：进行水平与垂直的振动对抗训练（图 6-4-22）。

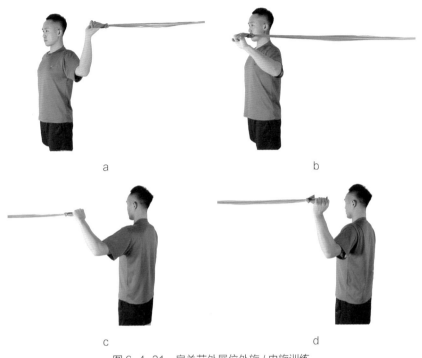

a   b

c   d

图 6-4-21　肩关节外展位外旋 / 内旋训练

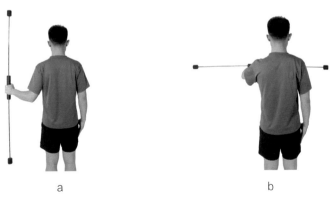

a   b

图 6-4-22　Bodyblade 振动桨训练

3）盂肱关节节律稳定性运动：通过增加振荡或扰动以提高节律稳定性，可逐渐增加次数、提高难度（图 6-4-23）。

4）肩袖和肩胛骨运动训练：患者俯卧位，肩关节外展 90°，肘关节屈曲 90°，手握弹力球，增强肩袖肌群和肩胛骨运动（图 6-4-24）。

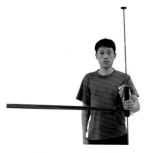
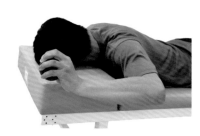

图 6-4-23　肩节律稳定性训练　　　图 6-4-24　肩袖和肩胛骨运动训练

5）割草机运动：弹力带一端系于床的支撑脚，前屈髋关节、膝关节、躯干，手握弹力带另一端，向斜后上方牵拉弹力带并后伸髋关节、膝关节、躯干，肩关节外展外旋 90°，肘关节屈曲 90°。缓慢复位并重复（图 6-4-25）。

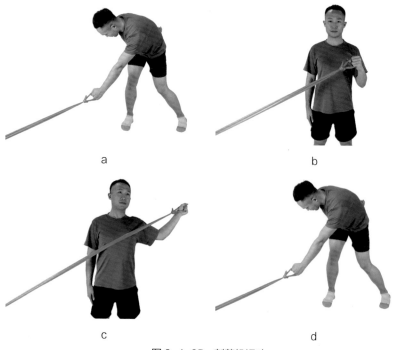

a

b

c

d

图 6-4-25　割草机运动

6）肩关节外旋拐杖牵伸训练：患侧上肢屈肘，手握拐杖一端，健侧加压使患侧外旋（图6-4-26）

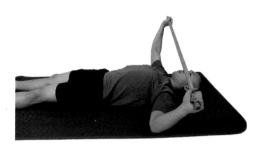

图6-4-26　肩关节外旋拐杖牵伸训练

7）肩关节内旋牵拉训练：患者双手握毛巾，健侧用力向上提拉，使患侧内旋（图6-4-27）。

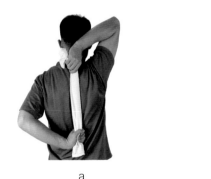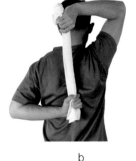

a　　　　　　　　　　　　　　b

图6-4-27　肩关节内旋牵拉训练

8）站立位肩关节前屈牵伸训练：患者靠墙站立，手向上滑动，缓慢靠近墙面以牵伸肩后侧肌肉。

9）四点跪位俯卧撑：跪位，四肢支撑，与肩同宽，双臂向下支撑使上背部弓起如骆驼背，缓慢回位后重复（图6-4-28）。

10）平板支撑：患者取俯卧位，前臂支撑，上背部下落后，双肩向前，同时腰腹用力，使上背部挺起，缓慢回位并重复（图6-4-29）。

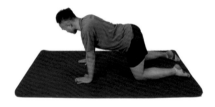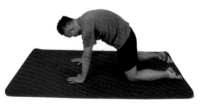

a   b

图 6-4-28   四点跪位俯卧撑

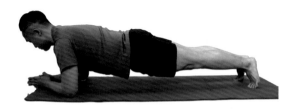

图 6-4-29   平板支撑

五、康复治疗中的注意事项

（1）康复方案不是一成不变的，训练方法和目标应该根据患者年龄、体质及疼痛耐受程度而定。

（2）避免肩关节剧烈运动和过度疲劳，注意盂肱节律，恢复肩关节活动度的同时，注意恢复肩胛骨的稳定性。

（3）长期慢性疼痛的患者，尤其是术后疼痛患者，注意长期慢性疼痛导致的心理问题。

（4）即使患者没有疼痛、活动受限等症状，恢复肩关节活动度也要循序渐进。

（5）在逐渐恢复训练期间，先恢复患侧上肢的肌力，再继续加强柔韧性和耐力训练，以防止复发。

六、回归军事训练的标准

（1）恢复完全无痛的关节活动度。

（2）休息和活动时，相关的疼痛完全消失。

（3）撞击综合征相关的症状和体征均为阴性。

（4）与健侧相比，患侧等速力量测试达到对侧的 90%。

七、如何预防肩峰下撞击综合征？

（1）加强肩关节周围肌肉，尤其是肩袖肌肉的力量训练，维持肩关节的稳定性。

（2）出现肩关节疼痛时要停止运动或者减少运动量，注意休息，不可忍耐疼痛进行训练。

（3）制订合理的训练计划。

（4）确保正确训练肩部各个方向的肌群，避免肌肉力量失衡导致肩关节撞击。

（5）剧烈运动后间断冰敷肩关节，以减少炎症。

（郭雪园、李　晓）

第七章　上肢损伤康复

本章我们将对上肢损伤的康复进行介绍，主要介绍肱骨外上髁炎、肱骨内上髁炎、腕部三角纤维软骨复合体损伤和桡骨茎突狭窄性腱鞘炎等疾病的康复治疗。

第一节　肱骨外上髁炎

一、什么是肱骨外上髁炎？

肱骨外上髁炎又称"网球肘"或肘外侧疼痛综合征，是由肘关节急性外伤或慢性劳损引起的，以肘关节外上方局限性疼痛、腕关节背伸和前臂旋转功能受限为主要临床表现的一种疾病。

二、什么原因会引起肱骨外上髁炎？

前臂肌肉过度使用：反复扭转手臂导致的前臂肌肉过度使用，是造成肱骨外上髁炎的常见病因，多见于网球爱好者。活动技巧或方法有误：工具或运动器材过重、尺寸不合适或使用方法错误。常见活动：职业工作（如木工工作和水管工工作等）、家务劳动（如庭院劳动和搬抬物品等）和体育运动（如球拍类运动、游泳和棒球等）。意外事故：直接撞击肘部侧面或跌倒时压到过度伸展的手臂。

三、肱骨外上髁炎的症状和体征

（1）症状：主要表现为肘关节外侧（即肱骨外上髁）局限性疼痛，存在明显压痛点，或压痛点在肱桡关节处或环状韧带处，疼痛可向前臂放射。前臂抗阻力的屈曲和旋转可使疼痛加重。患者出现腕关节背伸及前臂旋转功能障碍，握力减弱，且有无力感，但肘关节一般无肿胀。患者常有肘关节反复屈伸、旋转活动病史，起病隐匿，反复发作。

（2）体征：肱骨外上髁伸肌总腱起点处有局限性压痛，有时可延伸到伸肌肌腹，无明显红肿，关节活动不受限，Cozen 试验、Mill 试验和指伸肌疼痛测试呈阳性。

四、康复治疗

（一）总体康复目标

通过对急性期及慢性期的对症处理，达到消炎、减轻疼痛、缓解肿胀，进一步促进血液循环，加快组织愈合的目标。

（二）康复治疗

1. 制动（休息）

避免重复性或引起疼痛的活动，疼痛消失前不要运动，尤其禁止打网球。

2. 物理因子治疗

（1）冷疗法：急性疼痛时，将冰敷袋（或冰枕）置于疼痛处，或将冰块加适当的水置于塑胶袋中敷于患处。将冰袋或其他冰敷装置用毛巾包裹，避免低温对皮肤的刺激（图 7-1-1）。冰敷时间不要过长，随时观察患者反应并询问患者感受，防止冻伤。每次 5 ～ 20 分钟；每天 2 ～ 3 次。

（2）可选用神经肌肉电刺激、激光治疗或低频超声疗法等，减轻局部炎症和疼痛。

（3）冲击波治疗：经保守治疗无效的肱骨外上髁炎或者慢性期患者，可采用冲击波治疗，每周 1 ～ 2 次，2000 转，治疗不超过 3 次。冲击波治疗后 2 周内避免患肢进行剧烈运动。

3. 药物治疗

常用止痛剂、非类固醇抗炎药、肌松药或者外敷药膏等。

4. 肌筋膜松解

拇指和示指在疼痛部位先纵向顺着伸肌肌腹按压，再横向按压附近肌腱，患者会有酸胀的感觉，逐渐增加按压力量，直至酸胀感减轻，每天 2 次，每次 5 分钟（图 7-1-2）。

5. 佩戴护具

在前臂使用加压护具，可以限制前臂肌肉产生的力量传导到肱骨外上髁（图 7-1-3）。

6. 肌内效贴布疗法

剪3条贴布，采用放松、加压、支持的3种贴法，适合于康复期患者，若在训练中，则采用防护贴法（图7-1-4）。

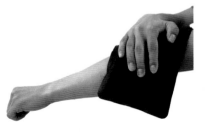

图 7-1-1　冷疗法

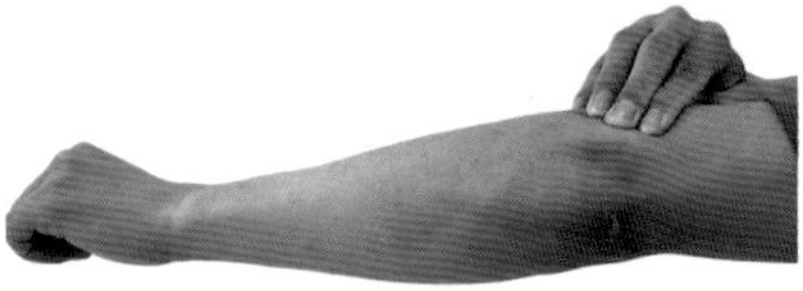

图 7-1-2　肌筋膜松解

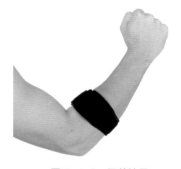

图 7-1-3　佩戴护具

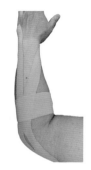

图 7-1-4　使用肌内效贴布

7. 运动训练

通过主动关节活动训练、肌肉牵伸放松和肌肉力量训练,保持关节活动度,增强肌肉力量,缓解肌肉紧张、减轻疼痛、加强关节的动态稳定性。

（1）关节主动活动训练：包括腕关节屈伸活动（图7-1-5）、肘关节屈伸活动、前臂旋转活动等（图7-1-6）。患者取坐位或站立位，无阻力地主动进行全关节活动范围的腕关节屈伸、肘关节屈伸和前臂旋转活动。在最大关节活动度的位置保持10～15秒后放松。

（2）腕伸肌牵伸放松：患者取坐位或站立位，肘关节伸直且掌心朝下，保持此姿势。将患侧腕关节向外侧偏并屈曲腕关节，另一只手对手背施加持续性的按压力，使腕关节获得持续的牵伸（图7-1-7）。

（3）力量训练：进行相关肌肉的抗阻力量练习时，可借助弹力带或者较轻的哑铃作为辅具，常规训练方式如下。

1）肘屈肌训练：患者取站立位，双足踩弹力带一端，掌心向后，上臂贴紧身体，向上弯曲前臂至最大角度，感受到弹力带的拉力（图7-1-8）。

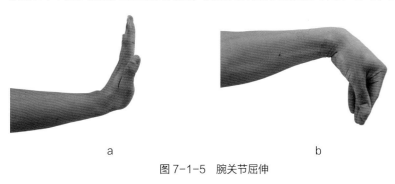

a   b

图 7-1-5 腕关节屈伸

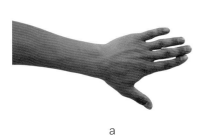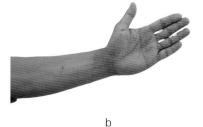

a   b

图 7-1-6 前臂旋转活动

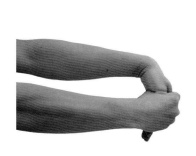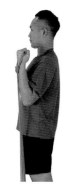

图 7-1-7 腕伸肌牵伸放松   图 7-1-8 肘屈肌训练

2）肘伸肌训练：患者取站立位，手握弹力带至身体背侧，肘关节先屈曲，后伸直（图7-1-9）。

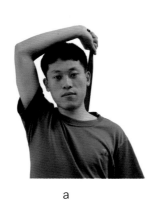

a   b

图 7-1-9　肘伸肌训练

3）腕屈/伸肌训练：患者取坐位，一侧足踩住弹力带的一端，患侧手抓住弹力带，腕关节在无痛范围内做屈伸运动，屈肌和伸肌训练交替进行（图7-1-10）。

4）腕关节桡侧肌力训练：患者取坐位，患侧手握住哑铃，在无痛范围内做腕关节的桡偏动作（图7-1-11）。

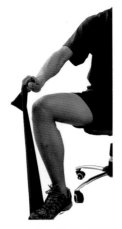 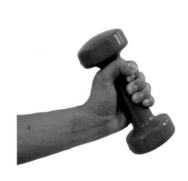

图 7-1-10　腕屈/伸肌训练　　　图 7-1-11　腕关节桡侧肌力训练

5）前臂旋转肌训练：患侧手握住弹力带，腕关节伸直拉紧弹力带，前臂缓慢旋转拉伸弹力带，缓慢回到初始位置（图7-1-12）。

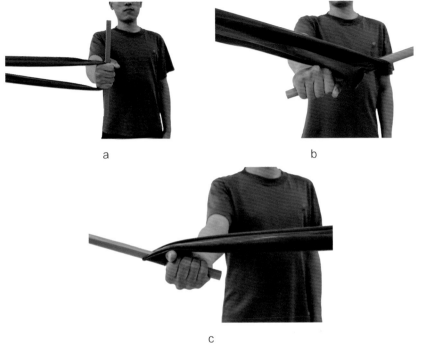

图7-1-12 前臂旋转肌训练

6）肩内旋肌训练：患者取站立位，将弹力带一端系在一个稳定的固体物上，患侧靠近固定物，患侧手握住弹力带另一端，上臂贴紧身体，肘关节屈曲90°，前臂与地面平行，拉伸弹力带远离固定点，缓慢回到初始位置（图7-1-13）。

7）肩外旋肌训练：患者取站立位，将弹力带一端系在一个稳定的固体物上，健侧靠近固定物，患侧手握住弹力带另一端，上臂贴紧身体，肘关节屈曲90°，前臂与地面平行，拉伸弹力带远离固定点，缓慢回到初始位置（图7-1-14）。

8. 注射治疗

保守治疗无效或者急性期疼痛严重甚至影响工作和生活的患者，可用糖皮质激素和局麻药进行压痛点部位注射。超声引导可提高注射效果，注意避免将药物注射入肌腱内导致肌腱脆性增高或者肌腱断裂。注射后 1 周内避免剧烈抗阻运动，必要时间隔 1～1.5 个月再注射一次，最多不超过 3 次。

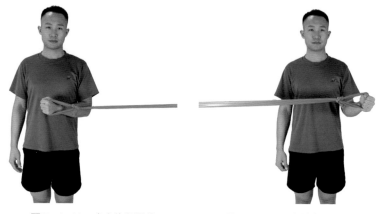

图 7-1-13　肩内旋肌训练　　　　图 7-1-14　肩外旋肌训练

五、康复治疗中的注意事项

（1）训练前、后分别做好准备活动及放松活动，根据自身情况适时调整训练强度，训练过程中注意安全。

（2）进行抗阻训练时，阻力由小到大，循序渐进。

（3）减少可能导致受累组织进一步退变的有害应力。

（4）在回归工作或训练时，仍建议一段时间内使用保护带加以保护。

（5）当患者回归军事训练时，应找出可能造成症状复发的不适当设备或技巧。

六、回归军事训练的标准

（1）可进行无痛的全关节活动度训练。

（2）当患侧力量恢复到健侧的 80% 时，就可以尝试恢复部分工作活动或训练。

（3）一般来说，应该从非竞争性活动开始。

七、如何预防肱骨外上髁炎?

（1）进行运动前，要做好充分的热身活动。

（2）注意避免突然的肘部过度活动。

（3）进行反复屈伸肘关节的活动时，应注意劳逸结合，适度进行有针对性的休息。

（4）疼痛缓解后，防止肘部吹风和受凉，避免过度劳累，以免复发。

（任 月、王 宁）

第二节　肱骨内上髁炎

一、什么是肱骨内上髁炎?

肱骨内上髁炎又称"高尔夫球肘"，是前臂屈肌–旋前肌群过度使用或重复性受压而产生的慢性肌腱炎。该病的自然病程通常是自限性的，80%的患者在 1～3 年内可以恢复。

二、什么原因会引起肱骨内上髁炎?

频繁、反复地用力抓握，前臂旋前和屈腕易引起肱骨内上髁炎。

三、肱骨内上髁炎的症状和体征

（1）症状：肘关节内侧疼痛，常因活动（尤其是紧握、投掷和前臂屈伸）而加重。抓握时手和前臂无力，通常休息后症状可以缓解。疼痛和麻木逐渐进展，疼痛放射到前臂或手腕。慢性发作也可能导致握力下降。

（2）体征：肱骨内上髁处压痛明显，局部肿胀，疼痛明显者出现肘关节活动受限。进行旋前圆肌功能检查，前臂内旋抗阻是肱骨内上髁炎最敏感的检查，测试时，肘关节屈曲 90° 做内旋抗阻，疼痛加剧为阳性。

（3）辅助检查：X 线片通常是正常的，20%～30%的患者可能表现为骨膜炎或钙化肌腱病。超声检查显示屈肌腱的局灶性低回声改变，腱鞘增厚，部分或全层撕裂。彩色多普勒检查可在肱骨内上髁发现新血管形成和结构不规则。MRI 是诊断肱骨内上髁炎的金标准，T2 信号强度增加时，MRI 表现为屈肌腱鞘增厚。

四、康复治疗

（一）总体康复目标

近期目标：停止过度的前臂屈伸活动，缓解疼痛，恢复无痛的全关节活动范围和力量。

远期目标：重返训练场，减少复发。

（二）康复方案

急性期

1. RICE 原则

休息、冰敷、加压和抬高患肢。在急性期冰敷是非常重要的。先停止引起疼痛的活动，或降低活动的强度与持续时间，并在活动后给予冰敷。

2. 药物治疗

早期使用非阿片类止痛药，例如对乙酰氨基酚（一线药物）和非甾体抗炎药。使用非甾体抗炎药时，首选局部用药，若没有禁忌证，可口服非类固醇类消炎止痛药 10 ~ 14 天。

3. 前臂束带

束带可限制肌肉肌腱最大收缩程度而降低肌肉力量，同时也将力量重新分配到前臂的远端。

4. 物理因子治疗

神经肌肉电刺激、激光治疗、超声药物导入治疗（如超声导入扶他林）等物理治疗可缓解局部疼痛，缓解前臂肌肉痉挛和紧张。体外冲击波疗法对于常规理疗无效和长期慢性疼痛的肱骨内上髁炎效果较好（详见第三章）。

亚急性期

疼痛症状改善之后，可在指导下实施康复计划。首先，要达到无痛的关节活动度，包括腕关节屈曲、背伸和前臂旋前、旋后动作。接着，进行肘关节伸展及渐进式等长运动（图 7-2-1）。

症状改善后，加入抗阻训练，先从各方向轻松的向心运动开始，之后慢慢增加离心运动，并以离心运动为主。一开始做这些运动时，肘关节要保持在屈曲状态以减少疼痛；症状改善之后，可慢慢提高肘关节伸直的程度。训练期间可以辅以肌内效贴布疗法。

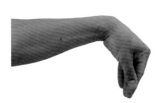

a. 腕屈曲

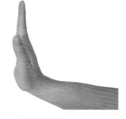

b. 腕背伸

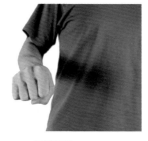

c. 前臂旋前

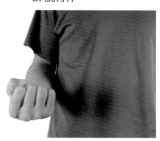

d. 前臂旋后

图 7-2-1　腕关节屈伸及前臂旋转

1. 肌内效贴布疗法

第一条贴布：嘱患者伸直腕关节及肘关节，将贴布沿着肘关节向前臂内侧贴附（图 7-2-2）。第二条贴布：贴在肘部或前臂的疼痛点上，拉伸贴布至 50% ~ 80% 张力，拉伸贴布两边使之贴附完好（图 7-2-3）。

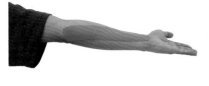

图 7-2-2　第一条贴布

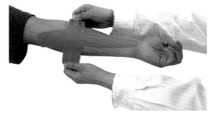

图 7-2-3　第二条贴布

2. 离心训练

（1）在没有任何负荷的情况下进行腕关节运动（1 ~ 2 分钟）作为前臂屈肌和伸肌的热身运动，然后静态拉伸腕屈肌（每次 30 ~ 45 秒，10 ~ 15 次）。

（2）前臂屈肌的离心运动：患者坐在一张桌子前，肘关节置于桌子上，肘部屈曲约 90°，前臂旋后，腕关节略微屈曲，握持哑铃，将腕关节背伸至最大角度，维持 5 ～ 10 秒后回到起始位置。进行 3 组，每组重复 5 次（图 7-2-4）。

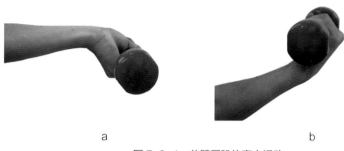

a   b

图 7-2-4　前臂屈肌的离心运动

（3）腕屈肌的静态拉伸：用健侧手握住患侧手指，使腕关节尽量向手背处弯曲，保持不动（图 7-2-5）。

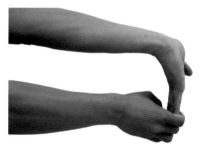

图 7-2-5　腕屈肌的静态拉伸

慢性期

当力量恢复到健侧的 80% 时，可尝试恢复有限制的工作活动。每天工作量增加不要超过 5%。当患者回归军事训练时，找出可能造成症状复发的不适当设备或动作非常重要。

1. 注射治疗

皮质类固醇注射液在短期内（6 周）可缓解疼痛，但与长期（注射后 3

个月和 12 个月）对照相比无差异。PRP 注射疗法和肉毒毒素注射也可能有助于缓解肱骨内上髁炎的症状。考虑到目标部位靠近尺骨和前臂前皮神经，注射时应额外小心。因此，建议使用超声引导注射。局部应用硝酸甘油或三硝酸甘油酯在肱骨内上髁炎中显示出短期止痛效果，但根据应用部位的不同，治疗肌腱病的总体效果也有所不同。

2. 手术治疗

保守治疗 6 ～ 12 个月无效者，可以考虑手术治疗。手术治疗包括变性肌腱的清创术，内上髁屈肌腱的松解以及内上髁的骨皮质钻孔（以促进新生血管形成）。如果伴有尺神经病变，则在手术时也应进行移位。

术后第一周休息并使用夹板减轻疼痛和肿胀。术后 7 ～ 10 天开始康复治疗，增加被动运动范围。术后 3 ～ 4 周进行柔和的静力性收缩训练。通常在术后 6 ～ 12 周开始逐步加强力量和抗阻训练。在术后 3 ～ 6 个月，患者开始逐渐恢复针对专项运动的活动。

五、康复治疗中的注意事项

（1）肌力训练应该先从轻松的向心运动开始，之后慢慢过渡到离心运动。

（2）一开始进行训练时，肘关节要保持在屈曲状态以减轻疼痛，之后慢慢增加肘伸展位的训练。

（3）注重肌肉力量的练习并合理安排训练，运动要循序渐进，避免超负荷运动。

六、回归军事训练的标准

（1）首先达到无痛的关节活动度。当力量恢复到健侧肘关节的 80% 时，就可以尝试恢复部分工作活动。

（2）一般来说，应该从非竞争性活动开始。

七、如何预防肱骨内上髁炎？

（1）避免举重物，尤其是在掌心向上提重物，避免反复拉伸或举重物。

（2）维持好的肩关节活动能力（应该能够将手臂移动到头顶和侧面）。

（3）维持良好的姿势（使脊柱和肩关节保持正确的姿势）。

（4）长时间抓握球拍或健身运动前，充分拉伸前臂肌肉。

（5）在进行前臂活动之前，先慢跑或进行拉伸运动以充分热身；完成训练后应充分拉伸以保持上肢的柔韧性。

（赵　丹、任　月）

第三节　腕部三角纤维软骨复合体损伤

一、什么是腕部三角纤维软骨复合体损伤？

三角纤维软骨复合体（triangular fibrocartilage complex，TFCC）是手掌尺侧的软骨和韧带复合体，恰好位于尺骨远端和腕骨之间，常被形容为腕关节的半月板。

二、什么原因会引起腕部三角纤维软骨复合体损伤？

从高处摔下时手掌撑地，腕部或手掌尺侧受到直接暴力打击，突然摔倒时用手撑地均可造成损伤。运动时手腕尺侧受力，快速扭转活动，以及反复腕部活动也可造成慢性积累性损伤。

三、腕部三角纤维软骨复合体损伤的症状和体征

（1）症状：主要表现为腕部尺侧深处弥散性疼痛，用力抓握可诱发疼痛，活动时有弹响，腕部酸胀无力，伴握力减退。

（2）体征：被动运动时腕尺侧疼痛，尺侧腕关节间隙压痛，前臂旋转功能受限，腕尺侧挤压试验阳性。

1）Sharpey试验：患者取坐位，前臂放在桌子上（中立位，拳眼朝上），治疗师一只手稳定患者远侧桡尺关节，另一只手握住患者手腕并给予向内的压力，然后进行旋前、旋后的动作，出现疼痛或咔嚓声为阳性（图7-3-1）。

2）钢琴键试验：患者取坐位，前臂旋前，检查者一只手固定患者前臂，使自己示指位于患者尺骨头处，在尺骨突处向下施加压力。感到尺骨松动且向下沉后（像钢琴键般）无法回到原来位置，即代表试验阳性（图7-3-2）。

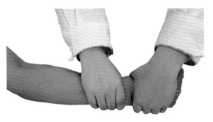

图 7-3-1　Sharpey 试验

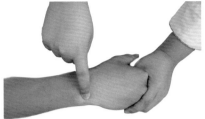

图 7-3-2　钢琴键试验

3）TFCC 负荷试验：患者取坐位，治疗师一只手握住患者的前臂，另一只手握住患者手部，然后沿着中轴施加力量并使其手腕向尺侧偏移，同时将腕部往背侧和掌侧移动或旋转前臂。如果此测试会引起 TFCC 处疼痛感和弹响，则测试为阳性（图 7-3-3）。

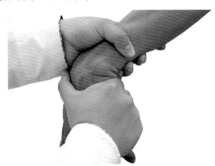

图 7-3-3　TFCC 负荷试验

（3）辅助检查：X 线检查尺骨以及尺桡骨之间的位置是否有骨折或退变情况。MRI 对判断软组织损伤有较高的精确度，可评估关节盘损伤程度。如存在损伤，可见造影剂从损伤软骨处溢出。

三、康复治疗

（一）非手术治疗

康复目标

近期目标：缓解症状，恢复无痛的全范围关节活动度和肌肉力量。

远期目标：使患者重返家庭或社会，加强患者教育，避免重复性损伤。

康复治疗方法

1. Ⅰ期（伤后第 0 ~ 6 周）：休息保护期

（1）以 POLICE 原则为主：TFCC 手腕护具可以为患者提供支撑与保护，避免二次损伤。在手腕受伤后，应立即停止运动和训练，避免损伤恶化，并以冰敷的方式进行处理，每次 15 ~ 20 分钟，每天 3 ~ 4 次，在冰敷时可使用弹性绷带缠绕以固定，并抬高患侧。用冰袋冰敷能减缓神经纤维的传导速度，降低疼痛并减轻炎症反应。

（2）固定：对于创伤性 TFCC 损伤，给予长支具固定，将手腕固定在中央位置，防止前臂旋前旋后。长支具能提供很好的固定，但是容易引起麻木，佩戴的依从性差。尺骨沟支具是一种短支具，能很好地对尺骨施加压力以固定远侧桡尺关节，而对 TFCC 没有直接的应力。不推荐急性期使用腕关节支具，因为它不能为远侧桡尺关节提供足够的支撑。TFCC 损伤后期可以考虑使用护腕和肌内效贴布疗法（图 7-3-4，图 7-3-5）。

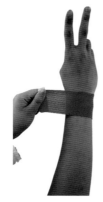

图 7-3-4　肌内效贴布疗法（1）

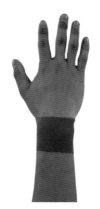

图 7-3-5　肌内效贴布疗法（2）

2. Ⅱ期（伤后第 7 ~ 8 周）：等长肌力训练期

等长肌力训练：保持腕关节肌力，而不产生腕关节活动，加速肌肉力量恢复。例如，捏球，每次 10 秒。用弹力带加强旋前方肌和尺侧腕伸肌的肌力，以稳定远侧桡尺关节，每次持续 10 秒，每组 10 次，每天 3 组（图 7-3-6）。

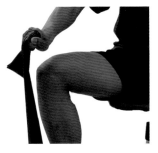
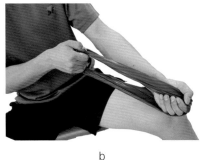

a   b

图 7-3-6　等长肌力训练

3. Ⅲ期（伤后第 9 ~ 10 周）：无负重训练期

（1）主动关节活动：早期关节活动可以避免关节粘连的发生。此阶段中，在无痛的关节活动范围内进行主动关节活动。若上述关节活动度训练 2 周无疼痛，可进行等张肌力训练（图 7-3-7）。

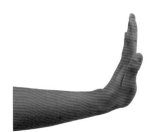
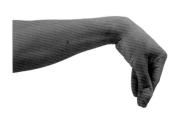

a. 腕关节背屈   b. 腕关节掌屈

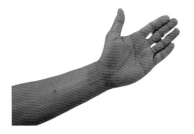
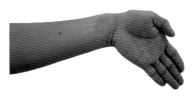

c. 腕关节桡偏   d. 腕关节尺偏

图 7-3-7　主动关节活动

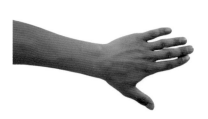 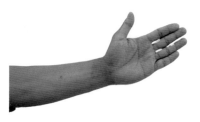

e. 腕关节旋前　　　　　　　　　　　f. 腕关节旋后

图 7-3-7　主动关节活动（续）

（2）等张肌力训练：主要是加强腕关节周围肌群的肌力，可以手拿小哑铃或弹力带进行屈伸、桡侧偏与尺侧偏等的无痛反复性肌力训练（图 7-3-8），每组 10 ~ 20 次，每天 2 ~ 3 组（无痛时进行）。

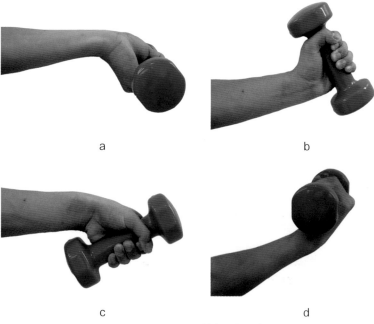

a　　　　　　　　　　　　　　　b

c　　　　　　　　　　　　　　　d

图 7-3-8　等张肌力训练

（3）伸展训练：主要针对腕部屈曲与伸展进行被动伸展。每次

10 ~ 30 秒，每组 10 次，每天 2 ~ 3 组（图 7-3-9）。

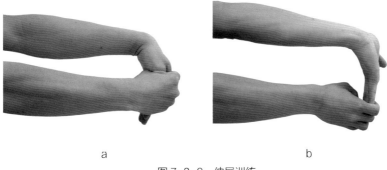

a   b

图 7-3-9　伸展训练

（4）手指外展与内收练习：慢慢地张开手掌至最大，再慢慢地放松恢复，每组 15 ~ 20 次，每天 3 ~ 5 组。

4. Ⅳ期（伤后第 11 ~ 12 周）：负重训练期

（1）推墙训练：轻度负重训练（图 7-3-10），持续 5 秒，每组 10 个，每天 3 组。

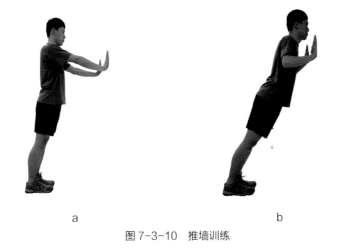

a   b

图 7-3-10　推墙训练

（2）本体感觉训练：将一个球（篮球、足球）放在桌面上，双手放在球面上，将球缓慢地旋转、滚动。

（二）手术治疗

手术指征为经保守治疗后症状仍未改善，且患者生活和工作受到严重影响。手术治疗分为切开手术及腕关节镜下手术，关节镜下手术包括关节镜下TFCC清创术和关节镜下TFCC缝合修复术。由于腕关节镜下治疗TFCC具有对周围组织损伤小和恢复快的优点，一般推荐此类手术。

五、康复治疗中的注意事项

（1）急性的TFCC损伤，在没有不稳定的情形下，应该在开始的2～3周固定。

（2）一般将手腕固定在中央位置，最重要的是前臂不能有旋转动作。

六、回归军事训练的标准

（1）达到无痛的关节活动度。

（2）当力量恢复到健侧的80%时，就可以尝试恢复部分工作活动。

（3）一般来说，应该从非竞争性活动开始。

七、如何预防腕部三角纤维软骨损伤？

（1）使患者明确TFCC的损伤机制，前臂旋前加伸展的动作会造成TFCC负荷过大，应避免此情况下的负重。

（2）平时经常加强腕部屈肌肌力，以在前臂旋前加伸展的动作时给手腕提供更大的支撑力。

（3）在进行涉及扭转手臂或手腕的活动（如打网球或棒球）之前进行热身运动。加强手腕和前臂肌肉力量练习。

（张攻孜、李大军）

第四节　桡骨茎突狭窄性腱鞘炎

一、什么是桡骨茎突狭窄性腱鞘炎？

桡骨茎突狭窄性腱鞘炎是一种常见疾病，占手和手腕腱鞘炎病例的1/3以上。腕部任何需要过度使用拇指的运动均可使肌腱在腱鞘管中频繁摩擦而导致本病。

二、什么原因会引起桡骨茎突狭窄性腱鞘炎？

拇长展肌和拇短伸肌腱在桡骨茎突部的腱鞘内，因长时间摩擦和反复损伤，腱鞘滑膜出现水肿和增生等无菌性炎症改变，引起腱鞘管壁增厚、粘连或狭窄，最终形成桡骨茎突狭窄性腱鞘炎。

三、桡骨茎突狭窄性腱鞘炎的症状和体征

（1）症状：最常见的表现是腕关节桡侧疼痛，特别是桡骨茎突上方的手背部区域，这种疼痛会向拇指及前臂远端放射，也随着拇指的运动而加重。通常情况下，增加对拇短伸肌或拇长展肌的牵拉会加剧疼痛。

（2）体征：桡骨茎突及"鼻烟窝"部位有明显压痛和肿胀，拇指及腕部活动障碍，屈伸功能障碍，疼痛有时向腕部放射，严重时可触到增厚的腱鞘和状如豌豆的结节。

握拳尺偏试验（Finkelstein test）：患者拇指握于掌心，手腕尺偏，如果感到剧烈疼痛，则为阳性，因为肌腱均被拉长而且施压在桡骨茎突上。腕关节掌屈和背伸也可以用于这项检查，掌屈会加重疼痛而背伸会减轻疼痛。拇指抗阻伸展时患者会感到疼痛并且症状加重。局部肿胀有时也明显。

（3）辅助检查：超声显示腱鞘水肿和增厚。

四、康复治疗

目前常用的治疗方法为物理因子治疗、药物治疗和手术治疗，但通常以保守治疗为主。

（一）总体康复目标

减少肿胀及疼痛，促进局部血液循环。

（二）康复方案

急性期

局部制动：在腱鞘炎急性发作期，限制患指活动，用夹板指套制动，可以进一步减少劳损，有利于减轻局部损伤性炎症。也可以利用肌内效贴布疗法，缓解局部疼痛及肿胀，充分休息3周左右，要减少引起疾病的手工劳动（图7-4-1）。

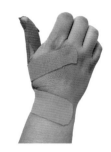

图 7-4-1　腱鞘炎的肌内效贴布疗法

慢性期

1. 物理因子治疗

运用电疗法（如超短波疗法和微波疗法等）、脉冲磁疗、超声疗法、冲击波疗法及蜡疗等方式进行治疗。

2. 药物治疗

口服非甾体抗炎药，局部可在鞘管内注射含有固醇类的药物进行封闭治疗。将醋酸氢化可的松、醋酸曲安奈德或醋酸泼尼松龙注入腱鞘内进行局部封闭对早期腱鞘炎效果较好，每周 1 次，一般注射 2 ～ 3 次即可痊愈。

3. 手术治疗

如果情况持续恶化，可考虑腕管或鞘管切开术或部分切除术，使腱鞘不再挤压肌腱，以达到根治的目的。对病程较长、反复发作、经非手术治疗无效的患者才考虑外科手术治疗。

4. 康复训练

主要通过主动关节活动训练、肌肉牵伸放松和肌肉力量训练，保持关节活动度并增加肌肉力量，防止肌肉萎缩。

（1）主动关节活动训练：主动屈指、屈腕到最大程度。主动伸直手指，进行腕关节尺偏、桡偏运动（图 7-4-2a、b），然后进行腕关节背伸和掌屈运动（图 7-4-2c、d）。之后屈肘 90°，手心向上，使前臂向身体中心一侧旋转，再向外旋转（旋前、旋后）。以上动作每次均维持 5 ～ 10 秒，之后放松，每天 3 ～ 5 组，每组 8 ～ 10 次。

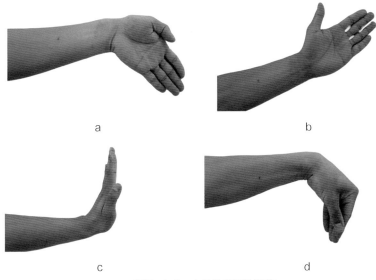

图 7-4-2 主动关节活动训练

（2）肌肉牵伸放松：在被动拉伸腕关节时，需借助健侧手辅助，即用健侧手压住患侧手背使腕关节尽量向手心处弯曲，保持不动；再握住患侧手掌或手指，使腕关节尽量向手背伸展，保持不动（图 7-4-3）。完成此动作时还可以借助墙体或者桌面进行辅助。以上动作每天 3 ~ 5 组，每组 3 ~ 5 次，每次动作维持 15 ~ 30 秒。

（3）肌肉力量训练：可以借助哑铃或者弹力带分别进行屈腕和抬腕练习（图 7-4-4）。

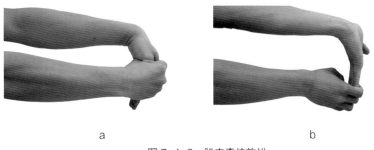

图 7-4-3 肌肉牵伸放松

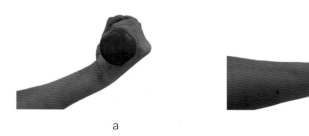

a   b

图 7-4-4 　力量训练

可以借助弹力橡皮筋、小球分别进行手指张力及握力练习（图 7-4-5）。以上动作每天 3 ～ 5 组，每组 10 ～ 15 次。

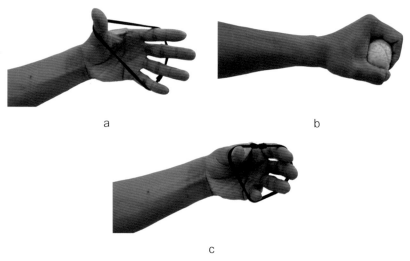

a   b

c

图 7-4-5 　力量训练

五、康复治疗中的注意事项

（1）当患者处于急性期，肿胀和疼痛明显时，可冰敷以减轻肿胀、缓解疼痛。

（2）在疼痛缓解之后，可以做离心收缩来增强肌力。

六、回归军事训练的标准

（1）达到无痛的关节活动度。

（2）当患肢力量恢复到健侧的 80% 时，可以尝试恢复部分工作、活动。

（3）一般来说，应该从非竞争性活动开始。

七、如何预防桡骨茎突狭窄性腱鞘炎？

（1）避免长时间持续用手进行劳作，注意间歇性休息。

（2）放松并拉伸手指，通过交替进行钩状握拳与直角握拳来改善手部微循环。

（3）避免手指的过度屈曲与过度伸展；避免在该位置用力过大，超过可承受的极限，造成肌肉拉伤。

（4）日常生活或工作中要避免错误的姿势，例如，使用电脑时避免手腕悬空。

（任　月、郭燕梅）

第八章　髋关节损伤康复

本章我们将对髋关节损伤的康复进行介绍，主要介绍腘绳肌损伤、髋关节撞击综合征、大转子疼痛综合征等疾病的康复治疗。

第一节　腘绳肌损伤

一、什么是腘绳肌损伤？

腘绳肌损伤是一种常见的骨骼肌训练伤，占下肢损伤的 30%，并且有慢性化的风险，再损伤发生率为 12% ~ 31%。腘绳肌复合体由股二头肌、半腱肌、半膜肌 3 块肌肉组成，主要作用是主动屈曲膝关节，辅助伸展髋关节。损伤分为近端损伤、远端损伤和肌腹损伤，近端损伤和远端损伤常常需要手术治疗。

二、什么原因会引起腘绳肌损伤？

腘绳肌损伤常发生在跑步时的快速加速或起始阶段，也常发生在跑步的最后摆动阶段（腘绳肌突然离心收缩导致牵拉伤），以及踢腿、跨栏跑、3000 m 障碍跑中。肌肉不平衡（包括同侧下肢的股四头肌和腘绳肌的肌肉力量比例、双侧下肢腘绳肌肌力不一致）、肌肉力量不足、肌肉疲劳、腘绳肌灵活性缺失、肌肉柔韧性下降、核心稳定性差、缺乏适当的热身、腰椎姿势不良和肌腱有受伤史都是造成腘绳肌损伤的危险因素。

三、腘绳肌损伤的症状和体征

（1）症状：跑跳过程中，突然感觉大腿后方出现"砰"的一声，并伴有严重疼痛，无法站立或行走。损伤的程度不同，表现也有所不同。Ⅰ度损伤：肌纤维过度拉伸，无疼痛，行动不受限。Ⅱ度损伤：肌肉部分撕裂，伴有中度肿胀和瘀青。Ⅲ度损伤：肌肉组织全层撕裂，伴有大腿后方肿胀和瘀青，疼痛明显，活动能力丧失。

（2）体征：大腿后方肌肉痉挛、紧张、压痛，严重的肌肉拉伤会出现瘀血、瘀青、肿胀，肌肉断裂时可触及断裂的肌肉断端凹陷。肌肉的撕裂或者拉伤常发生于大腿后方中部（肌肉与肌腱交界处）或者臀部坐骨结节起点处。腘绳肌完全断裂的临床表现：①广泛的大腿肿胀，明显瘀青；②腘绳肌完全撕脱。

（3）辅助检查：腘绳肌损伤，超声检查显示肌肉内血肿、积液，肌纤维断裂等，回声降低。大多数损伤不需要急诊 MRI 检查，经保守治疗无效的肌腹损伤、近端损伤和远端损伤需要 MRI 检查确诊。

四、康复治疗

（一）总体康复目标

（1）缓解疼痛，改善肿胀。

（2）恢复肌肉力量和耐力。

（3）恢复肢体功能，防止瘢痕形成，恢复到损伤前的运动功能水平，将复发的风险降至最低。

（二）康复方案

急性期（伤后 1 周内）

1. 康复目标

保护愈合组织；减少萎缩和力量损失；防止运动丧失。

2. 康复原则

POLICE 原则；避免过度主动或被动拉长腘绳肌；避免镇痛步态。

3. 康复治疗方法

（1）物理因子治疗：常用以下几种方法。

1）冷疗：肌肉拉伤急性期的治疗原则是 POLICE 原则，最常见的是通过冷疗降低组织温度，减少渗出、减轻炎症反应（红、肿、热、痛），降低局部组织代谢，促进组织愈合，减轻原发性损伤导致的继发性损伤。方法为使用冰水混合物或者冰袋，局部冰敷 15 分钟，每隔 2 小时 1 次。

2）治疗性超声：治疗性超声产生的振动会引起细胞变化，改变分子的浓度梯度，激发细胞活动的钙离子和钾离子，引起一些变化（例如，蛋白质合成增加、肥大细胞分泌、成纤维细胞增殖以及促进血管生成等），从而促进组织愈合。方法详见第三章第六节。

3）低剂量激光：低剂量激光不同于其他光源，它是单色的，在时间和空间上是一致的，组织穿透性好，可以促进三磷酸腺苷（ATP）的产生，增强卫星细胞和成纤维细胞的迁移，并可促进血管生成及有效的肌肉再生和防止组织纤维化。用法详见第三章第三节。

4）TENS：详见第三章第一节。

5）脉冲磁疗：详见第三章第二节。

（2）药物治疗：短期内应用非甾体抗炎药（如阿司匹林、布洛芬等），起到消炎镇痛的作用。也可以口服肌肉松弛药缓解肌肉痉挛和疼痛。

（3）辅助装置：常用肌内效贴布和支具。

1）肌内效贴布：沿腘绳肌的肌纤维走向贴两条纵向的肌内效贴布（图 8-1-1），每条贴布长约 25 cm，其中一条贴布贴扎于腘绳肌内侧（图 8-1-2）。贴扎张力为 0 ~ 30%，上下锚点处为 0 张力，摩擦贴布，让贴布与皮肤黏附得更好。具体操作见视频二维码 8-1-1。

视频二维码 8-1-1

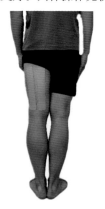

图 8-1-1　腘绳肌损伤的肌内效
贴布疗法（1）

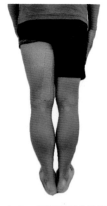

图 8-1-2　腘绳肌损伤的肌内效
贴布疗法（2）

2）支具：避免剧烈活动，必要时使用支具制动（图 8-1-3），严重的肌肉拉伤（Ⅲ度损伤），需要支具辅助，防止疼痛和肿胀，使肌肉在原位愈合。

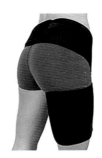

图 8-1-3　腘绳肌损伤的支具

（4）手法治疗：手法治疗可以放松紧张的腘绳肌和周围肌肉，缓解疼痛引起的肌肉痉挛。

1）松解腘绳肌：患者俯卧位，踝下放置一个枕头，使膝关节轻微屈曲。治疗师用双手拇指向外按揉股二头肌，向内按揉半腱肌和半膜肌（图 8-1-4）。当拇指按揉至附着点时，组织从肌肉过渡到肌腱，触之有绳状感。膝关节后外侧的股二头肌通常较软。该手法可松解肌腱中的纤维化。操作时手法要轻柔，动作要快而短。注意不要在腘窝中央使用此手法。

2）拉伸腘绳肌：患者仰卧位，平躺在地面或垫子上，背部保持中立的姿势，将束带或弹力带系在一侧足上，另一侧下肢平放，膝关节伸直，系弹力带的下肢屈髋屈膝，双手握住束带，足向天花板伸展，停留 10 秒，感觉到大腿后部有轻微的拉伸感（图 8-1-5，图 8-1-6），重复 2～3 次。

3）放松腘绳肌：将泡沫轴置于患者的大腿后侧，充分接触大腿后侧肌肉，患者双手放在身体后面起支撑作用，臀部离开地面用腿带动泡沫轴来回滚动，找到腿部有酸痛感的点，即为大腿后侧肌肉痛点，如图 8-1-7 所示将重心压在痛点上滚动泡沫轴，在此过程中保持呼吸均匀。

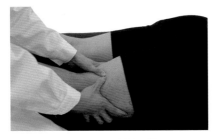

图 8-1-4　松解腘绳肌

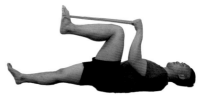

图 8-1-5　拉伸腘绳肌（1）

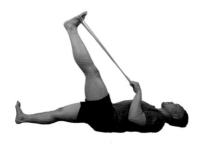
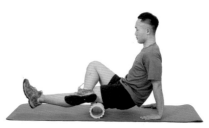

图 8-1-6　拉伸腘绳肌（2）　　　　　　图 8-1-7　放松腘绳肌

（5）治疗性训练：以下训练较常用。

1）坐位膝关节伸展训练：患者坐在椅子上，将双足平放在地上，然后逐渐伸直患膝，并保持下肢伸直姿势 5 ~ 10 秒，再慢慢放下（图 8-1-8）。双下肢交替进行，重复练习 10 ~ 20 次，每天 2 ~ 3 组。

2）无痛范围内腘绳肌等长收缩（90°、60°、30°）：一种方法是，患者俯卧位，治疗师双手握住其踝关节，分别在患者屈膝 90°、60°、30° 的位置施加阻力控制下肢（图 8-1-9），让患者主动进行等长收缩，每次保持 6 ~ 10 秒，重复多次。另一种方法是，患者仰卧位，将毛巾或枕头放置膝关节下方，健侧腿屈膝，患侧膝关节下压毛巾或枕头维持 6 ~ 10 秒，重复多次（图 8-1-10）。

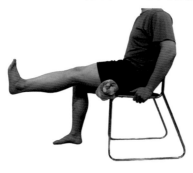
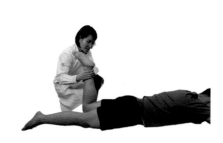

图 8-1-8　坐位膝关节伸展训练　　　　图 8-1-9　腘绳肌等长收缩（1）

3）单腿平衡：患者站立位，抬起健侧下肢，患侧下肢站立，坚持 10 ~ 30 秒，重复多次（图 8-1-11）。难以保持平衡时可手扶墙壁或椅子。

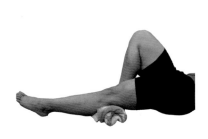

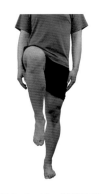

图 8-1-10　腘绳肌等长收缩（2）　　　　图 8-1-11　单腿平衡

4）平衡板：患者站到平衡板上，保持平衡，至小腿略感酸痛为止。注意在此过程中，患者应站在可以扶靠的位置避免发生意外（图 8-1-12，图 8-1-13）。

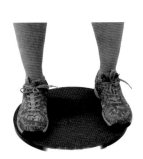

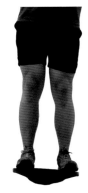

图 8-1-12　平衡板（1）　　　　图 8-1-13　平衡板（2）

4. 进入下一阶段的标准

正常步态无疼痛，腘绳肌等长收缩无疼痛，徒手肌力测试 50% ~ 70% 最大力量时，无疼痛出现。

亚急性期（伤后第 2 ~ 6 周）

1. 康复目标

（1）在膝关节全关节活动范围内，提高无痛的腘绳肌肌力。

（2）能够自主控制躯干和骨盆的神经肌肉，为速度训练做准备。

（3）注意事项：避免腘绳肌在伸展极限时出现疼痛。

2. 康复治疗方法

（1）冰敷：运动后给予冰敷 10～15 分钟，每天 2 次，有效缓解疼痛和水肿。

（2）物理因子治疗：同急性期。

（3）治疗性训练：以下几种训练较常用。

1）静态自行车有氧训练：患者进行 30～45 分钟的静态自行车有氧训练，保持心率在最高心率的 60%～80% 为宜（图 8-1-14）。

2）无痛范围内跑台有氧训练：患者进行 30～45 分钟的无痛范围内跑台有氧训练，保持心率在最高心率的 60%～80% 为宜（图 8-1-15）。

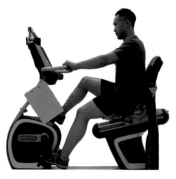 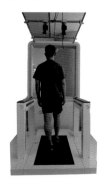

图 8-1-14　静态自行车有氧训练　　　　图 8-1-15　跑台有氧训练

3）俯卧位腘绳肌卷曲训练：患者俯卧位，将枕头放置于腹部下方，进行主动屈膝练习（图 8-1-16，图 8-1-17），每组做 30～50 次，每天 2～3 组。

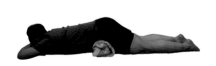

图 8-1-16　俯卧位腘绳肌卷曲训练（1）　　图 8-1-17　俯卧位腘绳肌卷曲训练（2）

4）弹力带训练：患者站立位，双手扶墙或椅子，将弹力带一端固定于健侧踝关节，另一端固定于患侧踝关节，并通过患侧踝关节向后拉伸弹力带（图8-1-18），在最远处保持1～2秒，每组20次，重复2～3组。

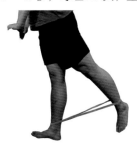

图 8-1-18　弹力带训练

5）牵伸训练：包括腘绳肌牵伸与腓肠肌牵伸。

腘绳肌靠墙牵伸：患者仰卧位，尽可能抬高患侧下肢，使膝关节伸展靠墙（图8-1-19）。应感觉到下肢有牵伸，保持30秒，重复2～3次。

腓肠肌牵伸：患者将双手放在墙面或椅子上，健侧下肢向前做弓步，患侧下肢保持并完全伸展，直到小腿有牵伸感（图8-1-20）。双足分开得越远，拉伸得越充分。当出现牵伸感时，应保持30秒，重复2～3次。

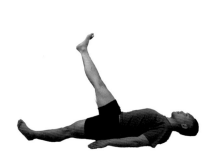

图 8-1-19　腘绳肌靠墙牵伸

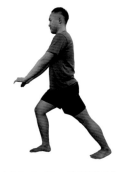

图 8-1-20　腓肠肌牵伸

6）平衡训练：应用抛接球进行平衡训练。患者双手在胸前张开，与治疗师面对面，在距治疗师2 m处半蹲，接住治疗师抛来的球（图8-1-21）。该过程中不断移动位置并与治疗师互动抛球。

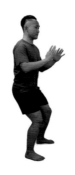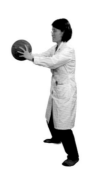

图 8-1-21　抛接球

7）核心肌群训练：包括以下训练内容。

腹肌和核心肌群肌力训练：由于腘绳肌起于骨盆的骶部，核心稳定会影响到骨盆的位置，而骨盆位置不佳会增加腘绳肌的应力和牵伸，因此，核心肌群训练是腘绳肌训练的重要部分，可进行瑞士球桥式运动、桥式运动、平板支撑、四足着地训练等。

瑞士球桥式运动：患者仰卧位，平躺于地面，双膝伸展，足跟直接放在瑞士球的上端，双手放在髋两侧。收紧臀肌和核心部位，平稳地抬起髋部，远离地面，直到髋关节完全伸展（图 8-1-22）。然后，将髋部缓慢下落至地面，回到起始姿势。每组 20 个，重复 2 ～ 3 组。

单桥式训练：患者仰卧位，平躺于地面，双手置于髋两侧，一侧膝关节屈曲，慢慢抬起臀部，保持小腿与地面垂直。然后将另一侧下肢向上抬起，收紧臀部肌肉（图 8-1-23），每次维持 5 ～ 10 秒。最后将背部置于地面，另一侧重复该动作。每组 20 个，重复 2 ～ 3 组。

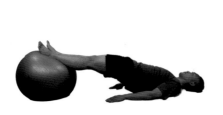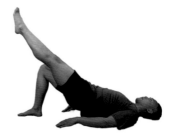

图 8-1-22　瑞士球桥式运动　　　　图 8-1-23　单桥式训练

　　桥式运动：患者仰卧位，平躺于垫子上，双膝屈曲，双手放在髋两侧，收紧臀肌和核心部位。平稳地抬起髋部，远离地面（图 8-1-24），然后将髋部缓慢下落至地面，回到起始姿势。每组 20 个，重复 2 ~ 3 次。

　　膝关节屈曲球桥式运动：患者仰卧位，平躺于垫子上，双膝屈曲，足跟直接放在瑞士球的上端，踝关节背伸，双手放在髋两侧。患者屈膝，用双足将瑞士球移至近心端位置，在此过程中髋部一直抬离地面，每次持续 5 ~ 10 秒，每组 20 个，重复 2 ~ 3 组。

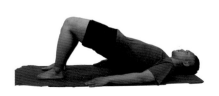

图 8-1-24　桥式运动

　　8）腘绳肌离心训练：包括单腿风车和腘绳肌锻炼等。

　　单腿风车：患者站立位，先单足支撑地面，将另一只足抬离地面，尽量保持身体稳定。然后，将对侧的手缓缓下放触碰地面，并使抬起的下肢向后摆至与地面平行的位置，整个过程应缓慢进行，注意支撑足要保持膝关节微曲，可通过双手拿起哑铃等增加难度（图 8-1-25）。每次锻炼一侧，每组 10 个，重复 2 ~ 3 组。

　　腘绳肌锻炼：患者双手交叉放置胸前，双膝跪在一个软垫上，踝关节处于背伸状态。治疗师双手放在患者的足跟后面。当患者身体向下压时，治疗师身体稍微前倾同时双手用力往下压患者的双踝关节，此时患者双侧腘绳肌会产生主动收缩（图 8-1-26）。每组 10 个，重复 2 ~ 3 组。

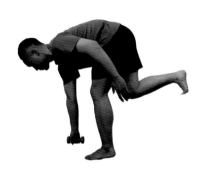

图 8-1-25　单腿风车

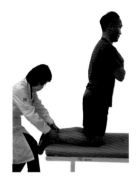

图 8-1-26　腘绳肌锻炼

9）ROM 等速离心训练：根据训练要求，安装相应的训练器械。摆放患者体位，对患者进行良好固定。设定关节活动角度，进行等速离心训练。建议重复 10 次。

10）俯卧腿弯举：患者俯卧在器械上，将足勾在圆柱垫子上，双手握住把手，先将双下肢完全伸展并充分拉伸，始终保持身体贴在凳面上，尽可能大幅度地弯举腿，直到股二头肌完全收缩，在最顶部收缩保持 1 ～ 2 秒，有控制地、慢慢地将重量放下。每组 10 个，重复 2 ～ 3 组。

3. 进入下一阶段的标准

在俯卧屈膝（90°）徒手肌力测试中达到 5 级时无痛感；中等强度慢跑后无痛感；与未受伤肢体相比，力量差距小于 20%；在非拉长状态下可以做到无痛最大离心运动。

慢性期（伤后第 6 周以后）

1. 康复目标

（1）在所有体能活动中无疼痛、肌紧张等症状，在任何训练中不要出现疼痛症状。

（2）可以完成全关节范围内、全速度的腘绳肌向心和离心训练。

（3）提高躯干和骨盆的神经肌肉控制能力。

（4）完成特定运动条件下的姿势控制。

2. 康复治疗方法

（1）平衡和本体感觉训练：常包括以下训练内容。

单腿平衡训练：患者站立于软垫上，双手伸展或叉于腰两侧，缓慢抬起健侧下肢，保持平衡，直至支撑侧小腿略感酸胀（图 8-1-27）。

在回归军事训练之前，应进行从高处向低处的跳跃训练（图 8-1-28）、单腿跳跃训练、跳箱训练，但这些训练会对下肢关节和肌肉产生很大的应力，因此，需要在治疗师或者医师的指导下进行。

（2）躯干和骨盆的神经肌肉控制训练：继续第二阶段的核心力量训练。

（3）跑台训练：强化第一阶段的跑台训练。

（4）加速或减速跑：起跑后逐渐增加速度，一直到所能达到的最快速度为止。达到最快速度后，不做充分的后蹬动作，顺着惯性自然跑进，再逐渐地停下来（图 8-1-29）。

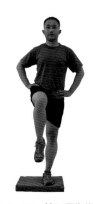

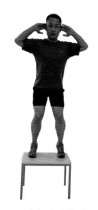

图 8-1-27　单腿平衡训练　　　　图 8-1-28　高处向低处的跳跃训练

（5）ROM 末端的等速离心训练：根据训练要求，安装相应的训练器械。患者坐位，将患侧下肢伸展、固定后进行等速离心训练。建议重复 10 次。

（6）跳跃训练：患者站立位，双手高举跳起，然后迅速下蹲两手扶地，向后弹跳至俯卧撑姿势（图 8-1-30），做一个平板支撑后弹跳至站立姿态，随后再弹跳一次。每组 10 个，重复 2 ～ 3 组。

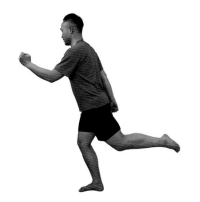

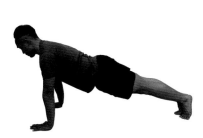

图 8-1-29　加速或减速跑　　　　图 8-1-30　跳跃训练

（7）结合姿势控制和渐进速度的运动专项训练。

五、康复治疗中的注意事项

（1）避免将冰袋或者冰块直接敷于皮肤上，防止冻伤。

（2）尽量饭后服用药物，减轻对胃肠道的副作用。

（3）进行被动的腘绳肌伸展运动时应避免再次损伤和疼痛。

六、回归军事训练的标准

（1）患者可以进行全速的跑、跳、攀岩，无疼痛等不适。

（2）患侧下肢的灵活性与健侧相似。

（3）患侧腘绳肌力量达到健侧的90%。

（4）患侧下肢关节活动度达到正常。

（5）能完成膝关节徒手肌力测试的最大力量测定，而无疼痛等不适。如果有条件，应进行向心和离心条件下的等速肌力测试，峰力矩不应低于健侧的90%。

（6）进行比武等特殊竞赛运动后无疼痛加重。

（7）双侧膝关节扭矩屈曲角度对称。

七、如何预防腘绳肌再损伤？

预防腘绳肌的再损伤非常重要，离心训练可以很好地锻炼肌肉的力量，锻炼前进行腘绳肌离心训练（图8-1-31，图8-1-32），每组20个，每天2组，可有效降低50%～70%的腘绳肌再损伤。

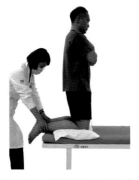 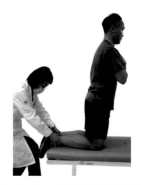

图8-1-31　腘绳肌离心训练（1）　　图8-1-32　腘绳肌离心训练（2）

离心训练：患者跪姿，足跟由治疗师固定在治疗床上，然后身体向前倾斜，允许膝关节在受控的情况下伸展，直至俯卧到床面上，之后进行膝关节屈曲，直至身体再次处于跪姿，膝关节呈90°。

灵活性训练、肌肉控制训练、本体感觉训练，都可以预防腘绳肌的再损伤。腘绳肌损伤的恢复一般需要40天左右，损伤后的1周内容易发生再损伤，因此，需要通过正规的康复训练恢复肌肉功能。

（王嘉骏、叶超群）

第二节　髋关节撞击综合征

一、什么是髋关节撞击综合征？

髋关节撞击综合征是导致髋关节疼痛和功能受限的原因之一，包括坐骨股骨撞击、髂前下棘和棘下撞击、髂腰肌撞击和大转子－骨盆撞击。通常由股骨近端与骨盆和（或）它们之间的软组织的异常或过度接触导致的机械冲突引起。

二、什么原因会引起髋关节撞击综合征？

髋关节撞击综合征多见于股骨近端和髋臼在关节运动终末期的非正常接触或撞击，原因可能是髋臼畸形（如髋臼后倾等）。撞击综合征一般分为3型：凸轮型、钳夹型和混合型。

髋臼过度覆盖所造成的髋关节撞击称为钳夹型撞击。其主要原因是过度覆盖，例如，髋臼后倾、髋臼内陷、髋臼内突等。髋臼发育不良、股骨头骨骺滑脱、创伤、手术过度矫正等可导致髋臼后倾，在标准骨盆正位片上表现为髋臼前后缘线的交叉征。

股骨颈侧增生所造成的髋关节撞击称为凸轮型撞击。其主要原因是股骨头颈交界处的偏心距不足，例如，股骨头不圆、头颈交界处增生等。股骨头坏死、股骨头骨骺滑脱、扁平髋等造成的头颈交界处增生，屈髋内旋时头颈交界处与髋臼外上缘产生撞击。

三、髋关节撞击综合征的症状和体征

（1）症状：髋关节疼痛表现为持续性腹股沟疼痛或臀部深处疼痛。有些患者的首发症状为大腿前方或膝关节疼痛。疼痛性质表现为隐痛、酸胀感，起步时疼痛，长距离行走后疼痛明显加重。还有一些患者表现为髋关节无力和关节假性绞索。股骨髋臼撞击（femoroacetabular impingement，FAI）是导致髋关节骨关节炎的常见原因。在髋关节屈曲（例如，下蹲、抬腿和爬山）时，疼痛出现或加重，并伴有髋关节活动受限。

（2）体征：髂后上棘、臀大肌区域、臀中肌区域压痛，髋关节屈曲与内收、内旋活动受限，这是因为髋关节在屈曲与内收时，内旋活动使股骨头颈交界处的凸出部位与髋臼撞击碰撞。长期的挤压使髋关节周围的软组织变性，引起局部的疼痛。

（3）辅助检查：常规髋关节正侧位X线片显示头颈交界处外缘的骨骼饱满、突出、囊性变等。髋关节MRI显示关节盂唇损伤和相应部位的软骨损伤，晚期发展为骨性关节炎。在髋关节MRI造影的股骨颈斜位片上，表现为Alpha角增大。

四、康复治疗

（一）总体康复目标

（1）缓解疼痛，改善髋关节活动范围。

（2）恢复肌肉力量和耐力。

（3）恢复肢体功能，防止术后瘢痕形成，恢复到损伤前的运动功能水平，将复发风险降至最低。

（二）治疗方案

1. 保守治疗

（1）避免重体力劳动、过量运动及长距离行走，避免引起疼痛的髋关节活动。

（2）使用物理因子治疗，加强髋关节周围肌肉力量训练，使用非甾体抗炎药、营养软骨类药物等治疗。

2. 手术治疗

不进行详述。

（三）术后康复治疗

急性期（术后 3 周内）

1. 康复目标

（1）减少疼痛，保护修复后的组织。

（2）防止肌肉萎缩和关节挛缩。

2. 康复原则

康复原则常遵循 POLICE 原则。

3. 康复治疗方法

（1）物理因子治疗：常用以下几种方法。

1）冷疗：见第三章第七节冷疗法。

2）治疗性超声：见第三章第六节超声疗法。

3）低剂量激光：见第三章第三节光疗法。

4）TENS：见第三章第一节电疗法。

5）脉冲磁疗：见第三章第二节磁疗法。

（2）药物治疗：短期内应用非甾体抗炎药（如阿司匹林、布洛芬等）消炎镇痛。应用肌肉松弛药，缓解肌肉痉挛。

（3）辅助装置：术后使用支具，至少使用 2 周拐杖。

（4）运动疗法：常包括以下训练内容。

1）踝泵练习：主动踝关节背伸、跖屈练习，缓慢、用力、全踝关节活动范围训练（图 8-2-1，图 8-2-2）。每组 15 ～ 20 个，每天 2 ～ 3 组，有减轻下肢肿胀及防止下肢静脉血栓形成的作用。

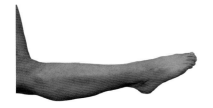 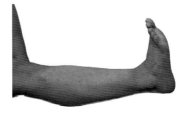

图 8-2-1　踝泵练习（1）　　图 8-2-2　踝泵练习（2）

2）股四头肌（大腿前侧肌肉）等长收缩练习：膝关节伸展位，大腿肌肉绷紧及放松（图8-2-3）。每组15～20个，每天2～3组，以促进下肢血液循环。

3）髋关节周围肌肉等长肌力练习：该练习可减缓肌肉萎缩。

4）2周后患者进展到可耐受的负重：从适度的股四头肌和臀肌的激活过渡到完全负重。在此阶段继续进行髋关节周围肌肉等长收缩练习（图8-2-4），包括髋关节内、外旋（图8-2-5，图8-2-6）在内的被动关节活动范围应在限制范围内进行：屈髋90°，伸髋0°，外展25°～30°。在屈髋0°位下内旋至90°，在俯卧位且不引起疼痛的范围内内旋，在屈髋30°位下外旋至90°，在俯卧位下外旋20°。

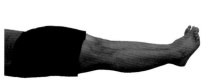

图8-2-3 股四头肌等长收缩练习

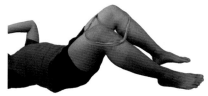

图8-2-4 髋关节周围肌肉等长收缩练习

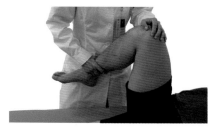

图8-2-5 髋内旋被动活动

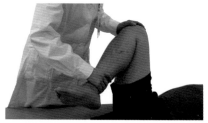

图8-2-6 髋外旋被动活动

4. 进入下一阶段的标准

3周后，关节活动度在无痛范围内有所恢复。患者在进展到第2个阶段之前，必须达到完全的、非疼痛的负重。

亚急性期（术后第4～8周）

1. 康复目标

（1）继续保护修复后的组织。

（2）恢复髋关节全范围关节活动度和正常的步态模式。

（3）加强髋关节、骨盆和双下肢力量，尤其是臀中肌。

2. 康复治疗方法

（1）冰敷：运动后给予冰敷 10 ～ 15 分钟，一天 2 次，避免疼痛和肿胀。

（2）物理因子治疗：同急性期。

（3）治疗性训练：常包括以下内容。

1）强化活动从部分负重进展到完全负重，包括从双腿下蹲进展到单腿深蹲（图 8-2-7）和蹲起练习。

2）患者站立位，躯干旋转，上肢伸展抵抗弹性阻力，有助于增加核心力量和稳定性。

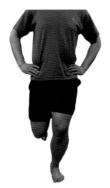

图 8-2-7　单腿深蹲

当患者能够三点步行时，可以进阶到下一阶段，能够从双腿迈步到单腿站立时可以进行平衡训练。

术后第 6 ～ 8 周进行椭圆机训练，之后进阶到 10 分钟的心肺耐力训练。

3. 进入下一阶段的标准

患者必须能够达到髋关节全关节范围的主动关节活动度，步态正常，无疼痛，徒手肌力测试髋关节内收、外展、伸展、内旋、外旋达到 4 ～ 5 级，此时可以进阶到下一阶段。

慢性期（术后第 9 ～ 12 周）

1. 康复目标

（1）将所有髋关节运动的屈肌力量恢复到 4 级及以上。

（2）改善平衡、本体感觉（图 8-2-8，图 8-2-9）和心血管耐力。

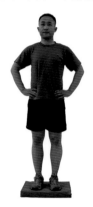

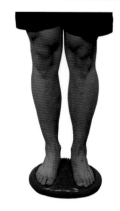

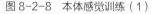

图 8-2-8　本体感觉训练（1）　　　　图 8-2-9　本体感觉训练（2）

2. 康复治疗方法

（1）加强屈髋肌力量。

（2）进行髋关节拉伸，避免引起疼痛。

（3）进行平衡及本体感觉训练，如单腿站立等。

3. 进阶到运动特定训练的标准

其他下肢肌肉组织的力量及髋关节屈肌力量达 4+ 级以上。

恢复期（术后第 12 周以后）

1. 康复目标

（1）强化功能训练。

（2）恢复专业性训练。

2. 康复治疗方法

（1）可以开始进行慢跑进展计划，以及根据患者的运动和（或）工作活动制订跳跃和灵敏性训练计划。

（2）在考虑回归军事训练之前，必须保证髋关节全范围关节活动度和心血管耐力符合运动和（或）工作要求。测试整个核心和下肢的正常力量和灵活性，采用慢动作视频技术对生物力学性能进行分析。

（3）需要通过 Y 平衡测试（图 8-2-10），并且进行单腿跳跃运动测试、三级跳测试等。

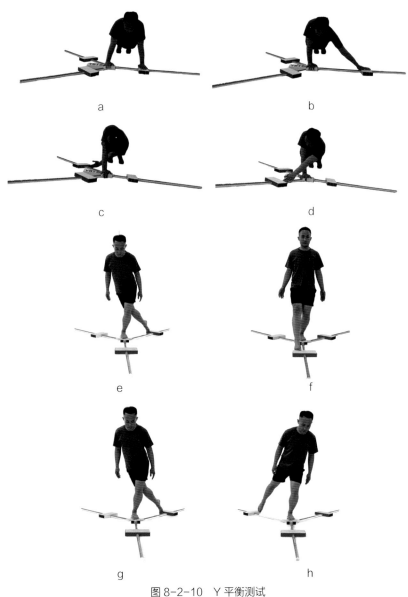

图 8-2-10 Y 平衡测试

（4）回归军事训练测试的第二阶段，使用视频分析双腿下蹲和在 45.7 cm 高的盒子上进行的单腿下蹲。

3. 进阶到特定训练的标准

包括从 45.7 cm 高的盒子上跳下，完成蹲下和 15 英尺（约 4.6 m）远的侧锥移动。

传球运动中，起跳或着陆时臀部和膝盖保持良好的对齐，在侧锥移动时展示良好的控制，避免髋内旋或外旋。

五、康复治疗中的注意事项

（1）早期避免多次大范围的关节活动度练习，一般每天进行 1 次，力求关节活动度有所改善，避免反复大范围屈伸练习。关节活动度练习后即刻给予冰敷 20 分钟。如果平时感到关节肿、痛、发热明显，可每隔 2 小时冰敷一次。

（2）如果患者在行走过程中步态异常，出现过度的屈髋保护，并且主诉腹股沟以及下腹部疼痛，则可能是屈髋肌拉伤导致，此时通常以治疗屈髋肌、内收肌的拉伤为主，同时检查患者是否有疝气。

（3）随着时间推移，患者会出现髋关节活动度和髋关节周围肌肉力量下降，且伴随疼痛加剧。患者可能主诉听到伴随疼痛出现的撞击声，如果之前没有这种情况，可通过 MRI 观察髋臼盂唇撕裂。建议针对髋关节撞击综合征的患者使用 MRI、MRI 关节造影和 CT 等影像学检查工具进行早期诊断。

六、回归军事训练的标准

（1）整个髋部周围的肌肉力量增强，尤其是臀部伸肌以及内旋、外旋的肌肉力量得到强化。

（2）患者进行全速跑、跳跃等运动时无疼痛等不适。

（3）患侧下肢的灵活性与健侧相似。

（4）患侧下肢关节活动度正常。

（5）专项运动及比赛后无疼痛。

（6）双侧下肢关节扭矩屈曲角度对称。

七、如何预防损伤？

（1）避免在髋关节周围肌肉力量失衡的情况下进行过度的重复运动，应进行详尽的康复评估，并制订个体化的运动方案。

（2）所有的训练和进阶都应在无痛的范围内进行，避免引起疼痛的姿势和动作。

（3）对于紧张的肌肉和韧带，应进行缓慢牵伸和力量训练，避免造成二次损伤。

（张玲玲、高月明）

第三节 大转子疼痛综合征

一、什么是大转子疼痛综合征？

大转子疼痛综合征（greater trochanteric pain syndrome，GTPS）是髋关节外侧疼痛的常见病因，包括髂胫束摩擦征、转子滑囊炎、臀肌肌腱病等，好发于 40 ~ 60 岁的女性，常在久坐、爬楼梯、剧烈运动后出现，患侧卧位时疼痛加剧。

二、什么原因会引起大转子疼痛综合征？

大转子疼痛综合征（图 8-3-1）是股骨大转子周围的组织结构发生损伤或病理改变导致的髋关节外侧疼痛的一系列转子周围间隙疾病的总称。大转子疼痛综合征与很多因素有关，如年龄的增长、肥胖、髋关节炎或膝关节炎、腰痛等，此外，下肢生物力学的改变和髋关节周围肌肉力量的异常都可能导致大转子疼痛综合征。

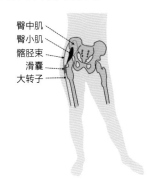

臀中肌
臀小肌
髂胫束
滑囊
大转子

a

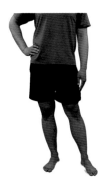

b

图 8-3-1 大转子疼痛综合征

三、大转子疼痛综合征的症状和体征

（1）症状：髋关节外侧疼痛伴大转子局部压痛，典型表现为慢性间歇性髋、大腿、臀部疼痛，活动后加重，患侧卧位时疼痛加重。

（2）体征：髋关节旋转、外展或内收时疼痛加重，Patrick-fabere 试验时尤为明显，髋关节抗阻外展时会诱发疼痛。臀肌肌腱病最典型的临床表现为特伦德伦堡步态（图 8-3-2），出现这种步态模式是由于髋关节外展肌无力或受损的一种代偿机制，其特征是在步态支撑期骨盆向健侧倾斜，躯干向患侧倾斜。

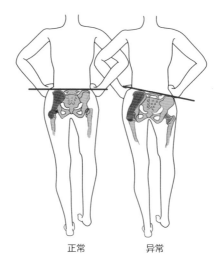

正常　　　　异常

图 8-3-2　特伦德伦堡步态

（3）辅助检查：骨盆 X 线检查可以排除髋关节退行性疾病、转子撕脱骨折、骨膜肿瘤病变及股骨近端继发性恶性肿瘤等。超声检查显示大转子滑囊无回声或低回声时，则为转子滑囊炎。肌腱撕裂时可以在超声检查中看到增厚的低回声肌腱伴纤维连续性中断或者无回声，以及肌腱的钙化。多普勒超声还可以测量肌腱的厚度和显示血管的分布。利用超声还可以发现骨侵蚀、肌腱病变和髂胫束增厚等。目前诊断大转子疼痛综合征最可靠的影像学检查是 MRI，成像显示臀肌肌腱增厚并伴随 T2W1 信号增强，臀肌部分连续性中断、

肌腱回缩、滑囊增厚、阔筋膜增厚、骨髓水肿、骨侵蚀等。

四、康复治疗

（一）总体康复目标

（1）缓解疼痛，解除肌紧张，预防症状加重。

（2）恢复肌肉力量和耐力。

（3）恢复肢体功能，恢复正常生活，恢复至损伤前的运动水平，将损伤风险降至最低。

（二）康复方案

大部分患者可以通过保守治疗改善症状，例如，治疗性训练、肌肉能量技术、口服非甾体抗炎药物、物理因子治疗、药物注射、富血小板血浆注射等。诊断大转子疼痛综合征的具体病因很重要，治疗方法因病因而异。皮质类固醇注射通常用于治疗滑囊炎，而肌肉强化治疗和（或）手术可能有利于臀肌腱病和肌腱撕裂。

（三）保守治疗

1. 康复目标

（1）减少疼痛，重塑正常的肌腱结构。

（2）放松臀部肌肉，减少肌腱压迫。

（3）防止运动能力下降。

2. 康复治疗方法

（1）物理因子治疗：常用以下几种方法。

1）高频电疗法：可以促进炎症吸收，减轻疼痛。

2）脉冲磁疗：见第三章第二节磁疗法。

3）体外冲击波疗法：体外冲击波疗法（extracorporeal shock wave therapy，ESWT）（图8-3-3）治疗大转子疼痛综合征有较好的效果。《中国骨肌疾病体外冲击波疗法指南（2019年版）》明确提出冲击波适用于治疗大转子疼痛综合征。多项研究显示，冲击波疗法对肌腱病、附着点的肌腱炎、钙化性的肌腱炎有良好的治疗效果。

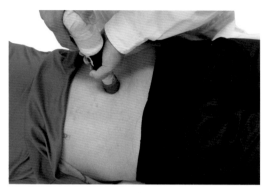

图 8-3-3　体外冲击波操作

（2）运动疗法：常包括以下内容。

1）牵伸梨状肌、髂胫束（图 8-3-4），放松紧张的肌肉及肌腱，减轻局部压迫。

2）进行核心肌群强化训练（图 8-3-5），增强核心稳定性。

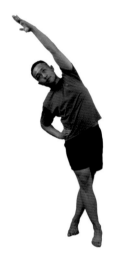

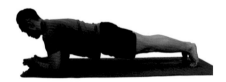

图 8-3-4　牵伸髂胫束　　　　　图 8-3-5　核心肌群强化训练

3）避免做增加臀肌肌腱压力的运动或动作（图 8-3-6），以免疼痛加重。

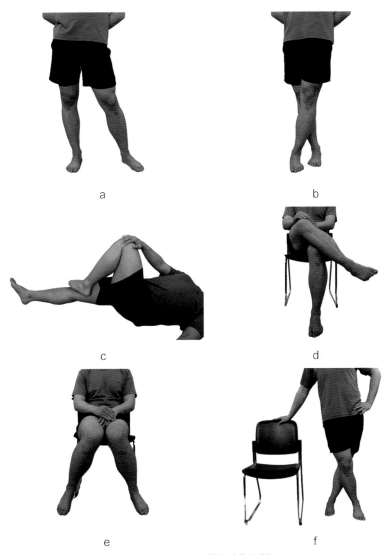

图 8-3-6　避免动作示例

4）力量训练：包括臀桥训练、蚌式运动、侧卧抬腿和俯卧伸髋。

臀桥训练（图 8-3-7）：患者取仰卧位，屈膝至略小于 90°，双膝双足与肩同宽，双膝夹一物体后，将髋顶起，同时保持脊柱收紧不动，在最高点停留 2 ～ 3 秒后缓缓落下，每组重复 15 次，每天 3 组。

蛙式运动（图 8-3-8）：患者取侧卧位，患侧腿在上，双腿屈膝屈髋呈90°，足跟与身体位于同一直线，将患侧大腿向上抬起，同时保持足跟贴紧健侧足跟，骨盆不动，在最高点停留 2 ～ 3 秒，每组重复 15 次，每天 3 组。

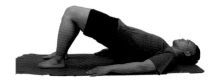 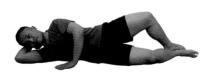

图 8-3-7　臀桥训练　　　　　　　图 8-3-8　蛙式运动

侧卧抬腿（图 8-3-9）：患者取侧卧位，患侧腿在上，并伸直，绷直大腿并慢慢抬起 20 ～ 25 cm，保持 5 秒，慢慢放下，每组 10 个，每天 3 组。

俯卧伸髋（见图 8-3-10）：患者取俯卧位，收紧臀部，将患侧腿慢慢抬起约 20 cm，保持 5 秒，膝关节要伸直，每组 10 个，每天 3 组。

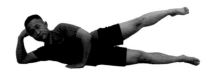 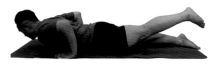

图 8-3-9　侧卧抬腿　　　　　　　图 8-3-10　俯卧伸髋

5）臀肌牵伸运动：包括臀大肌牵伸、臀中肌和臀小肌牵伸。

臀大肌牵伸（图 8-3-11）：患者取仰卧位，主动屈髋屈膝至最大角度，双手抱住患侧膝关节（维持 10 ～ 15 秒），能感觉到臀部肌肉被牵伸，然后放松，可进行多组牵伸，效果更好。

臀中肌和臀小肌牵伸（图 8-3-12）：坐于地板或垫上，双腿伸直，患侧膝关节屈曲并跨过健侧腿，患侧足靠在健侧膝关节外。身体坐直，尽可能向患侧转体到舒适位置，健侧肘抵在患侧膝外侧，患侧手置于身后以保持身体稳定。可以用健侧肘轻加推力，更多地向患侧转体，以增强对臀部肌肉的牵伸。

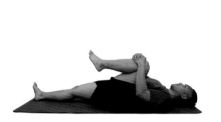
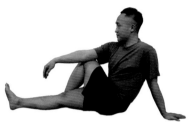

图 8-3-11　臀大肌牵伸　　　　　图 8-3-12　臀中肌和臀小肌牵伸

6）泡沫轴放松：泡沫轴放松以髂胫束放松、臀中肌放松和臀大肌放松为主，应在髋部无痛情况下进行，若感到疼痛应立即停止。

髂胫束放松（图 8-3-13）：患者取侧卧位，支撑腿横跨于身体前侧，手肘撑地，将患侧腿外侧置于泡沫轴上，身体重心压在泡沫轴上，上下滚动，整个过程持续 2 分钟。

臀中肌放松（图 8-3-14）：患者取坐位，患侧腿盘起，上肢撑地，将患侧腿臀部置于泡沫轴上，身体重心压在泡沫轴上，上下滚动，整个过程持续 2 分钟。

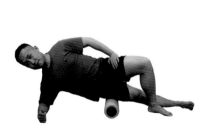
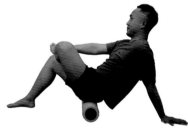

图 8-3-13　髂胫束放松　　　　　图 8-3-14　臀中肌放松

臀大肌放松（图 8-3-15）：患者取坐位，双手撑地，将臀部置于泡沫轴上，身体重心压在泡沫轴上，上下滚动，整个过程持续 2 分钟。

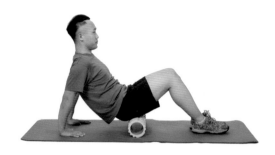

图 8-3-15　臀大肌放松

7）肌肉能量技术：肌肉能量技术可主动收缩目标肌群，延长肌肉中短缩的筋膜，增强关节周围组织的延展性并降低其敏感性，从而快速无痛地降低触发点，缓解与触发点相关的疼痛和功能障碍，以有效缓解大转子疼痛综合征的疼痛症状并改善肢体功能（图 8-3-16，图 8-3-17）。

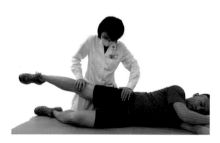

图 8-3-16　肌肉能量技术：侧卧位

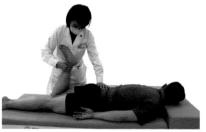

图 8-3-17　肌肉能量技术：俯卧位

（3）注射治疗：超声引导下皮质类固醇注射可有效缓解疼痛症状，注射在大转子滑囊与臀中肌滑囊相比，前者的短期疗效更明显。通过注射富血小板血浆治疗肌肉骨骼疾病受到了越来越多的关注，多项研究显示，与接受皮质类固醇治疗的患者相比，接受 PRP 治疗的患者具有更好的改善效果，PRP治疗能更加有效地缓解髋关节疼痛和改善功能。

（四）手术治疗

顽固性大转子疼痛综合征经保守治疗无效时可以对髂胫束、转子滑囊和臀肌肌腱进行开放式手术和关节镜手术。外展肌和肌腱撕裂是大转子疼痛综合征的病因之一，最常见的是臀中肌及其肌腱撕裂，通过关节镜下外展肌腱修复进行治疗，并发症发生率低，可有效缓解症状。当髂胫束增厚及过度紧张时，会引起其髂胫束撞击大转子，从而引起转子滑囊炎、臀肌肌腱病。若经保守治疗无效，可以采取髂胫束松解或延长手术，缓解髋部外侧疼痛及改善肢体功能。

五、康复治疗中的注意事项

（1）对于臀肌肌腱病的患者，冰敷、按摩和超声治疗都有助于消炎止痛，注意适应证及治疗剂量。

（2）运动疗法中的牵伸以及康复进阶均需在无痛范围内进行，如果患者存在膝关节、踝关节等动力链上其他关节的问题，也应在治疗中一起解决。

（3）注意区分外伤性粗隆滑囊炎和过度使用导致的粗隆滑囊炎，先明确病因再治疗。

（4）必须采集完整的病史，以明确转子滑囊炎的病因，例如，患者的步态周期、步行姿势、下肢柔韧性、检查患者穿的鞋具等。

（5）进行矫形评估，检查骨盆前倾或者下肢不等长导致的功能障碍，例如，过度内收或者下肢的长度差异。

六、回归军事训练的标准

（1）大转子疼痛综合征患者在开始进行显著的强化训练之前，需要完全恢复无痛的关节活动范围。

（2）在加强训练开始后，需要继续加强耐力训练。从离心运动和增强式训练开始，最终进行各种专项运动训练。在训练中的所有阶段，如果出现明显的疼痛或僵硬，患者的康复进展都需要放慢，并后退一个康复阶段。专业的物理治疗师或教练可以为患者提供监督和健康教育。

（3）当患者的体格检查症状完全改善（如没有跛行和压痛），适当的运动训练后没有症状复发或阳性检查结果，即可回归军事训练。

（4）转子滑囊炎患者在进行特殊的运动功能测试之后，可以回归军事训练，如有接触性运动，应配备防护垫。

七、如何预防大转子疼痛综合征?

（1）在快速生长发育的青少年或者身体健壮的军人群体中，根据锻炼的方式不同，拉伸之前需要进行短时间、小剂量的心血管系统的锻炼，然后再进行腰部、臀部、膝关节区域的拉伸。

（2）大多数髋关节过度使用综合征不是在运动项目开始时出现的，而是在很长时间之后才出现的，这一机制提示髋关节过度重复使用的病因或最终撕裂的发生与肌腱结构的老化和僵化有关。因此，应提醒患者持续进行热身和牵伸活动。

（3）大转子疼痛综合征患者的功能训练应在疼痛耐受范围内进行。如果出现轻微的髋关节肌腱炎等导致的疼痛，应制订交叉训练计划，以保持在无痛的范围内进行髋关节的力量和灵活性训练。

（张玲玲、高月明、苏新玲）

第九章　膝关节及小腿损伤康复

本章将介绍膝关节及小腿损伤的康复，主要包括前交叉韧带损伤、半月板损伤、鹅足炎、髌股关节炎、髌腱炎、髂胫束综合征等疾病的康复治疗。

第一节　前交叉韧带损伤

一、什么是前交叉韧带损伤?

前交叉韧带损伤是指在外伤、暴力等因素作用下，前交叉韧带的连续性被破坏，发生部分或完全撕裂甚至断裂。前交叉韧带（anterior cruciate ligament，ACL）位于膝关节内，起自股骨外侧髁的后内侧面，向前下方斜行，止于胫骨髁间隆起，分为前内侧束和后外侧束，使前交叉韧带能够抵抗胫骨的前移和内旋。前交叉韧带损伤可能导致膝关节不稳定，尤其体现在旋转活动中。

二、什么原因会引起前交叉韧带损伤?

前交叉韧带伤可由非接触性和直接接触性损伤导致，其中非接触性损伤原因最常见。常见的损伤机制主要是膝关节在伴有过伸和（或）旋转力矩下的扭转或减速运动。此外，交通事故、高处坠落伤等直接接触性损伤也是引起前交叉韧带损伤的常见原因。

三、前交叉韧带损伤的症状和体征

（1）症状：膝关节局部疼痛，关节积液、积血，进行性肿胀。急性期关节活动受限，行走困难；慢性期日常行走基本正常，疼痛不明显，时有关节胀痛、钝痛，常诉膝关节无力，难以有效完成运动技术动作。

（2）体征：可通过前抽屉试验、拉赫曼试验和轴移试验等体格检查来检测关节的稳定性。

1）前抽屉试验阳性：患者仰卧，患侧屈膝 90°，治疗师坐在患者健侧足背上以固定下肢，分别在患者小腿外旋位、中立位、内旋位向前方牵拉胫骨上端，观察胫骨结节向前移位的程度（图 9-1-1），对比两侧，胫骨前移范围明显增大的一侧为阳性（患侧）。

2）拉赫曼试验阳性：患者仰卧，屈膝 15°，治疗师一只手固定患者大腿下端，另一只手握住其小腿上端，向前方提拉胫骨髁部（图 9-1-2），与健侧进行对比，胫骨出现向前异常移动或者明显的髁部撞击感，为阳性。

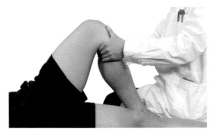 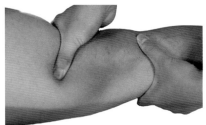

图 9-1-1　前抽屉试验　　　　　　　图 9-1-2　拉赫曼试验

（3）辅助检查：MRI 可以用来确诊损伤，并对损伤程度进行评估。

四、康复治疗

（一）总体康复目标

前交叉韧带损伤的康复目的是促进移植韧带与骨界面的愈合，恢复膝关节的活动、负重、行走的功能。

康复原则是在维持前交叉韧带修复处稳定的前提下，及早进行镇痛、消除肿胀以及功能训练，防止肌肉萎缩、肌腱挛缩、骨质疏松、关节僵硬。

康复治疗应在医师和治疗师的指导下进行，膝关节活动时避免出现胫骨前移应力，避免由于过早负重及过度活动造成移植韧带移位、撕裂，影响愈合。

（二）康复方案

第一阶段（术后 2 周内）：控制肿胀和早期运动

1. 康复目标

控制水肿，减轻疼痛及炎症反应。保护移植韧带，恢复关节的正常活动功能和肌肉力量，尤其是腘绳肌和股四头肌的力量。

2. 康复治疗方法

（1）冰敷或冷疗：术后 48 ～ 72 小时内，在患者清醒时每小时进行 20 分钟冰敷或冷疗，之后每天至少进行 3 次、每次 20 分钟的冰敷。

（2）耐受程度下负重：在支具和拐杖支撑下，进行耐受程度的负重训练。

（3）踝泵：患者取仰卧位，下肢伸展、大腿放松，缓缓勾起足尖至最大限度，并保持 10 秒，再将足尖缓缓下压至最大限度，保持 10 秒，回到放松位（图 9-1-3）。尽可能多做以增加下肢血液循环。

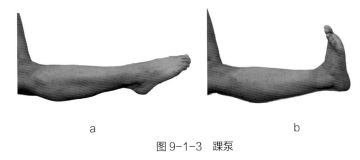

a   b

图 9-1-3　踝泵

（4）关节活动度训练：术后膝关节保持与健侧膝关节一致的伸直，完成过伸 5°。术后第 2 天开始关节活动度训练 0° ～ 30°、30° ～ 60° 屈曲，2 周后屈曲达到 90°。然后开始闭链运动，足跟滑动训练，卧位膝关节伸展／屈曲在 0° ～ 100° 范围内。

1）仰卧位足跟滑动训练：患者取仰卧位，使用毛巾辅助屈曲患侧膝关节，直到感到紧绷或牵拉感，并在最大屈曲位置保持 5 秒（图 9-1-4）。然后伸直膝关节并重复上述动作。每组 10 次，每天 2 组，目标为在 2 周内达到屈曲 90°。

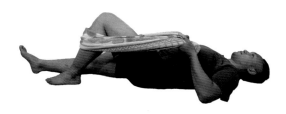

图 9-1-4　仰卧位足跟滑动训练

2）坐位足跟滑动训练：患者坐在椅子上，将足跟在椅子下面滑动至最大限度的屈曲，保持5秒（图9-1-5）。然后，伸直腿并重复上述动作。每组10次，每天2组，目标为在2周内达到屈曲90°。

（5）俯卧位踝关节悬挂训练：膝关节被动伸展，小腿悬离床面，使髌骨近端刚好在床沿处，这样可以增加足踝处的重量。将重0.5～2 kg的沙袋绑在患侧脚踝处，每次3～5分钟，每天3组（图9-1-6）。

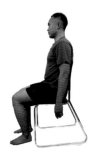 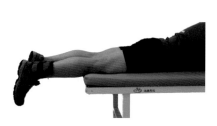

图9-1-5　坐位足跟滑动训练　　　　　图9-1-6　俯卧位踝关节悬挂训练

（6）股四头肌激活训练：患者取仰卧位或坐位，用力伸膝保持5秒，膝关节下方可放毛巾卷帮助进一步伸展和激活股四头肌（图9-1-7），每组10次，每天2组。

（7）直腿抬高训练：患者取仰卧位，保持患侧下肢伸直，并将患侧下肢抬离床面。在下肢与床面呈45°处保持1～2秒，然后慢慢降低（图9-1-8）。每组10次，每天2组。

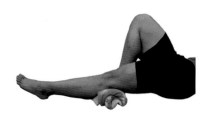 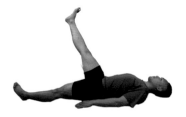

图9-1-7　股四头肌激活训练　　　　　图9-1-8　直腿抬高训练

（8）负重训练：术后第2天即可扶拐下地步行，但不能负重行走，1周内达到患足负重体重的25%～50%，第1周或第2周达到完全负重。

第二阶段（术后第 3 ~ 8 周）：建立功能性运动和股四头肌控制训练

1. 康复目标

控制膝关节肿胀，保持膝关节完全伸展，增大膝关节屈曲角度至 120°，增强股四头肌肌力。并在铰链式膝关节支具支撑下承受可耐受的重量，适时停止使用拐杖，进行纠正步行训练。

2. 康复治疗方法

（1）耐受程度下负重：佩戴支具下进行可耐受负重训练，8 周后逐渐过渡到脱离拐杖。

（2）站立位提踵：面对墙站立，保持伸膝，抬起足跟，足尖站立保持 1 秒，然后慢慢回落（图 9-1-9）。每组 20 次，每天 3 组。

（3）座椅蹲站：站在椅前缓慢蹲下直到臀部接触椅面，然后立即站起回到起始站立位（图 9-1-10）。每组 20 次，每天 3 组。

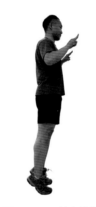

图 9-1-9　站立位提踵

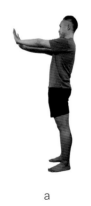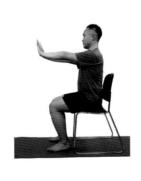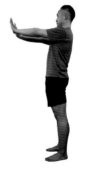

a　　　　　　　　　b　　　　　　　　　c

图 9-1-10　座椅蹲站

（4）髋关节外展训练：健侧卧位，保持患侧膝关节伸展并抬高到 45°，保持 1 秒后慢慢降低，每天 20 次（图 9-1-11）。

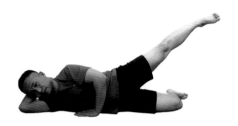

图 9-1-11　髋关节外展训练

（5）牵伸：患者取俯卧位及站立位，牵伸股四头肌、腘绳肌、腓肠肌（图 9-1-12）。每个动作进行 2 组，每组 5 次，每次 15 ~ 20 秒。

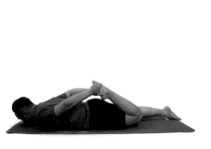

a. 牵伸股四头肌

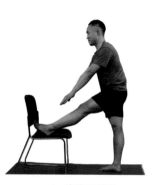

b. 牵伸腘绳肌

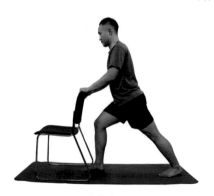

c. 牵伸腓肠肌

图 9-1-12　俯卧位及站立位牵伸

第三阶段（术后第 9 ~ 24 周）：正常的步态和肌力训练

1. 康复目标

增强肌力，改善平衡和协调，加强神经控制能力，逐渐过渡到不使用支具。使用正常的跟 - 趾步态步行，达到正常膝关节活动度，可以完全负重。

2. 康复治疗方法

（1）停止使用支具。

（2）站立位屈膝：站于平行杆内或以墙壁作为支撑，慢慢屈曲患侧膝关节，使足跟靠近臀部（图 9-1-13）。每组 20 次，每天 3 组。

（3）下蹲训练：患者站立位，足尖朝前，双上肢与双足同宽，屈髋屈膝直到膝关节屈曲 45°，暂停 5 秒后慢慢回到站立位置（图 9-1-14），每组 20 次，每天 3 组。

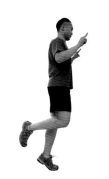
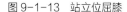
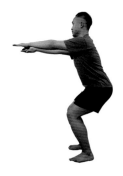

图 9-1-13　站立位屈膝　　　　　　　图 9-1-14　下蹲训练

第四阶段（术后第 24 周以后）：运动训练

1. 康复目标

增强力量和耐力，锻炼心肺功能，提高协调和灵敏能力，重返基本日常运动。

2. 康复治疗方法

（1）继续第三阶段训练，减少组数和次数，以便进行肌力训练、心血管训练和运动专项训练。

（2）肌力训练：上下台阶训练（图 9-1-15）、单腿靠墙蹲、单腿座椅蹲站。

（3）心血管训练/运动专项训练：固定式功率自行车、慢跑、速度敏捷训练。

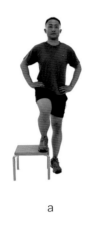
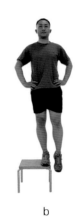

a   b

图9-1-15　上下台阶训练

五、康复治疗中的注意事项

（1）早期佩戴支具保护重建结构。

（2）疼痛和肿胀属正常现象，若加重应立刻停止康复治疗或者降低训练强度和减少训练时间。

（3）在上下台阶、跑步前，应确保肌力、关节活动以及下肢力线恢复正常。

（4）运动量不宜过大，应缓慢增加，原则上以患者第二天不出现肌肉的过度疲劳或出现疼痛为限度。

（5）若有伴随损伤，如半月板、软骨或其他韧带损伤，需调整康复治疗计划，延长患肢负重时间。

（6）若伴有半月板修补，则膝关节屈曲限制在90°以内。

（7）对前交叉韧带断裂进行康复治疗前，需排除其他可能存在的问题（如半月板撕裂、游离体等）。

（8）康复方案个体化。

（9）下肢肌力的恢复非常重要，尤其是股四头肌和腘绳肌的肌力。

（10）早期避免热敷。

（11）早期应重视关节活动度的恢复，若达不到正常目标，应及时调整方案加强练习。

六、回归军事训练的标准

（1）术后第 6、8、10 个月进行等速肌力测试，回归军事训练前患侧股四头肌、腘绳肌肌力至少达到健侧的 85%。

（2）膝关节及邻近关节达到 100% 关节活动度。

（3）膝关节无肿胀、无积液。

（4）膝关节有良好的稳定性，运动时无"腿软"等现象，膝周解剖结构正常，对位、对线正常。

（5）能完成跑步等军事训练，运动中或运动后第二天膝关节无明显的疼痛、肿胀，或者疼痛、肿胀在第二天可以自行消失。

（6）功能评定问卷 IKDC 评分大于总分的 90%。

（7）具有良好的心理准备，ACL-RSI 问卷得分大于 56。

（8）安全回归军事训练时间最好在术后 9 个月后；前交叉韧带损伤再断裂修复的回归军事训练时间是术后 12 个月。

（9）在功能测试（如跳跃试验、敏捷试验、BESS 测试）中，患侧至少达到健侧的 90%，代表具有良好的平衡能力、协调能力、控制能力和动态平衡力量。

（10）腘绳肌和股四头肌力量之比与健侧接近。

七、如何预防前交叉韧带损伤？

（1）加强下肢肌肉力量训练，尤其是腘绳肌力量，增强关节的稳定性，辅助前交叉韧带功能。

（2）活动前充分热身，避免肌肉僵硬。

（3）跳跃时掌握正确落地方法，防止膝过伸、胫骨过度前移内旋，避免频繁单腿运动。

（4）在正常运动时，避免出现急停、急转动作；在膝关节伸展时，避免产生内外翻，外展损伤，强力过伸等动作。

（5）进行预防性训练：肌力训练、爆发性训练、敏捷性训练、柔韧性训练、平衡性训练、核心稳定性训练、搭档抛接球训练。

（6）根据外部因素（如比赛类型、比赛场地、防护设备、气象条件等）

选择合适的鞋。

（7）锻炼髋外展肌群，避免髋内收增加前交叉韧带损伤的发生。

（8）进行涉及着陆、减速运动时，避免外侧的外力撞击，预防膝关节内旋损伤。

（9）膝关节微屈时，股四头肌收缩产生显著的胫骨前剪切力，会对前交叉韧带产生高负荷，因此，要避免长期保持这一姿势。

（刘昕怡、王兰香）

第二节　半月板损伤

一、什么是半月板损伤？

半月板损伤是膝关节内部半月板组织的连续性、完整性被破坏和中断，是最常见的运动损伤之一。

半月板为位于膝关节间的半月形软骨板，内外侧各 1 个。内侧半月板呈"C"形，边缘与关节囊和内侧副韧带深层相连；外侧半月板呈"O"形，中后 1/3 处有腘肌腱将半月板和关节囊隔开。半月板外周血管最丰富，中心血管及血供最少。它的主要作用为维持关节稳定、力传导、承载，使关节液流动和润滑。半月板损伤包括半月板撕裂、囊肿、过度活动、半月板周围炎，其中以半月板撕裂最为常见。

二、什么原因会引起半月板损伤？

半月板损伤多见于足球、篮球、滑雪等运动项目，军人、矿工等高强度运动者患病居多，男性多于女性，是膝部最常见的损伤之一。急性膝关节损伤多由间接暴力引起，当膝关节处于轻度屈曲位并内、外翻或向内、外旋运动时，半月板上面会随股骨髁部活动，下面则会与胫骨平台之间形成扭转、碾挫，若动作突然，扭转、碾挫力超过了半月板的承受能力，即可发生半月板撕裂损伤。

慢性膝关节损伤是长期蹲、跪工作造成的积累性挤压损伤，其会加速半月板的退行性变，导致半月板慢性研磨性损伤。

三、半月板损伤的症状和体征

（1）症状：膝关节局限性疼痛、膝关节肿胀和积液、关节弹响、腿软、关节交锁和膝关节功能障碍。

（2）体征：关节间隙压痛征、肌肉萎缩、关节积液。通常使用磁共振检查和关节镜检查进行诊断。

1）麦氏征（McMurray sign）检查，又称半月板回旋挤压试验：患者取仰卧位，治疗师一只手按住患侧膝关节，另一只手握住踝关节，将膝关节完全屈曲，然后将小腿极度外旋外展，或内旋内收，在保持应力的状态下，将患者膝关节缓缓伸直，过程中出现疼痛，或者听到弹响声，即为阳性，提示半月板破裂（图9-2-1）。

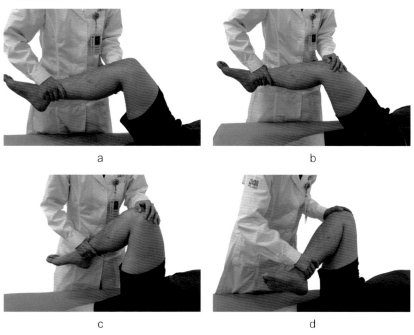

a

b

c

d

图9-2-1　麦氏征检查

2）膝关节过伸试验：在膝关节过伸时施以压力，引起疼痛即为阳性。

3）膝关节过屈试验：特别是半月板后角破裂时，膝关节过屈会引起疼痛。

4）研磨试验：患者取俯卧位，屈膝至 90°，在加压情况下，研磨（旋转）膝关节，如果诱发疼痛为阳性。

四、康复治疗

（一）总体康复目标

缓解疼痛和控制肿胀，保持关节活动度，恢复肌力，促进半月板的愈合，恢复膝关节的正常活动。

（二）康复方案

第一阶段（伤后第 0 ～ 2 周）

1. 康复目标

进行冰敷或加压治疗，以控制肿胀。佩戴铰链式膝关节支具并固定于完全伸膝位，早期膝关节轻度活动，根据撕裂程度确定最大屈曲角度（60° ～ 90°），激活股四头肌，防止肌肉萎缩。

2. 康复治疗方法

（1）冰敷或冷疗：术后 48 ～ 72 小时内，进行冰敷或冷疗。每天至少 3 次，每次 20 分钟。

（2）耐受程度下下地行走：佩戴铰链式膝关节支具并固定于完全伸膝位，持拐下地行走，避免患肢负重。

（3）足跟滑墙：躺在床上，健侧下肢屈曲踩着床面，患肢屈膝搭在墙上，沿着墙面缓慢上下移动，进行膝关节的屈曲、伸展练习。膝关节屈曲，不要超过 90°（图 9-2-2）。每组 20 次，每天 3 组。

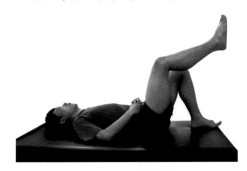

图 9-2-2 足跟滑墙

（4）足跟支撑：坐在椅子上，将足置于另一椅子或矮桌上进行被动伸膝训练（图9-2-3），保持牵伸10分钟，每天3次。

（5）股四头肌激活训练：仰卧位或坐位，腘窝下垫一块毛巾卷，收缩股四头肌并努力保持伸膝5秒（图9-2-4）。每组20次，每天3组。

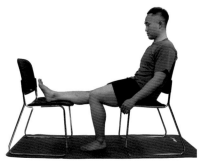
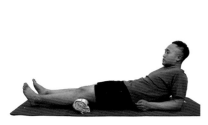

图9-2-3　足跟支撑　　　　　　图9-2-4　股四头肌激活训练

（6）踝泵：仰卧位，下肢伸展、大腿放松，缓缓勾起足尖至最大限度，并保持10秒，之后足尖缓缓下压至最大限度，保持10秒，回到放松位（图9-2-5）。尽可能多做以保持下肢血液循环。

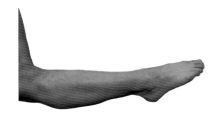
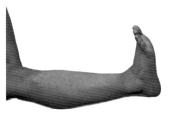

a　　　　　　　　　　　　　　　b

图9-2-5　踝泵

（7）床边垂腿：坐在床边或椅子上，健侧下肢放在患侧下肢下方，勾住足踝给予支撑，利用患侧下肢的重力，将双腿缓缓下垂至最大限度，膝关节屈曲不超过90°，在无痛的前提下尽可能维持该姿势，每天1～2次，每次15分钟（图9-2-6）。

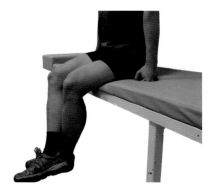

图 9-2-6 床边垂腿

第二阶段（伤后第 3 ~ 6 周）

1.康复目标

控制膝关节肿胀，完全伸直膝关节和屈膝至 90°，同时进行肌力训练。

2.康复治疗方法

（1）耐受程度下负重：佩戴铰链式膝关节支具并固定于完全伸膝位，持拐负重。

（2）直腿抬高训练：仰卧位，持续收缩股四头肌，保持患侧下肢伸直并抬离床面，保持 45°，维持 5 ~ 10 秒，然后缓慢放下（图 9-2-7）。每天 3 组，每组 20 次。

（3）短弧抬腿：仰卧位，患侧膝关节下垫一块毛巾卷，患侧膝关节轻度屈曲至 30° ~ 45°，然后完全伸膝并维持 5 秒，最后缓慢放下（图 9-2-8）。每天 3 组，每组 20 次。

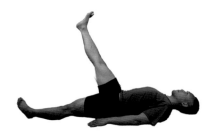

图 9-2-7 直腿抬高训练

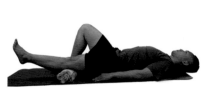

图 9-2-8 短弧抬腿

（4）站立位提踵训练：面朝墙壁站立，手扶墙壁，收缩双侧股四头肌，在伸膝位下跐起足尖保持 1 秒，然后缓慢落下（图 9-2-9）。每组 20 次，每天 3 组。

（5）固定式功率自行车：可帮助改善膝关节活动和肌力。调整座椅高度，确保当患侧的踏板踩在最底部时，患侧膝关节能完全伸直。从低阻力开始，并在 4 周内逐渐增加阻力（图 9-2-10）。每天进行 20 ~ 30 分钟的训练。

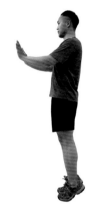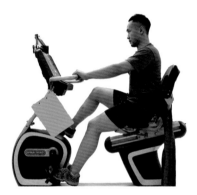

图 9-2-9　站立位提踵训练　　　　　图 9-2-10　固定式功率自行车

（6）站立位腘绳肌收缩训练：患者取站立位，双手抓住平衡杆或扶墙支撑，缓慢弯曲患侧膝关节使足跟靠近臀部（图 9-2-11）。每组 20 次，每天 3 组。

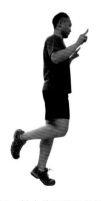

图 9-2-11　站立位腘绳肌收缩训练

（7）髋关节周围力量训练：双足与肩同宽直立，足尖向前，借助健侧支撑单腿站稳，伸膝向前、后、外、内4个方向顺序用力活动，进行髋关节屈曲、后伸、内收、外展（图9-2-12）。要求在最大角度保持5秒或完成动作为1次。此练习主要加强伸髋关节周围肌群肌力及大腿前、后侧肌群肌力。每组30次，每天3～4组。

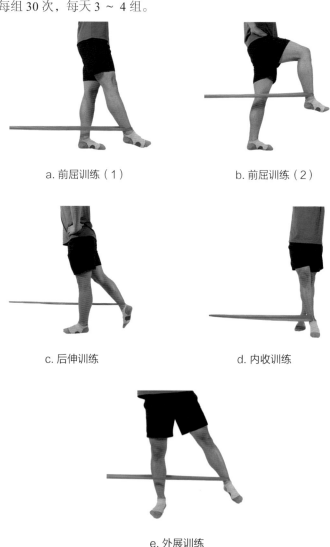

a. 前屈训练（1）　　　　　　b. 前屈训练（2）

c. 后伸训练　　　　　　　　d. 内收训练

e. 外展训练

图9-2-12　髋关节周围力量训练

第三阶段（伤后第 7 ~ 12 周）

1. 康复目标

减少支具的使用，恢复全关节活动范围，进行肌力训练。

2. 康复治疗方法

（1）完全负重：停止使用支具。

（2）髋关节外展训练：患侧卧位，在足踝处可绑沙袋，患侧下肢在伸膝状态下向上抬高至 45°，保持 1 秒后缓慢放下（图 9-2-13）。每组 20 次，每天 3 组。

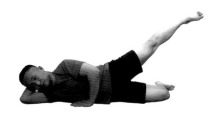

图 9-2-13 髋关节外展训练

（3）坐位蹬腿：增强股四头肌肌力。从简单的轻重量开始，每周随着患者的进步增加重量。最大重量不要超过患者自身的体重。膝关节屈曲不要超过 90°（图 9-2-14）。每组 20 次，每天 3 组。

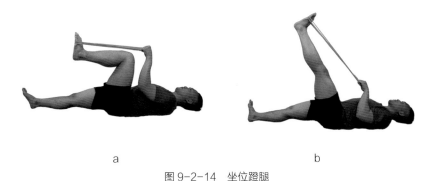

a   b

图 9-2-14 坐位蹬腿

（4）俯卧位勾腿练习：俯卧于床上，患者膝关节无痛范围内向后勾腿，逐渐过渡到以沙袋或弹力带为负荷绑在足踝处进行勾腿训练（图 9-2-15）。每组 30 次，每天 2 ~ 4 组。

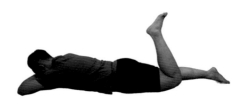

图 9-2-15　俯卧位勾腿练习

（5）髋关节周围及膝关节周围肌肉力量训练：股四头肌、腘绳肌、髋关节的屈曲、后伸、内收、外展、外旋等肌群肌力训练。

（6）座椅蹲站训练：站在椅前缓慢蹲下直到臀部接触到座椅，然后立即站起回到起始站立位（图 9-2-16）。每组 20 次，每天 3 组。

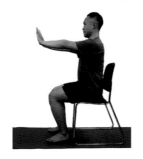

图 9-2-16　座椅蹲站训练

（7）上下台阶训练：每组重复 10 ~ 20 次，每天 3 组。（图 9-2-17）

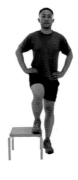

a

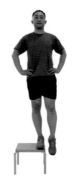

b

图 9-2-17　上下台阶训练

（8）牵伸股四头肌、腘绳肌、腓肠肌：每个动作进行 2 组，每组 5 次，每次 15 ~ 20 秒。（图 9-2-18）

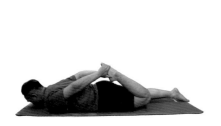
a. 牵伸股四头肌

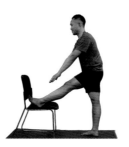
b. 牵伸腘绳肌

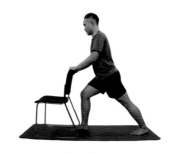
c. 牵伸腓肠肌

图 9-2-18　牵伸股四头肌、腘绳肌、腓肠肌

（9）平衡垫训练：站立位，足下放置平衡垫，先双腿后单腿，先睁眼后闭眼，进行平衡练习（图 9-2-19）。每天 1 次，每次 30 分钟。

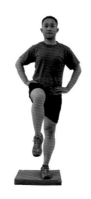

图 9-2-19　平衡垫训练

第四阶段（伤后第 13 ~ 24 周）

1. 康复目标

恢复全部肌力，逐步恢复心血管适应性，进行单轴运动和专项训练。

2. 康复治疗方法

（1）继续第三阶段的训练，组数和次数按需增加。

（2）肌力训练：单腿靠墙蹲训练、单腿座椅蹲站训练。

（3）心血管适应性训练：固定式功率自行车、慢跑。

（4）专项训练：速度和敏捷性训练。

第五阶段（伤后第 24 周以后）

1. 康复目标

可进行旋转运动。

2. 康复治疗方法

无限制旋转运动。

五、康复治疗中的注意事项

（1）早期进行股四头肌激活有助于伸膝和最终肌力的恢复。

（2）早期膝关节屈曲不能超过 90°。

（3）疼痛和肿胀是正常现象，若程度加剧需立即停止康复训练。

（4）跑步前应确保肌力和关节活动度恢复正常。

（5）术后早期负重练习应循序渐进。

（6）早期佩戴好铰链式支具，以保证在休息时膝关节处于完全伸展位。

（7）进行功能性训练时要遵循顺序原则，监控速度、强度、负荷、幅度和频率等，并根据身体情况随时调整方案，从易到难。

（8）训练过程中注意观察患者是否存在恐惧感。

六、回归军事训练的标准

（1）膝关节无肿胀、反应性积液和异常活动。

（2）完整、无痛的膝关节活动度，且两侧对称。

（3）膝关节屈曲、伸展肌群肌力平衡，恢复正常的神经肌肉协调能力。表现为在有规律的单腿跳跃、敏捷梯子练习、横向跳跃及在膝关节伸展、屈曲和单腿按压中，能恢复 90% 以上的肌力。

（4）可以完成功能性活动测试，如跳跃、往返跑、交叉步、协同收缩测试等。

（5）恢复正常跑步能力。

（6）在心理上已准备好回归运动，对特定运动无恐惧心理。

七、如何预防半月板损伤？

（1）避免反复蹲起、跑、跳等活动，以及避免在屈曲、伸展膝关节负重的同时突然过度内旋或外旋而挤压、磨损半月板；若还伴有内外翻则易引起前交叉韧带和半月板同时撕裂。

（2）加强膝周肌群和核心肌群力量。

（3）避免导致疼痛的运动。

（4）采取动态牵伸进行热身准备。

（5）运动后充分放松肌肉。

（6）使用恰当的运动设备。

（7）避免过量运动。

（刘昕怡、张玲玲）

第三节　鹅足炎

一、什么是鹅足炎？

鹅足炎是反复的应力作用引起的鹅足肌腱或鹅足滑囊无菌性炎症。鹅足肌腱是膝关节内侧的一个腱膜样组织，由缝匠肌、股薄肌、半腱肌 3 块肌肉的腱性部分在胫骨近端内侧的附着点组成，因形似鹅足而得名。

鹅足肌腱的主要作用是屈曲膝关节和内旋膝关节，防止膝关节过度的旋转和外翻。由于膝关节反复屈伸，常常导致缝匠肌、股薄肌、半腱肌的肌腱充血、水肿，或因之反复摩擦、挤压鹅足滑囊导致滑囊出现无菌性炎症，从而使膝关节肿胀、疼痛、活动受限。

二、什么原因会引起鹅足炎?

鹅足炎多由臀大肌紧张、股直肌薄弱、小腿三头肌薄弱以及膝关节不稳定引起。在跑步运动中,如果缺少稳定性力量,就不能很好地控制髋膝动作,使膝关节在整体抬膝、触地和蹬伸过程中,出现内扣、屈伸或旋转过度,从而在运动中承受额外的牵引压力,最后导致鹅足肌腱损伤。

在长时间进行跑跳运动时,膝关节过度屈伸、旋转。为了避免鹅足肌腱与骨骼过度摩擦,鹅足滑囊在二者之间起缓冲、润滑作用,但其经过长期、反复、持续的摩擦和压迫会出现劳损,从而发生鹅足炎,导致囊液分泌增多,滑囊体积增大,表现为膝关节内侧滑囊肿胀。

以下情况常会引起鹅足炎:①跑步时膝关节的不当使用或大腿的过度内收动作,姿势不当的跑步导致不适当的膝关节扭曲动作,反复积累形成;②膝关节过度内扣或天生膝外翻(又称 X 形腿),尤其是女性;③膝盖退行性关节炎导致的膝内翻;④大腿腿型粗;⑤扁平足或足趾外翻;⑥腘绳肌过度使用,特别是腘绳肌紧张;⑦不正确或不适当的训练、突然增大跑步距离或过多的上坡跑;⑧越野跑爱好者。

三、鹅足炎的症状和体征

(1)症状:伸膝痛,鹅足部位压痛明显,上下楼梯疼痛、跨步痛、膝关节内侧痛。晨轻暮重,运动后加重,休息后减轻,严重者静止时也有疼痛。膝关节活动受限,可有不同程度的跛行,屈伸时、上下楼梯时,疼痛加重跛行尤为明显。膝关节被动外翻、外旋时疼痛加剧。

(2)体征:疼痛部位位于胫骨髁内下侧鹅足部,局部有明显压痛、肿胀,疼痛呈刺痛、酸痛。鹅足肌腱持续受到损伤,内侧副韧带通常也会受累。鹅足炎主要表现为膝关节内侧疼痛,局部有肿块,常误诊为慢性关节炎、内侧半月板损伤、内侧副韧带损伤等,需要鉴别诊断,以免误诊误治,延误病情。当鹅足炎转为慢性,滑囊会发生钙化,局部可稍有肿胀,皮温略升,有明显局限性压痛点,多无明显外伤史。

四、康复治疗

急性期

1. 康复目标

减轻肿胀，缓解疼痛，减轻炎症。

2. 康复治疗方法

（1）休息：受伤后应立即停止运动，在跑步过程中感觉膝关节内侧疼痛时，立即停止运动，制动休息，避免加重损伤。

（2）冰敷：受伤后立即冰敷，冰敷在运动损伤的初期非常重要，可以使血管收缩，减慢局部血液循环；减少细胞的新陈代谢；降低血管壁的渗透性，防止肿胀加剧及软组织出血。

（3）加压包扎：冰敷过后患处要及时加压包扎，可以减轻患部内出血及瘀血现象，还可以防止组织液渗出，并能促进其吸收。

（4）抬高患肢：把患肢提高到比心脏水平高的位置，以提高患肢静脉和淋巴回流，减轻肿胀。

（5）药物治疗：涂抹非甾体抗炎药（如双氯芬酸二乙胺）；口服镇痛类药物（如布洛芬）。

（6）物理因子治疗：采用脉冲磁疗、无热量超短波疗法、低能量激光疗法等物理因子治疗，达到消肿止痛的目的。

慢性期

1. 康复目标

提高膝关节稳定性，减轻鹅足肌腱的压力和减少鹅足滑囊的摩擦力，改善局部血液循环，促进功能恢复。

2. 康复治疗方法

（1）物理因子治疗：常用的理疗方法有超声波疗法、微波疗法、激光疗法、脉冲磁疗、药离子透入疗法等。通过物理因子治疗来增加局部血液循环，促进炎症吸收，加快组织修复。超短波疗法、蜡疗法、泥疗法等温热治疗方法可缓解疼痛，干扰电疗法、脉冲磁疗可缓解痉挛。冲击波疗法作用于缝匠肌、股薄肌、半腱肌，缓解肌紧张，减轻鹅足肌腱的应力，缓解疼痛，促进损伤再修复。

（2）运动疗法：缓解肌肉紧张，通过肌肉的拉伸和泡沫轴，增加肌肉柔韧性，包括大腿后侧肌肉拉伸、大腿内收肌群拉伸、大腿前群拉伸、臀部肌肉拉伸、小腿肌群拉伸（图9-3-1～图9-3-3）。有针对性地加强大腿前侧、大腿后侧、小腿后侧肌肉的力量，提高膝关节稳定性。包括加强髋关节外展训练（图9-3-4）、大腿前群肌肉训练、大腿后群肌肉训练、小腿后群肌肉训练、膝关节平衡训练（图9-3-5）。

康复辅具：可以佩戴膝关节护具、使用肌内效贴布，扁平足或足趾外翻、膝过度内扣或天生 X 形腿的患者可以选择性佩戴矫形器。

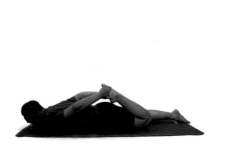

图 9-3-1　牵伸股四头肌

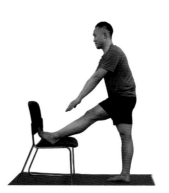

图 9-3-2　牵伸腘绳肌

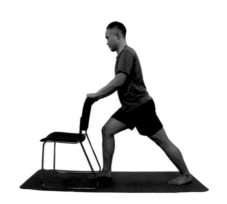

图 9-3-3　牵伸腓肠肌

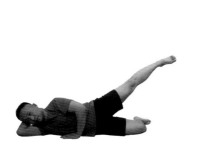 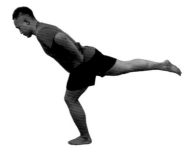

图 9-3-4 髋关节外展训练　　　　　图 9-3-5 膝关节平衡训练

五、康复治疗中的注意事项

（1）注意冰敷时间，避免冻伤，直接冰敷时间以每次 15 ～ 20 分钟、皮肤潮红为宜，每天 3 ～ 4 次，每次间隔 1 ～ 2 小时。

（2）早发现、早干预，避免拖延发展成慢性疼痛。

（3）发病后 48 小时内应使用冰敷，48 小时后才可以进行温热治疗。

六、回归军事训练的标准

膝关节恢复正常运动功能，无肿胀，无疼痛，股四头肌的肌力正常，即可回归军事训练。

七、如何预防鹅足炎?

（1）充足的休息。运动时如果遇到膝关节内侧疼痛，建议减少运动量，合理选择运动项目，要暂时避免爬山、长距离跑步等高强度运动。

（2）注意调整跑步姿势，特别是跑步时膝关节内扣的患者，调整为跑步落地时，膝盖方向与足尖一致。

（3）运动前要充分热身和拉伸，做好准备活动；运动后要及时、充分放松肌肉。

（4）跑步时可以使用肌内效贴布做支持保护。

（5）平时运动的时候，也要注意适当增加膝关节周围力量的锻炼，增加膝关节稳定性。

（6）运动时选择舒适的运动鞋及合适的鞋垫，来矫正跑步和走路的姿势，保护膝关节。

（张玲玲）

第四节　髌股关节炎

一、什么是髌股关节炎？

髌股关节炎也称为髌骨关节炎、髌骨软化症，是一种发生于髌骨、软骨面及其相对的股骨关节软骨的退行性病变，常见于喜爱运动的青壮年，骑自行车、滑冰、跑跳等运动常引起该病症，也是常见的运动损伤之一。

二、什么原因会引起髌股关节炎？

造成髌股软化的因素：运动训练过度、疲劳，反复的膝关节伸展、屈曲活动，膝关节周围肌肉肌力减弱或者失衡，髌股关节产生异常撞击使软骨面磨损；膝部前方撞击伤、半蹲位扭伤等引起髌骨、软骨损伤；髌骨、软骨的营养、代谢障碍及退行性变。髌骨软骨面粗糙，失去光泽，弹性减退，甚至形成裂纹、缺损，软骨变性，严重者软骨脱落，骨质暴露，都会引起膝关节慢性疼痛。髌骨、软骨面相对的股骨滑车关节面也会受到损伤。

膝关节韧带损伤，特别是前交叉韧带损伤，会导致髌股关节压力增高、软骨磨损。此外，下肢膝关节 Q 角异常、高位髌骨、低位髌骨、髌骨不稳定、不恰当的髌骨手术等都可能是诱发髌骨软骨损伤的因素。足踝部疾病（如高弓足、膝关节外翻等）可以在髌股关节外侧产生异常应力，导致髌股关节软骨磨损。

三、髌股关节炎的症状和体征

（1）症状：膝关节前侧疼痛，时轻时重，反复发作，但患者往往无法明确指出疼痛的具体位置。膝关节力量减弱或无力。在平地行走等日常生活中，症状不明显，在运动量增加，或半蹲、上下楼梯时会出现疼痛。

（2）体征：髌前压痛，触及髌股关节有粗糙的摩擦感。

1）髌骨研磨试验阳性：检查时使髌骨与其相对的股骨髁间关节面互相挤压、研磨或上下左右滑动，有粗糙的摩擦感、摩擦声和疼痛不适，为阳性。或治疗师一只手用力将髌骨推向一侧，另一只手拇指按压髌骨边缘后面，可引起疼痛。发病时间长的患者髌骨活动度减小。具体操作见视频二维码9-4-1。

视频二维码9-4-1

2）单腿下蹲试验阳性：患者单腿站立，逐渐下蹲到90°～135°时出现疼痛、腿发软，蹲下后单腿不能起立（图9-4-1，图9-4-2），为阳性。

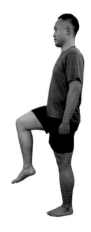
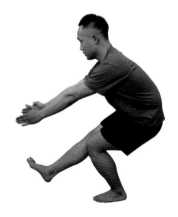

图9-4-1 单腿下蹲试验（1）　　　　图9-4-2 单腿下蹲试验（2）

四、康复治疗

（一）总体康复目标

近期目标：缓解疼痛，减轻炎症反应，增强膝关节周围肌肉的肌力和耐力。

远期目标：改善髌骨轨迹，降低髌股关节压力，重返训练，防止复发。

（二）康复方案

1. 物理因子治疗

急性期发作可以采用冷疗、超短波无热量治疗，慢性期可选用脉冲磁疗、超声波疗法、光疗等治疗方法。具体治疗方法见本书第三章"常用物理因子治疗技术"的相关部分。

2. 运动疗法

在早期阶段（Ⅰ～Ⅱ期），髌骨软骨尚有修复能力，应进行有效的非手术治疗，同时配合康复训练，注意避免直接撞击髌骨，减少髌骨摩擦的活动，如上下山、上下楼梯、骑自行车等。

（1）坐位伸膝：患者坐在椅子上，将双足平放在地上，逐渐将左（右）膝伸直，保持伸直姿势5～10秒，再慢慢放下，可在踝关节绑沙袋增加难度（图9-4-3）。双腿交替进行，重复10～20个为1组，每次练习3组，每天3～4次。

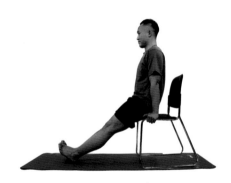

图9-4-3　坐位伸膝

（2）俯卧屈膝：俯卧位，头部放在手臂上，左（右）侧下肢屈膝，尽量靠近臀部，保持屈膝姿势5～10秒，再慢慢放下（图9-4-4）。两腿交替进行，每组10～20个，每次练习3～4组，每天3次。

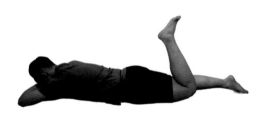

图9-4-4　俯卧屈膝

（3）静蹲：患者双足分开，与肩同宽，双腿下蹲，双手逐渐向前伸，和身体重心之间形成一定距离（40～50 cm），膝盖不要超过足尖，蹲到无法坚持时为一次结束，休息1～2分钟（图9-4-5）。每组6～10个，每次练习3～4组，每天3次。

（4）髋关节外展训练：患者侧卧位，健侧肢体在下，患侧下肢股四头肌收缩，保持膝关节伸直，侧方抬高患肢20～25 cm（图9-4-6）。每组10个，每次练习3组，每天3～4次。

（5）股四头肌训练：股四头肌等长收缩、直腿抬高训练。

（6）小腿肌肉放松：腘绳肌牵伸、股四头肌牵伸、腓肠肌牵伸。

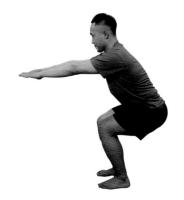

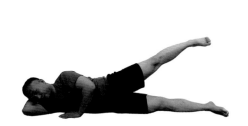

图9-4-5　静蹲　　　　　　　　图9-4-6　髋关节外展训练

当发展至晚期阶段（Ⅲ～Ⅳ期），病变区软骨及软骨下骨有明显破坏，软骨已无再生修复能力，严重者膝关节伸屈活动受限，不能单腿站立，容易合并半月板损伤和创伤性关节炎等。建议进行手术治疗。

五、康复治疗中的注意事项

（1）注意训练动作姿势标准。

（2）进行本体感觉的训练，如平衡训练、灵活性训练等。

（3）康复早期和中期避免增加压迫髌骨的运动。

六、回归军事训练的标准

（1）疼痛：VAS 为 0/10。

（2）关节活动度：可以满足全范围活动。

（3）FMS 评分：深蹲测试满足 3 分。

（4）下肢 Y 平衡测试：双侧差异小于等于 5%。

（5）BESS 测试结果在较好以上。

七、如何预防髌股关节炎

（1）避免过度使用膝关节，如下楼梯、下山等增加髌骨和股骨间压力的运动。

（2）运动中确保正确的下肢力线。

（3）增加膝关节稳定性训练。

（4）避免膝关节创伤。

（5）运动前主动充分活动关节。

（6）改善软骨的营养，多食含钙丰富的食物（例如，奶及奶制品、豆类、虾皮、海带等）。

（曹　蕊、丁　宇）

第五节　髌腱炎

一、什么是髌腱炎？

髌腱炎是一种由运动过量或者运动不当引起的膝部病症，表现为髌腱止点处组织变性，出现充血、渗出、水肿等症状，代谢产物在局部滞留，形成粘连、增厚，最后纤维化甚至钙化，又称髌腱末端病、跳跃膝。主要因素包括：蹬地和跑跳动作过多、体重过大、运动技术差、肌力不平衡、髌骨高位等。

二、什么原因会引起髌腱炎？

此病常见于跑、跳类运动项目的患者，例如篮球、田径、排球、举重等患者。训练过度、运动疲劳可致发病。训练不当（例如，忽略下肢专门的力量练习，运动中跳跃和落地时姿势不规范等）以及忽视运动后的放松活动都可导致本病。

三、髌腱炎的症状和体征

（1）症状：活动时（例如，上下楼梯、起跳、快速跑、跳、下蹲，甚至走路等）髌骨下方疼痛，做股四头肌收缩动作时会出现髌骨下疼痛。可伴有膝关节无力及腿软等症状。初期运动后疼痛，疼痛逐渐加剧，严重者休息时也有疼痛。

症状发展分为四期：Ⅰ期，运动后疼痛，不影响活动；Ⅱ期，运动后与运动中均会出现疼痛，但不影响运动；Ⅲ期，运动中、运动后均出现疼痛，疼痛延续时间长，影响膝关节活动；Ⅳ期，止点撕裂，伸膝运动障碍。需与髌骨软化症、髌股关节疼痛综合征、骨折等相鉴别。

（2）体征：股四头肌萎缩，髌尖和髌腱处均有明显压痛，主要位于髌腱部，病程长者髌腱部亦可有压痛。

1）伸膝抗阻试验（图9-5-1）阳性：患者屈膝位，主动伸膝时，治疗师轻按小腿，施以阻力，引出髌腱疼痛。

2）局部封闭试验阳性：使用普鲁卡因在髌尖部痛点封闭后，症状与体征消失，该表现对诊断本病有很大价值。

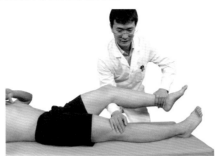

图9-5-1 伸膝抗阻试验

四、康复治疗

通常选择非手术治疗配合康复训练。

（一）总体康复目标

近期目标：控制疼痛，防止损伤加重，增强膝关节周围肌肉力量，养成良好的运动习惯。

远期目标：恢复正常的日常生活与运动活动，防止病情复发及加重。

（二）康复方案

急性髌腱炎应注意休息，避免诱发疼痛的动作，配合冰敷，控制疼痛；慢性髌腱炎应减少活动，及时休息、理疗等，配合热敷消除肿胀和炎症。

1. 急性期应遵守 POLICE 原则

（1）保护患肢。

（2）施加适当的负荷。

（3）受伤后 48 小时内对受伤部位进行间断冰敷，每隔 2～3 小时冰敷 20～30 分钟，可以收缩血管，防止液体渗出，限制炎症，减轻疼痛和肌肉痉挛。

（4）对患肢进行加压包扎。

（5）抬高患肢。

2. 物理因子治疗

（1）超短波疗法：超短波可以有效促进血液循环、加快炎症因子吸收，从而缓解病情和局部疼痛症状。

（2）经皮神经电刺激疗法：针对疼痛的特征及性质，选择合适的刺激类型，起到缓解疼痛的作用。

（3）冲击波疗法：体外冲击波疗法可刺激生长激素释放，促进微血管新生，刺激组织再生与修复等，促进组织代谢，同时有止痛作用，对于治疗肌腱病的慢性疼痛有很好的效果。

3. 运动疗法

改变运动模式，尽量减少引起髌股关节压力增高的运动（如跑、跳、蹲等），可进行柔和的闭链运动训练。在训练及治疗后进行冰敷，对髋膝关节肌肉进行拉伸等。对不同分期的患者采用不同的综合治疗方案。

（1）Ⅰ期：在训练后使用冰袋冰敷，若疼痛持续，可规律性使用止痛药物治疗。

1）股四头肌训练：患者坐位，可使用股四头肌椅或在踝关节绑缚沙袋增加阻力，进行膝关节屈伸运动，动作要求缓慢（图9-5-2）。每组20个，练习4组。

2）弓步练习：患者弓步站立，双腿分开与肩同宽，足尖朝前，保持身体直立，后腿弯曲缓慢下蹲，双腿同时发力站起，左右交替（图9-5-3）。每组15个，练习3组。

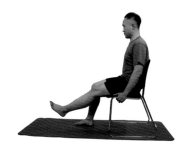 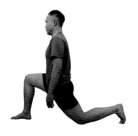

图9-5-2 股四头肌训练　　　　图9-5-3 弓步练习

3）弹力环侧步：选择合适负荷的弹力环（或者弹力带打结）套在双膝两侧，要求双足与肩同宽，在起始位时保持弹力环有适度张力。缓慢下蹲，感受臀肌离心发力，上身挺直，不要含胸驼背。维持该蹲坐位，一侧下肢支撑，另一侧下肢向侧方迈出一小步进行移动，支撑侧下肢紧随向侧方移动。侧方移动时要求身体重心尽量水平，减少垂直方向上下浮动（图9-5-4）。每组15～20个，练习3组。

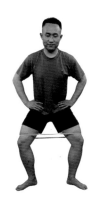

图9-5-4 弹力环侧步

（2）Ⅱ期：当运动中出现疼痛，应降低训练强度，避免跑、跳等股四头肌高强度发力训练项目。疼痛严重者早期可使用封闭治疗。

1）双腿下蹲练习：患者双足与肩同宽，臀部慢慢下降，屈髋屈膝，想象要坐到椅子上，感受臀部发力，腰部平直，保持双膝方向与足尖方向一致，蹲到最低点（膝关节屈曲 90°～120°，依个人情况而定）（图 9-5-5）。每组 15～20 个，练习 3 组。

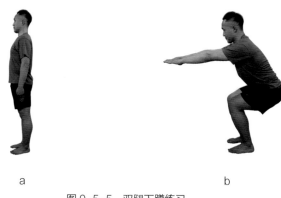

a   b

图 9-5-5　双腿下蹲练习

2）单腿臀桥：患者仰卧位，屈膝，双足间距略大于肩宽。臀部发力，以双肩和双足为支点，将臀部向上顶起，直到躯干从肩部到大腿基本同一条直线。此时抬起一侧下肢，伸直，并保持 5 秒，臀部收缩发力，再缓慢地、有控制地落地还原（图 9-5-6）。每组 15～20 个，练习 3 组。

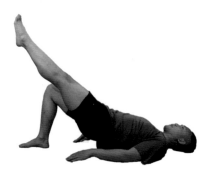

图 9-5-6　单腿臀桥

（3）Ⅲ期：避免引起髌股关节压力增高的运动（如跑、跳、蹲等）。严重者可选择封闭治疗或使用支具固定伸膝位 3 ~ 4 周。

1）被动伸直训练：仰卧位，患侧足跟处垫高，膝关节放松，依靠大腿重力下沉达到伸膝的目的（图 9-5-7）。每天至少练习 30 分钟。

2）足跟滑动练习：仰卧位，患侧足跟贴床，向臀部方向滑动，带动膝关节屈曲以达到屈膝的目的（图 9-5-8）。每天至少练习 30 分钟。

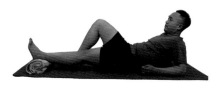

图 9-5-7　被动伸直训练

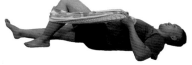

图 9-5-8　足跟滑动练习

3）股四头肌静力收缩：仰卧位，踝关节背伸，股四头肌收缩发力，膝关节绷直，可于腘窝垫毛巾卷，腘窝用力向下压毛巾卷，感受到大腿的紧绷感即可，保持 10 秒，休息 10 秒（图 9-5-9）。每组 30 个，练习 3 组。

4）直腿抬高：仰卧位，大腿伸直，抬高至足后跟距床面 15 cm 左右的高度，保持该姿势约 10 秒，再缓慢下放回到起始位（图 9-5-10）。可在踝关节上施加负荷。若训练时感觉腰部受累明显，可屈起对侧腿。每组 20 个，练习 3 组。

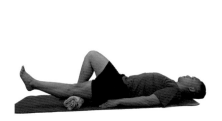
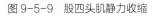

图 9-5-9　股四头肌静力收缩

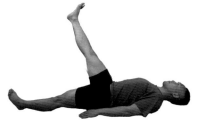

图 9-5-10　直腿抬高

4. 肌内效贴布疗法

使用肌内效贴布改变髌骨轨迹，提高髌骨本体感觉（图 9-5-11）。患者坐位，膝关节屈曲 90°，剪 2 条 20 cm 的贴布，1 条 15 cm 的贴布，第一条贴布从胫骨结节处沿股四头肌肌纤维走向，沿髌骨内侧缘与外侧缘纵向贴扎两条贴布，贴扎张力为 0 ~ 30%；第二条纵向贴布从胫骨结节沿髌骨外侧缘顺着股四头肌肌纤维走向贴扎于膝关节外侧，贴扎张力为 0 ~ 30%；第三条贴布横向贴扎于膝关节，将髌骨由外侧拉向内侧，张力为 30% ~ 50%。具体操作见视频二维码 9-5-1。

视频二维码 9-5-1

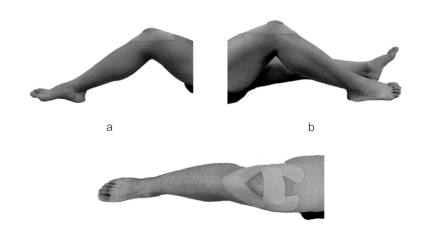

图 9-5-11　膝关节肌内效贴布贴扎

五、康复治疗中的注意事项

（1）康复训练中，离心力量训练以及完善的康复训练计划都有助于患处愈合，可以较好地缓解髌腱慢性疼痛。

（2）过度使用导致的损伤治疗难度较大，需要长期、有效的康复训练，患者需要有足够的耐心。

六、回归军事训练的标准

（1）疼痛：VAS 为 0/10。

（2）关节活动度：可以满足全范围活动。

（3）FMS 评分：深蹲测试满足 3 分。

（4）下肢 Y 平衡测试：双侧差异小于等于 5%。

（5）BESS 测试结果在较好以上。

七、如何预防髌腱炎？

（1）训练前严格做好热身和准备活动，运动后做好牵伸放松活动。

（2）正确训练及使用膝关节周围肌肉，使其适应强度较大的运动，加强股四头肌力量训练的同时也要加强小腿三头肌的力量训练。

（3）加强下肢平衡训练。

（4）在运动和力量训练期间，应预防胫骨结节受到异常应力。

（5）运动中规范动作，如跳跃后落地姿势等，穿合适的鞋或佩戴护具加以保护。

（6）剧烈运动后必须给予组织足够的时间来恢复其疲劳和细微的损伤。

（7）剧烈运动后或出现疼痛时最好马上冰敷。

（曹　蕊、丁　宇）

第六节　髂胫束综合征

一、什么是髂胫束综合征？

髂胫束综合征（iliotibial band syndrome，ITBS）是引起膝关节外侧疼痛的常见原因，常见于进行反复屈伸运动、长期跑步训练的军人群体，又称"跑步膝"。主要表现为膝关节外侧、关节线上及股外侧上髁下方疼痛。

髂胫束是包绕大腿的深筋膜（阔筋膜）的外侧增厚部分，其起自髂嵴前缘的外侧缘，分为上、下两层，包裹阔筋膜张肌，并与之紧密结合不易分离，下层的纵行纤维明显增厚呈扁带状，其后缘延续于臀大肌肌腱，止点附着于胫骨外侧髁、腓骨头和膝关节囊。髂胫束起到固定膝关节、防止胫骨过度内旋、伸直膝关节和外展髋关节的作用。

二、什么原因会引起髂胫束综合征？

长跑越野、自行车骑行等运动中膝关节反复高负荷运动的训练或大转子过于突出，都会引起髂胫束及其周围结构异常，导致髂胫束紧张、肥厚，出现弹响以及膝关节外侧屈伸疼痛（图9-6-1）。

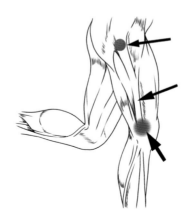

图 9-6-1　髂胫束综合征损伤原因

此外，双下肢不等长、过度足内旋、髋关节外展肌无力、胫骨过度内旋、内侧间室关节炎导致的膝内翻、先天性髂胫束紧张都容易引起髂胫束综合征。

运动前伸展不够、热身太快，运动中用力过猛，运动后太快冷却、放松不完全，缺乏休息、鞋具不合适、下坡跑、在倾斜或弯曲的表面上跑步等也会导致髂胫束综合征。

三、髂胫束综合征的症状和体征

（1）症状：多以膝关节外侧伸屈疼痛为主要症状，在膝关节屈曲20°～30°或伸直时最明显，跑步、下坡时疼痛加重，伴（或不伴）膝关节无力、步态异常。多数患者描述在膝关节或臀部运动时会出现弹响，大腿外侧及膝关节有疼痛、憋胀感。

（2）体征：膝关节无明显肿胀，少数患者髌下脂肪垫轻度肥厚；屈伸膝关节时，髌骨外侧、股骨外侧髁处有压痛，并可闻及摩擦音；患侧臀中肌及胫骨外侧压痛可放射至膝部；髂胫束明显紧张，严重者可出现结节。检查时 Ober 试验阳性（图9-6-2，视频二维码9-6-1）。

视频二维码 9-6-1

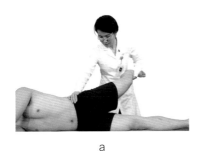 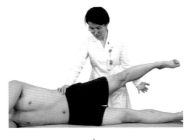

a   b

图 9-6-2　Ober 试验

四、康复治疗

（一）总体康复目标

减轻疼痛，改善关节活动功能，增加下肢肌力，矫正下肢生物力线。

（二）康复方案

急性期（伤后 1 周内）

1. 康复目标

减轻炎性渗出，缓解局部疼痛，增强下肢肌肉力量，防止肌肉萎缩。

2. 康复原则

POLICE 原则。

3. 物理因子治疗

（1）冷疗：将冰水混合物或者冰袋敷于膝关节外侧疼痛部位，每次 15 ~ 20 分钟，每天 3 ~ 5 次。

（2）超声波治疗、低强度激光治疗、脉冲磁疗等可以缓解局部疼痛和炎症。

4. 运动疗法

（1）股四头肌等长收缩训练：患者仰卧位或坐位，在腘窝下垫一块毛巾卷，收缩股四头肌并努力保持伸膝 5 秒（图 9-6-3）。每组 10 ~ 15 个，每天 2 ~ 3 组。

（2）无痛范围内髋关节外展训练：患者侧卧位，健侧在下，背靠墙，将患侧髋关节外展到不产生疼痛的最大角度，轻微外旋，中立位伸展，在两踝间使用长为 1 m 的弹力带可以增强效果（图 9-6-4），每组 10 ～ 15 个，每天 2 ～ 3 组。

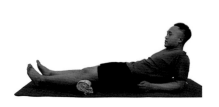
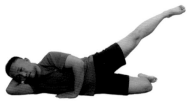

图 9-6-3　股四头肌等长收缩训练　　　　图 9-6-4　髋关节外展训练

亚急性期（伤后第 2 ～ 6 周）

1. 康复目标

牵伸治疗、恢复肌肉的延展性；增强髋关节外展肌力，特别是臀中肌肌力；加强骨盆和下肢神经肌肉控制。

2. 理疗

详见急性期。

3. 康复训练

（1）牵伸治疗：包括梨状肌、髂腰肌、内收肌群和腘绳肌的牵伸。

1）牵伸梨状肌：将患侧下肢放在健侧肢上，屈曲膝关节慢慢靠近胸部，直至臀部有牵伸感（图 9-6-5）。每组保持 30 秒，每天 3 组。

2）牵伸髂腰肌：双下肢前后分开，健侧下肢在前，膝关节屈曲 90°，患侧下肢伸直在后，身体尽可能地向前，直到患侧髋关节伸展，患侧髋前侧有牵伸感（图 9-6-6）。注意不要扭曲身体。每组保持 30 秒，每天 3 组。

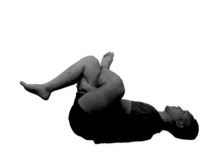
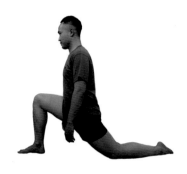

图 9-6-5　牵伸梨状肌　　　　　　　图 9-6-6　牵伸髂腰肌

3）牵伸内收肌群：患者坐位，外展外旋双侧髋关节，双足底对置，慢慢向下按压膝关节，大腿内侧肌肉有牵伸感（图9-6-7）。每组保持30秒，每天3组。

4）牵伸腘绳肌：将患侧足跟放到器具或桌椅上，身体前倾，直到感受到大腿后侧有牵伸感（图9-6-8）。每组保持30秒，每天3组。

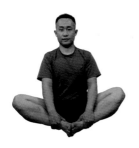
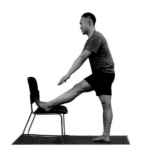

图9-6-7 牵伸内收肌群　　　　　图9-6-8 牵伸腘绳肌

（2）松解髂胫束：包括髂胫束牵伸和通过泡沫轴松解。

1）髂胫束牵伸：双下肢左右交叉，患侧肢在后，稳定骨盆，身体向健侧弯曲，大腿外侧髂胫束有牵伸感（图9-6-9）。每个动作保持30秒，10次为一组，每天3组。

2）泡沫轴松解：患者侧卧，泡沫滚轴垂直放置于臀部及髋关节下方，从大腿外侧滚到膝关节上方，过程中要保持膝关节伸直，患肢放在泡沫轴上，沿着髂胫束方向上来回移动，注意不要滚压臀部的大转子（图9-6-10）。每次1～2分钟，每天2～3次。

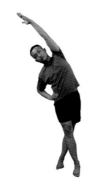
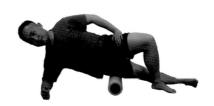

图9-6-9 髂胫束牵伸　　　　　图9-6-10 泡沫轴松解

（3）肌力训练：以髋关节周围肌力训练为主，特别是加强髋关节外展肌群的训练。每组 10 ~ 15 个，每次 2 ~ 3 组，每天 2 ~ 3 次。

1）臀桥训练：在保持肩胛骨、臀部在一条线上，大腿和腹部在同一水平面上，等距髋关节外展对抗等距弹性阻力（图 9-6-11）。每个动作持续 10 秒，每组 10 次，每天 2 ~ 3 组。

2）侧卧位髋关节外展训练：患者取侧卧位，健侧在下，自然伸直，患侧在上，外展时足跟、足尖向上抬起，膝关节保持伸展，骨盆不发生扭转，外展到 45°，坚持 10 秒，再回到中立位（图 9-6-12）。每组 10 次，每天 2 ~ 3 组。

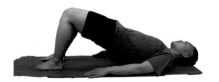 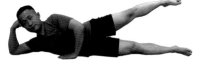

图 9-6-11　臀桥训练　　　　图 9-6-12　侧卧位髋关节外展训练

3）侧方行走：以半蹲的姿势向侧方行走，膝关节屈曲，不要以双腿直立的姿势（图 9-6-13）。

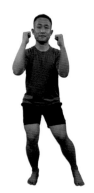

图 9-6-13　侧方行走

（4）神经肌肉控制训练：单腿控制运动训练（单腿下台阶、靠墙蹲、硬拉）（图 9-6-14 ~ 图 9-6-16），使患侧髋关节进行屈曲、外展、伸展、平衡运动。每组 10 ~ 15 次，每天 2 组。

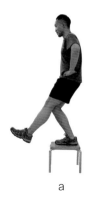
a

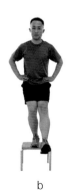
b

图 9-6-14　单腿下台阶

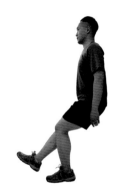

图 9-6-15　单腿靠墙蹲

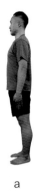
a

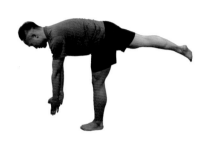
b

图 9-6-16　单腿硬拉

恢复强化期（伤后第 7 周及以后）

1. 康复目标

所有体能活动均无疼痛、肌紧张等症状；进一步强化髋外展肌群（臀中肌）训练；提高躯干、骨盆和下肢的稳定性。

2. 体外冲击波治疗

长期慢性疼痛且经保守治疗效果不佳者，可采用放射式体外冲击波治疗，焦点调节至髂胫束附着点和膝关节外侧痛点，做纵、横向冲击波治疗，每周治疗 1 次，3 次为 1 个疗程，详细操作见第三章"常用物理因子治疗技术"。

3. 运动疗法

（1）臀中肌强化训练：患者侧卧位，屈髋 45°，屈膝 90°，双足并拢，髋部做外展动作,适当于膝关节外侧上方给予阻力或使用弹力带(图 9-6-17)。每组 10 ~ 15 个，每次 2 ~ 3 组，每天 2 ~ 3 次。

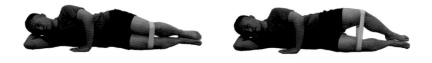

a   b

图 9-6-17　臀中肌强化训练

（2）核心肌力训练：患者侧卧位，用肘支撑起上半身，肘与同侧足为两支点，将力量集中至臀部侧面，平缓地侧向抬起躯干，身体平直，保持该动作 30 秒（如感觉身体不适，可缩短时间，以身体无不适感为宜）(图 9-6-18)。每组 5 ~ 10 个，每次 2 ~ 3 组，每天 2 ~ 3 次。

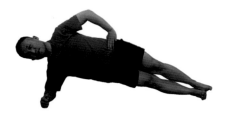

图 9-6-18　核心肌力训练

（3）平衡和本体感觉训练：患者站立位，双手叉腰将重心转至一侧，患侧下肢支撑身体，健侧下肢屈髋 45°、屈膝 90°，保持该动作 30 ~ 60 秒（图 9-6-19，图 9-6-20），每天 2 ~ 3 次。

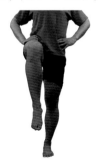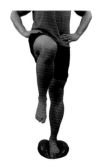

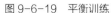

图 9-6-19　平衡训练　　　　　图 9-6-20　本体感觉训练

（4）协调性和姿势控制训练：主要为神经肌肉控制训练。

五、康复治疗中的注意事项

（1）伤后 48 小时内避免热疗、热敷。

（2）应用冲击波治疗后 2 周内注意休息、避免过度负重行走。

（3）避免髂胫束主动或被动牵伸。

（4）患者局部疼痛明显减轻或无疼痛，髋关节内收、髂胫束牵伸无疼痛，步态正常后才能进入亚急性期康复。

（5）运动前后注重对髋关节周围肌群的牵伸，以防复发。

六、回归军事训练的标准

一旦疼痛和弹响消失，就可以在医师的指导下逐渐回归到日常的活动及训练活动中。

七、如何预防髂胫束综合征？

（1）运动前适当拉伸，进行热身，运动后给身体足够的时间进行疲劳恢复。

（2）以较小的步幅步行，减少髂胫束的摩擦。

（3）在平坦地面上行走，或在道路两侧交替行走，避免在倾斜表面上长跑。

（4）定期更换鞋具，穿合适的支持性鞋具，减少膝关节受到的冲击力。

（5）预防性地进行髂胫束牵伸以及臀肌训练。

（6）在运动前掌握正确的姿势技术。

（7）训练强度要逐步提高。

（张立俭）

第十章 足踝损伤康复

本章将介绍足踝损伤的康复，主要包括急性踝关节扭伤、慢性踝关节不稳、跖筋膜炎和跟腱炎的康复治疗。

第一节　急性踝关节扭伤

一、什么是急性踝关节扭伤？

急性踝关节扭伤是由于各种原因引起的急性踝关节韧带损伤，是常见的训练伤之一，约占所有运动损伤的 15%，占所有踝部损伤的 80%，如果早期对踝关节损伤诊断不明和处理不当，就有可能出现慢性疼痛、肿胀，反复扭伤，最后发展成慢性踝关节不稳定，影响行走功能。

二、什么原因会引起踝关节扭伤？

跌倒、打篮球起跳后落地、行军过程中踩到石块、在不平的地面上行走、军事训练时不慎踩到别人脚上等，都会使踝关节跖屈位受到内翻应力，从而导致扭伤。其他危险因素包括，以前有踝关节扭伤的病史、踝关节周围力量弱或者下肢灵活性差、鞋具不适合等。

三、急性踝关节扭伤的症状和体征

（1）症状：踝关节肿胀、剧烈疼痛，关节周围皮肤瘀斑，活动受限，韧带损伤严重者出现踝关节不稳。

（2）体征：外侧踝关节在距腓前韧带、距腓后韧带或者跟腓韧带处存在压痛。前抽屉试验和内翻应力试验呈阳性。

1）前抽屉试验：患者取坐位或仰卧位，膝关节屈曲，踝关节跖屈 10°。治疗师一只手固定患者小腿远端，另一只手向前推足跟，使距骨从胫骨下面向前移位，或者一只手将患者足部固定在检查床上，另一只手在小腿远端，向后推胫骨，使胫骨从距骨上方向后移位。移位超过 3 mm 为前抽屉试验阳性，提示距腓前韧带损伤。也有观点认为，距骨向前移位超过 9 mm 或与健侧肢体相比向前移位超过 5 mm 即为阳性（图 10-1-1）。

2）内翻应力试验：患者取坐位，踝关节跖屈 10° ~ 20°，治疗师一只手在患者内踝上方固定小腿远端，另一只手缓缓内翻足后部，同时触诊距骨外侧。若超过对侧 10°，提示踝关节外侧结构受损；内翻 15°，提示距腓前韧带受损；内翻 15° ~ 30°，提示距腓前韧带和跟腓韧带受损；内翻超过 30°，提示外侧副韧带均受损（图 10-1-2）。

（3）辅助检查：急性扭伤可能导致足踝部骨折或骨裂，应尽快进行 X 线检查，如有上述问题，请及时就诊骨科，并根据情况给予手术或石膏固定。必要时行 MRI 检查。了解局部软组织损伤情况，包括关节积液、韧带损伤、滑膜炎、滑囊积液、肌肉肌腱损伤等。

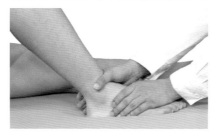
图 10-1-1　前抽屉试验

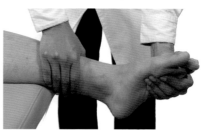
图 10-1-2　内翻应力试验

四、康复治疗

踝关节扭伤后的外侧副韧带损伤的康复治疗分为保守治疗和手术后康复治疗两部分。康复的重点是根据每个阶段的韧带修复和愈合情况制订个性化的康复方案。

（一）保守治疗

第一阶段（伤后第 1 ~ 2 周）

1. 康复原则

急性期的治疗原则为"POLICEMM"，即保护患处（protection）、适当的负荷（optimal loading）、冰敷（ice）、加压包扎（compression）、抬高患肢（elevation）、物理治疗（modality）、药物治疗（medication）。

2. 保护

踝关节扭伤后应立即停止训练活动，保护踝关节，韧带损伤严重者使用支具或石膏固定 3 周。

3. 冰敷

冰敷是首要的物理治疗，在损伤后的 48 小时内，都应进行冰敷，禁止热疗（包括红外线治疗、热敷、蜡疗、热水浴等），如果肿胀持续存在，冰敷应至少增加至每天 3 次（图 10-1-3）。具体参见第三章第七节。

4. 加压包扎

局部的加压包扎是指用弹力绷带或石膏适当加压包扎受伤的踝关节，以减轻肿胀，一般在伤后 48 小时之内进行。建议急性踝关节扭伤患者使用的支具和助行器。支具和助行器的种类应当根据损伤的严重性、组织愈合的阶段、需要保护的水平、疼痛程度和患者偏好来选择。在严重的损伤（Ⅱ、Ⅲ度）中，推荐使用半刚性护踝或者短腿石膏来固定，可在无负重或部分负重且疼痛可耐受范围内短距离行走，避免跖屈内翻。局部肿胀、瘀青严重者，如果影像学检查提示韧带断裂，建议石膏固定 3 ~ 4 周（再进行亚急性期训练），促进韧带原位愈合。

5. 抬高患肢

将患肢抬至高于心脏水平的位置（图 10-1-4），以促进静脉和淋巴回流，减轻肿胀，促进恢复。

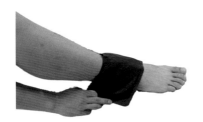 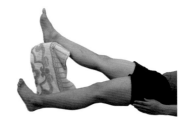

图 10-1-3　冰敷　　　　　　　图 10-1-4　抬高患肢

6. 理疗

原则上扭伤 72 小时内不要进行超短波、红外线等温热治疗，避免肿胀加重。扭伤 72 小时后，可进行超短波治疗，无热量至微热量，每次 10 ~ 15 分钟，每天 1 次。还可选择磁疗法、低频电疗法止痛，以及超声药物透入疗法等物理因子疗法。

7. 药物治疗

损伤后 3 天内不建议使用非甾体抗炎药，且 3 天内禁用活血化瘀的外敷药膏治疗。

8. 肌内效贴布疗法

踝关节水肿或踝关节韧带损伤导致的踝关节不稳，可使用肌内效贴布（图 10-1-5）。具体操作详见视频二维码 10-1-1，视频二维码 10-1-2。

视频二维码 10-1-1　　　视频二维码 10-1-2

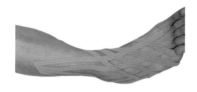

图 10-1-5　踝关节肿胀肌内效贴布疗法

第二阶段（伤后第 3 ~ 4 周）

1. 康复目标

控制肿胀，缓解疼痛，促进组织愈合。

2. 理疗

早期肿胀明显时可用紫外线治疗，有助于消肿，促进炎症吸收；踝关节急性损伤后常伴随疼痛、肿胀及局部无菌性炎症，选择脉冲短波疗法、超短波疗法或脉冲磁疗，以改善局部血液循环，缓解肿胀；冷热水对比浴可以较好地消除肿胀，操作简单，不需要特殊仪器，患者在家中即可进行。

3. 踝关节活动度练习

踝关节外侧韧带 Ⅰ、Ⅱ 度损伤者，可在早期开始关节活动度练习，Ⅲ 度损伤严重者继续使用支具或石膏固定。

踝关节活动度练习以被动、助动、主动的关节活动度训练，跟腱牵伸为主，踝关节保持在中立位或轻度外翻位，避免增加受损韧带张力。

（1）踝关节主动内外翻训练：使患侧踝关节的活动度尽量恢复到健侧水平（图 10-1-6）。

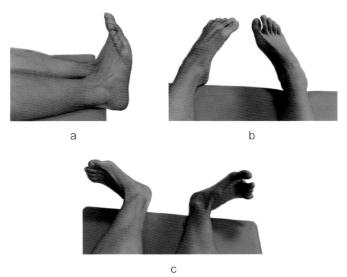

图 10-1-6　踝关节主动内外翻训练

（2）跟腱拉伸：利用毛巾或手法徒手牵伸跟腱，防止踝关节挛缩（图 10-1-7）。

4. 关节松动治疗

使用轻柔的（Ⅰ级）关节松动手法，从前向后松动距骨（图 10-1-8），避免距骨前移，以改善踝关节活动和肿胀。

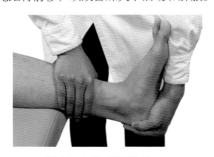

图 10-1-7　跟腱拉伸

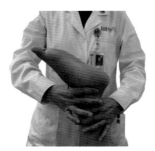

图 10-1-8　关节松动治疗

5. 足内在肌训练

足趾屈曲抓毛巾、拾球、脱袜子、写字等（图 10-1-9）。

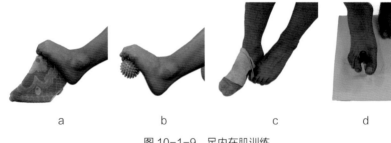

图 10-1-9 足内在肌训练

第三阶段（伤后第 4 ～ 5 周）

（1）下地负重训练：Ⅰ、Ⅱ度韧带损伤患者可逐步开始负重。Ⅲ度韧带损伤患者仍需石膏或者支具制动，限制负重。

（2）消肿治疗：采用手法淋巴引流或者肌内效贴布疗法，消除肿胀。沿着淋巴回流方向做轻柔的按压和按摩，踝关节肿胀的治疗顺序是先远端后近端，先按压区域淋巴结，再沿其引流区域的淋巴管走向按摩。

（3）进行股四头肌、踝关节周围肌群力量训练，利用沙袋或弹力带辅助力量训练（图 10-1-10）。

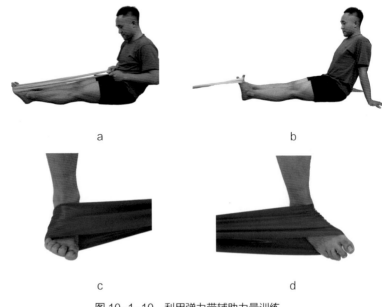

图 10-1-10 利用弹力带辅助力量训练

（4）足内在肌的训练：同第二阶段。

（5）下肢闭链训练：为了保证愈合组织的完整性，通过轻负荷的闭链运动，重塑关节的稳定性（由易到难的下肢闭链练习，图10-1-11）。闭链运动可以促进本体感受器的功能恢复，从而促进关节稳定性提高和功能恢复。

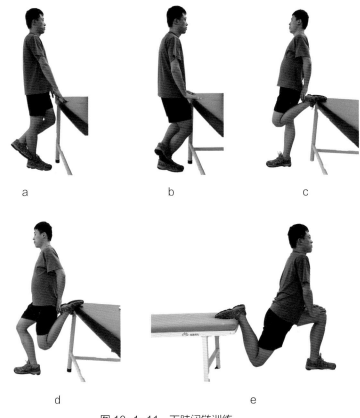

图 10-1-11　下肢闭链训练

（6）下肢本体感觉训练：站立在较硬的平面上，从双腿站立逐渐过渡到单腿站立，由健侧单腿站立过渡到患侧单腿站立，然后进阶到站在较软的平衡垫或板上，按先双腿再单腿，先健侧后患侧，先睁眼后闭眼的顺序进行训练（图10-1-12），有条件的话可以在平衡训练仪上进行训练，促进下肢的本体感觉和平衡功能的恢复。

（7）加强踝关节活动度训练，逐步强化牵伸训练，给予低强度、长时间的静态牵伸，以及动态牵伸运动。

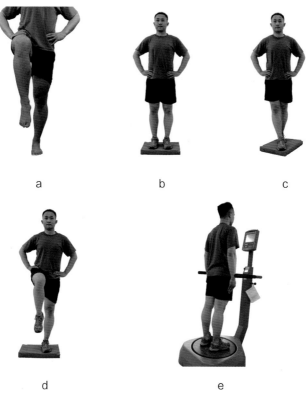

图 10-1-12　下肢本体感觉训练

第四阶段（伤后第 6 ~ 12 周）

（1）加强等张肌力训练。

（2）加强本体感觉、平衡能力、协调性、灵活性等训练，例如，单腿站立、干扰下站立，以及在不稳定平面上（软垫等）的弓步、下蹲、蹲起等。闭眼训练可提高难度。

（3）逐步开始慢跑、跳跃等功能性训练以及增强式训练、运动专项训练等。

第五阶段（伤后第 13 ~ 24 周）

恢复正常关节活动度和步态，加强本体感觉，专项运动项目训练，重返运动赛场。

（二）术后康复治疗

踝关节外侧副韧带损伤的术后康复治疗要基于软组织修复的自然进程，一般分为3个阶段：炎症期（3～5天）、增生期（3天～6周）、成熟期（数周至1年），这3个阶段可有重叠。

1. 手术治疗（踝关节外侧韧带重建术）前后的运动疗法

（1）术前康复：重视对患者的教育，教会患者正确使用拐杖，告知患者针对性的术前关节活动度、肌力及术后康复训练的方法，以及损伤转归过程与术后康复可能出现的问题和注意事项。

（2）第Ⅰ阶段（术后第0～2周）：按"POLICEMM"原则处理。术后给予短腿石膏、支具或可拆卸步行靴固定保护，踝关节位于中立位。早期患侧下肢无负重2周，使用助行器或在双拐辅助下行走活动。

（3）第Ⅱ阶段（术后第3～4周）：继续未受累关节的主动运动。进行下肢肌群肌力与踝关节背伸、外翻训练，术后6周内禁止内翻和跖屈。从术后第3周开始可尝试使用支具或在步行靴保护下活动患肢部分负重行走。

（4）第Ⅲ阶段（术后第5～8周）：术后第4周开始踝关节主动活动度训练；6周内避免踝内翻、内收、跖屈动作，逐渐增加踝关节活动度；6周以后由康复基础训练转向全面正式的康复运动训练。逐步去除支具或者石膏制动，保留充气式支具至术后第8周，视情况使用特定踝关节支具与护具，例如，行走时佩戴有系带的踝部护具至术后第16～24周，但不建议长时间佩戴。

通过持拐逐渐增加患肢负重，由体重50%逐渐过渡至100%，之后进行无阻力固定自行车、水下减重行走训练。可进行踝关节柔韧性训练：用患足模仿书写汉字、英文字母、数字等。开展主动、被动腓肠肌及比目鱼肌的牵伸。

继续本体感觉、平衡能力训练，如采用坐位BAPS平板、振动平板、泡沫垫、站立位平衡垫等。

加强足踝部肌力训练，开始足趾抓毛巾等足内在肌训练。

如存在软组织紧张、僵硬，可采用软组织松动手法对瘢痕组织、小腿三头肌及肌筋膜、蚓状肌等进行按摩松解。

下肢肌力的训练从等长肌力训练逐步过渡至等张肌力训练（弹力带、皮筋或沙袋等）、等速肌力训练。

（5）第Ⅳ阶段（术后第 9 ~ 12 周）：术后第 12 周踝关节活动度逐渐恢复正常。若存在关节活动度受限，可采用 Mulligan 技术等关节松动手法治疗，改善踝关节活动度。继续踝关节周围肌群离心肌力训练。

（6）第Ⅴ阶段（术后第 13 ~ 16 周）：使用护具保护踝关节。消除肿胀和疼痛，可进行全范围关节活动度运动、全负重行走，踝关节恢复柔韧性和灵活性后，开始专项运动项目训练。

五、康复治疗中的注意事项

（1）防止再损伤：因为踝关节扭伤后患者平衡能力及本体感觉均受损，所以康复训练过程中应防止再损伤。

（2）防止静脉血栓：踝关节扭伤早期，尤其是Ⅲ度韧带损伤需要石膏制动，容易引起下肢静脉血栓，应抬高患肢、进行足趾屈伸活动等。如果发现肿胀、疼痛加重一定要去医院就诊，必要时进行下肢静脉超声和 D- 二聚体检查，明确诊断。

（3）韧带愈合的时间可能需要 6 ~ 12 周，恢复运动的时间因人而异。

六、回归军事训练的标准

（1）患者可以单足站立、抬起足跟，患侧每分钟抬起足跟的次数达到对侧的 85% 以上。

（2）患侧踝关节活动度与健侧基本一致。

（3）患侧 Y 平衡测试、单腿站立时间达到健侧的 85% 以上。

（4）垂直纵跳的高度达到损伤前水平。

（5）灵活性测试达到 8.8 ~ 13.5 秒（图 10-1-13）。

七、如何预防急性踝关节扭伤？

（1）在运动之前充分热身。

（2）在不平整的地面行走、跑跳时，注意避免损伤。

（3）如果踝关节韧带有损伤，使用踝关节绷带、护踝或支具进行保护。

（4）运动时选用舒适的运动鞋。

（5）尽量不穿高跟鞋。

（6）增加蛋白质和钙的补充，提高肌肉和骨骼的韧性。

（7）加强稳定性训练，包括平衡训练。

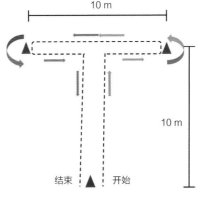

图 10-1-13　灵活性测试（T 试验）

（谢惠敏、王兰香）

第二节　慢性踝关节不稳

一、什么是慢性踝关节不稳？

踝关节扭伤是最常见的运动损伤之一，严重的踝关节扭伤如果没有得到及时、有效的处理和治疗，会逐渐发展成慢性踝关节不稳。慢性踝关节不稳是由于踝关节及其周围组织发生结构性或功能性的缺损导致的患者关节活动受限，平衡和姿势控制异常，以踝关节反复扭伤为主要临床表现的疾病。

二、什么原因会引起慢性踝关节不稳？

慢性踝关节不稳分为机械性不稳定和功能性不稳定两种类型。前者是指由于韧带损伤，关节软骨或关节囊病变，以及周围组织损伤导致的解剖结构不稳定；后者又称感知性不稳定，多由神经肌肉协调控制障碍或功能紊乱导致，亦可由机械性不稳定逐渐发展而来，即周围组织结构性的损伤逐渐引起神经肌肉控制的改变。

三、慢性踝关节不稳的症状和体征

（1）症状：频繁地扭伤、崴脚，局部疼痛、水肿，步行时疼痛加重，行走能力下降。

（2）体征：前抽屉试验阳性、距骨倾斜试验（图 10-2-1）阳性。星形偏移平衡测试（图 10-2-2）及 Y 平衡测试存在异常。

（3）辅助检查：存在机械性不稳时，应力位 X 线检查可见距骨位置不良。MRI 可见韧带结构缺失、信号中断或不连续，或韧带轮廓呈波浪或卷曲状。伴有滑膜炎、滑囊积液、肌肉肌腱损伤等。超声检查可见踝关节周围软组织及韧带结构的完整性异常。

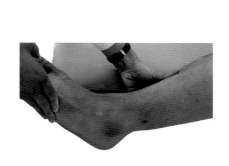

图 10-2-1　距骨倾斜试验

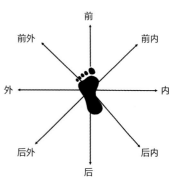

图 10-2-2　星形偏移平衡测试

四、康复治疗

（一）总体康复目标

近期目标：缓解疼痛，消除肿胀，尽量减少踝关节活动，防止进一步损伤。

远期目标：恢复正常的生活、工作、训练、社会交往以及娱乐活动，防止再次损伤。

（二）康复方案

1. 物理因子治疗

（1）脉冲短波或脉冲超短波：选择无到微热量，能更好地消除肿胀、损伤引起的无菌性炎症反应。

（2）电疗法：可以有效改善局部血液循环，加速血管神经修复。

（3）冷热水对比浴治疗：使用38～40℃的热水，3～4分钟，再用17～20℃的冷水，1～2分钟，交替进行至少5次，不少于20分钟，在冷水中结束。该方法是减轻反复扭伤和过度应用损伤的常用方法，可以加速愈合过程，减轻肌肉疼痛、肿胀、炎症。

（4）冲击波疗法：长期疼痛、肌肉紧张度高、常规理疗无效的患者，可以采用冲击波疗法。根据患者具体情况，可选用的靶点为踝关节内侧、后侧或小腿下部。详见本书第三章"常用物理因子治疗技术"。

2. 肌内效贴布疗法

踝关节不稳的患者可以使用肌内效贴布疗法（图10-2-3）。具体操作见第十章第一节。

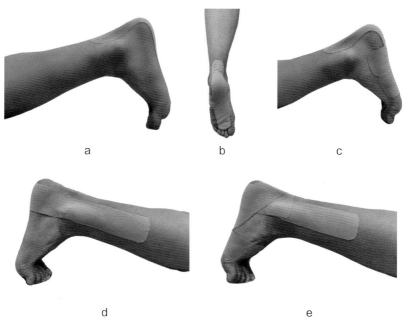

图 10-2-3　踝关节不稳肌内效贴布贴扎技术

3. 手法治疗

手法治疗是慢性踝关节不稳患者的常用治疗手段（图10-2-4），通过关节松动手法治疗改善踝关节活动度。

4. 筋膜松解治疗及牵伸治疗

通过泡沫轴（图 10-2-5，图 10-2-6）松解，以及牵伸放松小腿肌肉（图 10-2-7），可增强组织的延展性，从而达到提高关节活动度的目的。

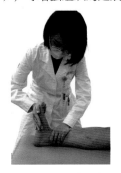

图 10-2-4　徒手治疗

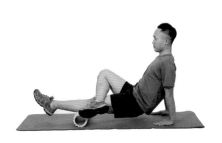

图 10-2-5　泡沫轴松解小腿三头肌

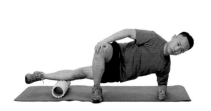

图 10-2-6　泡沫轴松解小腿外侧肌群

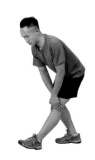

图 10-2-7　小腿三头肌拉伸

5. 力量训练

踝关节周围肌肉的力量训练的具体方法见第十章第一节。除了踝关节周围肌肉的力量，临床医师还应指导患者加强整体下肢肌肉的力量（例如，进行股四头肌、核心力量训练等）。

此外，很多慢性踝关节不稳的患者同时存在髋关节力量减弱。因此，在训练踝关节的同时也可加强髋关节周围肌群训练。

髋外展训练（图 10-2-8）、髋后伸训练（图 10-2-9）：站立位，腰部及臀部肌肉收缩，单侧下肢负重，另一侧下肢向后、向外抬起，髋关节不要屈曲，小腿伸直，感觉到臀部肌肉收缩，重复 8 ～ 15 次为 1 组，每周 3 组，必要时在踝关节处增加沙袋或弹力带。

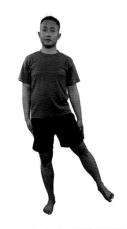 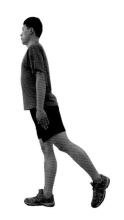

图 10-2-8　髋外展训练　　　　　　图 10-2-9　髋后伸训练

6. 核心肌群训练

（1）臀桥式训练（图 10-2-10）：患者仰卧位，膝关节屈曲（可在两大腿之间夹一个毛巾卷），腰部及臀部肌肉收缩，臀部抬起，髋部伸直，腰部放松，对毛巾卷施加压力，缓慢放下臀部，重复 8 ~ 15 次为 1 组，每周 3 组。

（2）两点支撑训练（图 10-2-11）：患者四点跪立于垫子上，展开一侧上肢及其对侧下肢，注意收紧腹部，摆正髋关节。

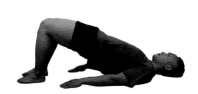 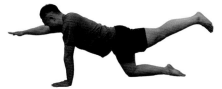

图 10-2-10　臀桥式训练　　　　　　图 10-2-11　两点支撑训练

7. 神经肌肉控制训练

在疼痛可耐受的情况下进行踝关节跖屈练习（图 10-2-12）、下蹲练习（图 10-2-13），重点是多次重复、低阻力，在 0° ~ 90° 活动范围内。下蹲练习时注意半蹲位膝关节屈曲 0° ~ 30°，而后下蹲的活动度从 30° 增加到 45°。

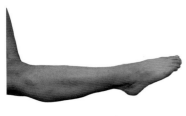
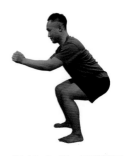

图 10-2-12　踝关节跖屈练习　　　　图 10-2-13　下蹲练习

8. 平衡功能训练及本体感觉训练

平衡功能训练包括单腿站立平衡（SLS）训练、不稳地面平衡训练、跳跃稳定平衡（PHSB）训练等。

（1）SLS 训练：在单腿站立且以地面为支撑面的前提下，通过增加非支撑腿或上肢动作以及睁、闭眼情况来提高难度的平衡训练方法。持续 4～6 周，每次 20～30 分钟，每周 2～3 次。

（2）不稳面平衡训练：通过非平稳地面进行的平衡训练。持续 4～8 周，每次 5～30 分钟，每周 2～3 次。

（3）PHSB 训练：在可预期或不可预期的跳跃方向改变、起跳落地平面以及动态触够任务中强调动态稳定的平衡训练方法。持续 4～6 周，每次 20～30 分钟，每周 3 次。

9. 灵活性训练

在身体状况允许的前提下，可以进行下肢灵活性训练。包括矩形跑（图 10-2-14），30×2 蛇形跑、"8"字跑，单腿、双腿跳跃，盒子跳跃等（图 10-2-15）。

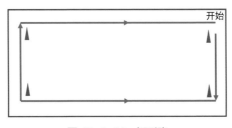

图 10-2-14　矩形跑

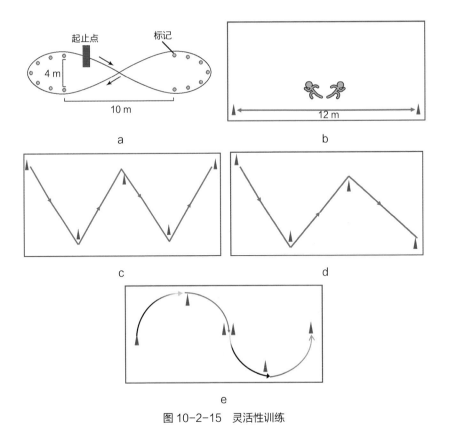

图 10-2-15　灵活性训练

10. 支具与护具

由于慢性踝关节不稳常常存在韧带松弛，所以可适当使用护踝等护具（图 10-2-16），以降低再次扭伤的风险。支具固定能够加强外踝的稳定性和支撑性、稳定腓骨肌腱，有助于患者慢性踝关节不稳的康复，防止再次扭伤。

11. 药物治疗

口服非甾体抗炎药，外用药膏、贴膏，超声导入双氯芬酸二乙胺缓解疼痛。长期疼痛的患者可以考虑局部注射治疗，包括激素类药物（复方倍他米松、曲安奈德等）。如有肌肉肌腱损伤，可局部注射富血小板血浆；如有相关肌肉紧张，可小剂量注射肉毒毒素。

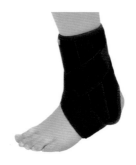

图 10-2-16　护踝

（三）手术治疗

经上述治疗方法均无效，或有韧带结构性断裂的患者应就诊骨科，考虑手术治疗。手术治疗有很多种，例如，关节镜下非解剖韧带重建、解剖韧带修复与重建、关节囊紧缩等。

（四）康复护理

防跌倒损伤：踝关节扭伤后患者平衡能力及本体感觉均受损，易发生再损伤。因此，应在护理上多向患者进行肌力训练和平衡功能训练宣教，防止跌倒。

五、康复治疗中的注意事项

（1）急性扭伤后避免热敷或高强度运动，应先冰敷、制动、加压、固定；急性期过后再开始康复训练。

（2）急性扭伤后不要使用冲击波疗法。

（3）如果扭伤后存在撕脱骨折或韧带断裂，应及时就诊骨科。

（4）康复训练以不引起疼痛及肿胀为宜。

六、回归军事训练的标准

（1）生理愈合：影像学检查和体格检查结果满意。

（2）疼痛状态：疼痛消失，或身体能够耐受的疼痛水平。

（3）肿胀：运动当天或者第二天早上不出现明显肿胀。

（4）关节活动度在能维持活动的范围内。

（5）力量：肌力、耐力足以保护受损结构。

（6）神经肌肉控制/本体感觉：患者可以较好地使用受伤的身体部位，动态、静态平衡达到健侧的90%以上。

（7）心肺健康：患者能够维持心肺功能接近或达到运动所需水平。

七、如何预防慢性踝关节不稳？

（1）穿舒适的平底鞋。

（2）行走在不平路面、高处跌下或跑跳时注意落地平稳。

（3）经常进行踝关节周围肌肉训练，增加踝关节稳定性。

（4）进行平衡训练和本体感觉训练。

（5）避免过度肥胖。

（谢惠敏、郭全义）

第三节　跖筋膜炎

一、什么是跖筋膜炎？

跖筋膜又称足底筋膜，起于跟骨，止于第五趾骨掌面，贯穿足底，具有一定的延展性，在负重、步行等活动中起着吸收应力、减轻震荡、维持足弓等作用。反复的高强度运动会导致跖筋膜的微撕裂和炎症，跖筋膜炎大约占跑步相关损伤的10%，是足跟疼痛的常见原因之一。

二、什么原因会引起跖筋膜炎？

当长期、反复遭受各种不良刺激（例如，久站、长时间步行、爬山等活动）时，跖筋膜会发生充血、水肿、机化，进而形成无菌性炎症，即跖筋膜炎。其中，40～60岁的人群发病率较高，女性多于男性，是进行军事训练、长期站军姿的军人，以及竞技性运动员、长跑爱好者的常见运动损伤，通常为慢性发展，在就诊前疼痛症状常常持续超过1年。扁平足、高足弓和踝关节背伸活动度降低、长时间站立、在较硬的地面上训练、肥胖（高体重指数）、鞋具不合适等是引发跖筋膜炎的危险因素。

三、跖筋膜炎的症状和体征

（1）症状：晨起或休息一段时间后开始步行时，足底疼痛，活动后减轻，但行走一段时间后又出现疼痛。

（2）体征：压痛点位于足底足跟内侧（图10-3-1），有时压痛剧烈，且持续存在。踝关节主动和被动背伸活动度受限。

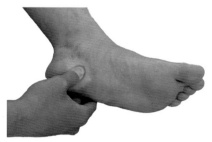

图 10-3-1　足底压痛点

（3）辅助检查：主要包含以下内容。

1）超声检查可诊断和评价跖筋膜炎，正常时跖筋膜跟骨止点的厚度不超过 4 mm，当厚度超过 4 mm、回声减低、筋膜周围渗出增加时，提示存在跖筋膜炎。跖筋膜炎急性期，彩色多普勒超声可显示筋膜及周围软组织的血管增加。研究发现跖筋膜的厚度改变与接受治疗的跖筋膜患者的疼痛水平呈正相关。

2）足部 X 线检查观察足跟有无跟骨骨刺，但骨刺的存在与否不一定与患者的症状有关。无论有没有症状，影像学发现骨刺表明跖筋膜炎存在至少6 个月。MRI 检查可发现跟骨骨髓水肿，排除踝关节的其他病变。跟骨骨刺常起于跟骨内侧结节，跖筋膜和小趾短屈肌的起点处。骨刺可能是这些小的足内在肌反复过度牵伸引起的慢性微小损伤，导致骨膜炎和骨化。

四、康复治疗

（一）总体康复目标

近期目标：缓解疼痛、改善关节功能，改善日常生活活动能力，提高生活质量。

远期目标：缓解足跟疼痛，提高下肢功能，早日回归训练。

（二）康复方案

1. 物理因子治疗

物理因子治疗具有改善局部血液循环、消炎止痛，改善关节功能的作用。其中，低能量激光疗法和超声透入疗法效果较好，超声透入疗法可使用双氯芬酸二乙胺导入进行治疗，缓解跖筋膜炎的疼痛。

冰敷：患者除去鞋袜，使用冰袋，沿着足底，在足跟和足弓之间来回滚动。每次 2 ～ 3 分钟。有糖尿病病史、肢体动脉痉挛症（雷诺病）的患者或者足踝部感觉障碍者禁用。

冲击波疗法：长期慢性足跟疼痛超过 3 个月，经保守治疗效果不佳者可以采用冲击波疗法，其机制是通过机械波作用于人体组织，产生空化效应，刺激血管生成，提高间充质干细胞数量或生长因子水平，促进新陈代谢，通过自我修复消除炎症，缓解疼痛症状。

2. 肌内效贴布疗法

抗旋前贴布治疗能够立即减轻步行中足底的压力，有较好的止痛效果，也可针对腓肠肌和跖筋膜使用肌内效贴布（图 10-3-2）。必要时使用足跟垫（图 10-3-3）。

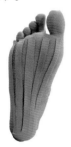
图 10-3-2 足底肌内效贴布贴法

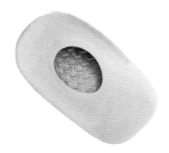
图 10-3-3 足跟垫

3. 运动疗法

运动疗法能够有效缓解疼痛，改善关节活动度，提高下肢柔韧性。牵伸治疗能有效缓解小腿三头肌（腓肠肌和比目鱼肌）和跖筋膜的压力，以减轻跖筋膜的张力。对负重活动中控制旋前的肌群进行强化训练，例如，承重反应期，离心控制跗中关节旋前、踝关节跖屈、膝关节屈曲、髋关节内收、下肢内旋的肌肉。

（1）毛巾拉伸训练：患者坐于平地上，双腿向前，保持直立坐姿并伸直双腿，将毛巾中部放置患侧足底近足趾侧，双手分别抓住毛巾的两端，保持双腿伸直，挺直腰背，双手牵拉毛巾（图 10-3-4），保持牵拉 30 秒，随后放松 30 秒，重复 10 次。

（2）小腿牵伸训练：包括腓肠肌、比目鱼肌、跖筋膜的牵伸训练。

1）腓肠肌牵伸训练：患者站立位，健侧下肢向前稍微屈曲膝关节，患侧下肢向后伸直保持足跟着地，足尖绷直，注意不要弯曲后背，并保持双足足跟着地，髋部向前推（图 10-3-5），保持拉伸 30 秒，随后放松 30 秒，重复上述练习 3 ～ 5 次。

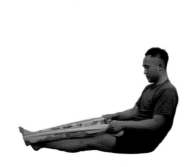 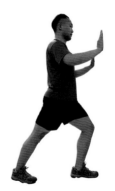

图 10-3-4　毛巾拉伸训练　　　　图 10-3-5　腓肠肌牵伸训练

2）比目鱼肌牵伸训练：患者站立位，将一只足放在身后并弯曲前侧膝关节，直到感觉到小腿后部有轻微的牵伸感。保持良好的直立姿势。后侧膝关节保持屈曲，足后跟着地（图 10-3-6）。保持牵伸 30 秒，每侧重复 3 次。

3）跖筋膜牵伸训练：将足趾向胫骨牵伸（图 10-3-7），感觉到跖筋膜（足底）有拉伸感。拉伸应该是轻微的，不超过中度的疼痛。经常进行牵伸运动，尤其是在早上醒来和站立之前以及久坐后。除去鞋袜进行牵伸更有效。保持牵伸 30 秒，每侧重复 3 次。

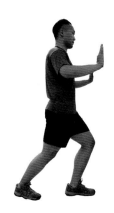

图 10-3-6　比目鱼肌牵伸训练

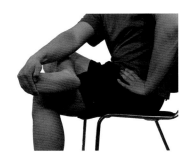

图 10-3-7　跖筋膜牵伸训练

（3）筋膜球滚动训练：主要为了放松跖筋膜。准备一个筋膜球或类似物，在足底反复进行滑动，适当地给予一些压力，保持双足着地，保持筋膜球在足弓下滚动，持续 2 分钟（图 10-3-8）。

（4）提踵训练：可以锻炼小腿三头肌群。患者站立位，将重心均匀分配到双下肢，抓住椅背或其他支持物以保持平衡，抬高健侧下肢保持离地，让重心集中在患侧下肢上，抬起足跟，越高越好，然后放下（图 10-3-9），重复上述动作 10 次，注意患肢在承重时保持膝关节伸直位。

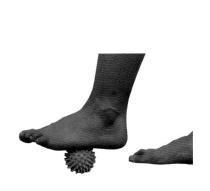

图 10-3-8　筋膜球滚动训练

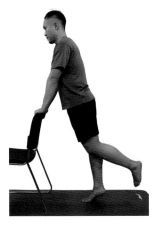

图 10-3-9　提踵训练

（5）踝关节活动度训练：主要锻炼踝背伸肌、跖屈肌、踝关节内翻肌、踝关节外翻肌。保持坐位，患侧足离地，并在空中写下英文字母或阿拉伯数字（图10-3-10）。注意保证只利用足和踝关节进行小范围活动。

（6）拾球训练：锻炼跖屈肌和足内在肌。保持坐位，在双足前放置全部筋膜球和1个容器，患侧足趾拾起筋膜球，每次只拾起1个并放入容器中（图10-3-11），重复上述练习20次，注意训练开始时合理放置筋膜球的位置，不宜过远或过偏。

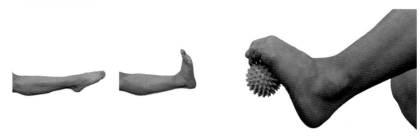

图 10-3-10　踝关节活动度训练　　　　图 10-3-11　拾球训练

（7）卷毛巾训练：锻炼跖屈肌。保持坐位，在身前平铺一条小毛巾，利用患侧足趾抓住毛巾的中央，并利用足趾卷毛巾（图10-3-12），平铺毛巾后再重复上述练习，待熟练操作后，可在毛巾边缘放置重物增加难度，以达到更好的效果。

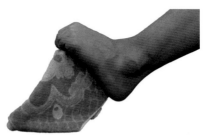

图 10-3-12　卷毛巾训练

（8）踝关节背伸和跖屈训练：保持坐位，向前伸直患侧下肢。进行踝关节背伸训练时，把弹力带绕在足背近足趾处，弹力带远端固定在凳子或桌脚，做踝关节背伸运动，可以感受到小腿前侧肌肉收缩，然后慢慢放松，回到活动前位置（图 10-3-13）。重复以上动作 10 次。进行踝关节跖屈训练时，把弹力带绕在足底近足趾处，双手抓住弹力带两端，轻轻地做踝关节跖屈运动，可以感受到小腿后侧肌群收缩，然后慢慢放松回到活动前位置（图 10-3-14）。重复以上动作 10 次，注意训练过程中保持下肢伸直，可以让足跟着地进行支撑。

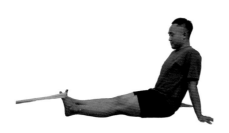 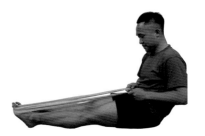

图 10-3-13　踝关节背伸训练　　　图 10-3-14　踝关节跖屈训练

4. 药物治疗

疼痛明显者，口服非甾体抗炎药治疗。局部可外喷云南白药气雾剂或擦涂镇痛药膏。

5. 康复辅具

跖筋膜炎的患者使用合适的辅具可减轻足跟压力，缓解疼痛。使用夜间夹板 1 ~ 3 个月，并选择合适的鞋具。船型鞋可以减少跖筋膜的负荷，足矫形鞋垫（图 10-3-15）可以支撑内侧纵弓，缓冲足跟压力，具有减轻疼痛和改善功能的作用。船型鞋联合矫形鞋垫比两者单独使用能更好地减轻疼痛，建议工作需长时间站立的人群定期更换鞋具。

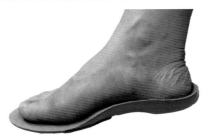

图 10-3-15　足矫形鞋垫

6. 注射治疗

（1）激素注射治疗

物理因子治疗等保守治疗效果不佳时，可行复方倍他米松注射液 1 ml（或醋酸泼尼松龙 12.5 mg）+2% 盐酸利多卡因注射液 2 ~ 4 ml 局部注射治疗。

患者取仰卧位，从足跟中心进针，针尖准确定位在痛点，将药物注射至骨膜表面，同时移动针头至疼痛部位进行注射。如有超声设备，可使用超声仪准确定位疼痛位置，明确穿刺安全路径，在超声引导下采用平面内穿刺法，使穿刺针准确抵达增厚的跖筋膜表层，结合病灶大小向足底筋膜周围注射药物，切勿注射入跖筋膜内以免引起断裂。

（2）富血小板血浆注射治疗

富血小板血浆是自体新鲜血液通过分离获取的血小板浓缩物，由于其源于自体，取材方便，且无排斥反应及疾病传播等风险，所以在跖筋膜炎中逐渐得到应用并显示出较好的疗效。

患者取俯卧位，常规消毒铺巾，在超声引导下确定穿刺安全路径，将 2 ml 经手工分离法或全自动法制备的富血小板血浆注射至增厚的跖筋膜表面。每周 1 次，2 ~ 3 次为 1 个疗程。亦可采用徒手注射法，具体操作同激素注射治疗。

（三）外科治疗

如果康复治疗无效或康复效果不理想，可以考虑手术治疗。跖筋膜炎的外科治疗方法主要有跖筋膜切开术、射频消融技术和跟骨截骨等。

五、康复治疗中的注意事项

（1）进行牵伸治疗等康复训练时避免过度疼痛。

（2）75% 的患者在 1 年内疼痛会逐渐缓解，康复训练和物理因子治疗要连续进行，不能半途而废，治疗过程中因为长期走路或者剧烈运动，疼痛症状加重或者反复，属于正常现象。

（3）冲击波治疗后偶有局部肿胀、疼痛加重，可进行冰敷，冲击波治疗后两周内避免剧烈运动。

六、回归军事训练的标准

（1）患者活动后无明显疼痛：活动之后的初始阶段及长时间负重后均无疼痛症状加重。

（2）触诊跖筋膜近端附着点或相关激惹试验无足跟痛重现。

（3）踝关节主动及被动的背伸活动范围正常。

七、如何预防跖筋膜炎？

（1）控制体重：研究显示体重指数（BMI）大于 25 kg/m² 会使足底承受更大的压力，增加足跟部跖筋膜止点处压力，导致患跖筋膜炎的风险增大。随着 BMI 的增高，跖筋膜炎疼痛症状更加明显。

（2）纠正足部畸形：各种足部疾病（如高弓足、扁平足、姆外翻等）导致的足部畸形会影响足底应力分布，进而诱发跖筋膜的过度牵拉或反复微损伤，导致跖筋膜炎。

（3）治疗足及踝关节相关疾病：腓肠肌挛缩或跟腱挛缩等各种原因会限制踝关节背伸，理论上踝关节背伸的限制越大，跖筋膜代偿旋前承受的压力和拉力负荷就越大，发生跖筋膜炎的风险也越大。

（4）适度科学运动：运动强度和训练量过大、落地缓冲不足、未做热身运动、运动方式不合理以及运动不规律等都会增加跖筋膜的负荷。

（5）其他：例如，选择合适的鞋具、防控糖尿病等。

（左秀芹、黄丽萍）

第四节　跟腱炎

一、什么是跟腱炎？

跟腱炎（achilles tendonitis）指急性或慢性损伤后出现的跟腱部位疼痛，是军事训练中的常见病，分为止点跟腱炎和非止点跟腱炎。

二、什么原因会引起跟腱炎？

反复过度的牵拉跟腱会造成跟腱劳损，使跟腱承担过度的应力，多见于跑步、跳跃、突然加速或者减速跑的行军训练过程中。此外，突然提高训练频率和强度、突然改变训练地形、训练前没有充分热身、损伤后没有完全康复、训练技巧差、双侧下肢不等长、足过度旋前或者旋前不足、踝关节活动受限、腓肠肌和小腿三头肌紧张、小腿三头肌肌力减弱、扁平足、鞋具不合适等因素都可导致跟腱炎。

三、跟腱炎的症状和体征

（1）症状：常出现跟腱区域疼痛，止点跟腱炎的疼痛位于跟腱跟骨止点处，非止点跟腱炎的疼痛位于跟腱中段，距离跟骨止点 2 ~ 6 cm 处。若处理不当，有可能造成跟腱断裂。需与跟骨后滑囊炎、跟腱断裂等相鉴别。

（2）体征：跟骨后方跟腱病变处压痛、肿胀，局部增粗。踝关节背伸受限，跖屈力量减弱。

（3）辅助检查：X 线检查可见跟腱局部钙化。超声检查可见肌腱局部退行性改变，肌腱局部增厚，肌腱结构和纤维取向不规则，肌腱纤维分离。磁共振检查可见跟腱局限性或弥漫性粗大。当增粗肌腱内出现局灶性中高信号，提示慢性跟腱炎伴黏液样退行性变和纤维化，或部分肌腱有撕裂的可能性。

四、康复治疗

（一）总体康复目标

近期目标：消除病因，缓解疼痛，防止疾病进一步进展造成跟腱断裂。

远期目标：恢复正常的生活、工作、训练、社会交往及娱乐活动，防止再次损伤。

（二）物理因子治疗

1. 冷疗法与热疗法

早期采用冰敷抑制炎性物质产生、缓解疼痛。使用冰袋或冰水浴，每次15 ~ 20 分钟，在伤后最初的 48 小时内，每隔 2 ~ 3 小时重复 1 次。具体参见第三章第七节。

后期局部热疗促进血液循环，松弛肌肉，缓解疼痛，加速炎症吸收。还可使用半导体激光治疗、超声疗法、红外线治疗等。治疗性超声可以减轻急性炎症期的肿胀,促进肌腱愈合;还可以刺激肌腱成纤维细胞合成胶原,并在细胞快速增殖期刺激细胞分裂。

2. 体外冲击波疗法

长期慢性跟腱疼痛,经物理因子治疗等保守治疗 3 ~ 6 个月效果不佳者可采用体外冲击波治疗,治疗过程中不使用局麻药。治疗分 3 次进行,每次治疗间隔 1 周(具体见第三章)。

(三)运动疗法

第一阶段

第一阶段的目标是防止损伤持续进展。此阶段完全休息并不利于康复,反而有可能延长康复时间,应在进行康复的同时继续进行疼痛耐受范围内的活动,如深水跑步和骑自行车等。

(1)勾足尖压腿训练:保持坐姿,患侧下肢平伸,足趾朝上,上半身前倾,双手将足趾向身体方向拉伸(图 10-4-1)。

(2)足跟抬高训练:包括站立双侧、站立单侧、坐姿足跟抬高。

1)站立双侧足跟抬高:两足分开同肩宽,抬起足跟,同时膝关节伸直且上身保持直立,持续 10 秒,再慢慢地恢复足跟着地。休息 3 秒后,再继续做下一次并维持 10 秒(图 10-4-2)。每组重复 30 次,每天 3 组,每组运动完毕用拇指按压在内侧的纵弓及前足掌横弓,顺时针按压 20 次,以缓解跖筋膜的疲劳。

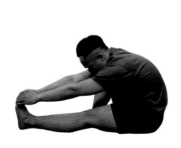

图 10-4-1　勾足尖压腿训练

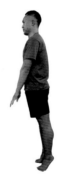

图 10-4-2　站立双侧足跟抬高

2）站立单侧足跟抬高：两足尖分开同肩宽，双手轻轻扶椅背或墙，患侧膝关节屈曲，小腿抬起，健侧足跟抬起，同时膝关节伸直且上身直立并与椅背或墙保持平行，持续 10 秒，再慢慢地恢复足跟着地，休息 3 秒后，健侧小腿抬起，抬起患侧足跟，重复上述动作，保持 10 秒，再慢慢地恢复足跟着地，为 1 次。休息 3 秒后，再继续做下一次（图 10-4-3）。每组重复 30 次，每天坚持 3 组，每组运动完毕用拇指按压内侧的纵弓及前足掌横弓，顺时针按压 20 次。

3）坐姿足跟抬高：患者坐位，双侧膝关节上方固定负重物体，缓慢抬起双侧足跟，抵抗负重物体，保持 10 秒，再慢慢地恢复足跟着地，休息 3 秒后，再继续做下一次并维持 10 秒（图 10-4-4）。每组重复 3 次，每天坚持 3 组，每组运动完毕用拇指按压内侧的纵弓及前足掌横弓，顺时针按压 20 次。

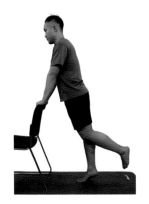
图 10-4-3　站立单侧足跟抬高

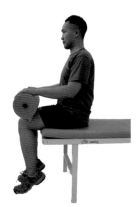
图 10-4-4　坐姿足跟抬高

第二阶段

第二阶段的目标是恢复小腿肌肉的力量，提高跟腱对负荷的耐受性。随着症状的缓解和小腿肌肉功能的改善，可以逐渐增加运动次数，也可以站在斜坡上或台阶上做足跟抬高练习。

（1）拉伸小腿三头肌：患者坐在床上，抬起患侧下肢，于前足掌下放置一条毛巾，双手抓住毛巾的两端，将前足掌压在毛巾上，双手拉起毛巾使踝关节背伸，直到感觉小腿酸胀，然后放松，再次拉伸至少 10 秒（图 10-4-5）。

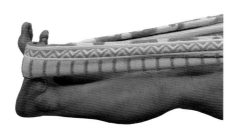

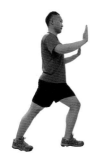

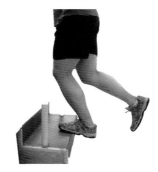

当膝关节伸直时，可拉伸腓肠肌，当膝关节屈曲 30° 时，可拉伸比目鱼肌。在膝关节伸直和屈曲状态下各做 5 次。拉伸持续的时间越长越好，因为肌肉在疲劳时可以得到最有效的拉伸。

图 10-4-5　拉伸小腿三头肌

（2）跟腱被动拉伸运动：患者面墙而立，上臂伸直扶住墙面，以确保在支撑腿膝关节屈曲时身体稳定。患侧下肢在膝关节伸直位最大幅度背伸踝关节，使小腿后侧肌群有明显牵拉感。持续 30 秒，放松 5 秒；然后在足部位置不变的情况下，最大幅度地屈曲膝关节（图 10-4-6）。持续 30 秒，放松 5 秒。每组重复 15 次，每次 3 组，每天 2 次，每周 6 天，共 12 周。

（3）跟腱离心阻力运动：患者在膝关节屈曲和伸展两种条件下分别做如下运动。在台阶上，患侧下肢抬足跟到起始位置，然后在缓慢且有节律的控制下做离心运动，避免引起疼痛（图 10-4-7）。每组重复 15 次，每次 3 组，每天 2 次，每周 6 天，共 12 周。如果运动功能改善可增加下肢负荷。

图 10-4-6　跟腱被动拉伸运动　　图 10-4-7　跟腱离心阻力运动

第三阶段

第三阶段目标是过渡到小腿肌肉的较大强度的训练，增加跑步和跳跃活动，并进一步促进肌腱恢复。在这个阶段，做负重状态下的足跟抬高练习，可以通过穿着负重的背心或背包来完成。建议从负重 4.5 kg 开始。最大负荷训练从双侧跳跃开始，慢慢过渡到单侧跳跃。

第四阶段

第四阶段的目标是恢复全面运动，同时继续缓解跟腱疼痛和提高下肢功能。让跟腱炎患者充分参与运动，同时将复发风险降至最低。但在运动后的第二天，需对训练后的症状、僵硬、疼痛和肿胀进行全面评估。

（四）康复辅具

胫骨内翻、距下关节内翻、前足旋后和功能性马蹄足患者是因为足功能性代偿而导致足功能性过度内翻。矫形器的目的是防止或减少足的这种代偿，从而矫正内翻。对于轻、中度内翻患者，可以穿软性矫正器。如果内翻在 2 周内没有缓解，则需要穿由石膏制作的硬质矫形器。

（五）药物治疗

（1）非甾体抗炎药：可在医师指导下使用非甾体抗炎药进行治疗，注意剂量、不良反应与用药禁忌。为减轻口服药物带来的副作用，可在跟腱局部使用超声波导入双氯芬酸二乙胺，缓解疼痛。

（2）激素注射：具有减轻局部炎症、缓解疼痛的作用。当保守治疗效果不佳，且有严重、顽固的跟腱疼痛时，可采取超声引导下肌腱周围鞘注射地塞米松磷酸钠注射液，缓解疼痛。避免注射入肌腱内，引起跟腱断裂。

（3）富血小板血浆注射：富血小板血浆是自体新鲜血液通过分离获取的血小板浓缩物，其源于自体，取材方便，且无排斥反应及疾病传播等风险，可以缓解跟腱炎引起的疼痛、功能障碍。具体操作为，患者取俯卧位，常规消毒铺巾，超声引导下确定穿刺安全路径，将 2 ml 由手工分离法或全自动法制备的富血小板血浆注射至增厚的跟腱周围。每周 1 次，2～3 次为 1 个疗程。

五、康复治疗中的注意事项

（1）急性期不要进行小腿三头肌的牵伸训练，也不要按摩跟腱，因为牵伸和压迫跟腱会加重疼痛。

（2）急性期内不要进行冲击波治疗，避免引起疼痛加重，严重者有血肿形成。

（3）训练强度以第二天不出现明显跟腱疼痛加重为限度。

六、回归军事训练的标准

（1）患侧下肢的肌力，尤其是小腿三头肌肌力达到健侧的 85% 以上。

（2）运动的第二天或者运动过程中无明显的疼痛和肿胀。

七、如何预防跟腱炎？

（1）通过离心运动牵伸小腿三头肌来增加跟腱的硬度。

（2）定期按摩跟腱和小腿三头肌，缓解肌肉紧张，改善血液循环，分解胶原蛋白堆积并重新排列胶原纤维。

（3）避免长时间运动，防止疲劳。

（4）使用合适的鞋具，避免过度肥胖。

（詹立东、王理康、孙　彤）

本章将介绍骨折与脱位的康复，主要包括腰椎骨折、胫骨平台骨折、髌骨骨折、踝关节周围骨折、跟骨骨折、足部疲劳性骨折等疾病的康复治疗。

第一节　腰椎骨折

一、什么是腰椎骨折？

脊柱骨折十分常见，占全身骨折的 5% ~ 6%，其中脊柱腰段骨折最常见。脊柱骨折可以并发脊髓或马尾神经损伤，严重者会致残甚至危及生命。腰椎骨折的治疗和康复的关键不仅仅是治疗骨折，更重要的是脊髓损伤的防范和恰当处理。

二、什么原因会引起腰椎骨折？

由间接暴力（例如，高处坠落、臀部着地、重物打击背部、重物砸压伤等）造成的屈曲型损伤多见。此外，直接暴力（例如，工伤、交通事故、弹击伤），肌肉拉伤（肌肉突然收缩可导致横突骨折或棘突撕脱性骨折），病理性骨折（例如，脊柱肿瘤或其他骨病）以及轻微外伤都可造成腰椎骨折。

三、腰椎骨折的症状和体征

（1）症状：腰椎骨折多由外伤引起，表现为外伤后腰部局部疼痛，活动受限、畸形。

（2）体征：局部瘀血、压痛；局部可有肿胀；可有不完全或完全瘫痪的表现，例如，感觉、运动功能丧失，大小便障碍等。

（3）辅助检查：X 线检查是诊断腰椎骨折的可靠方法，不仅可以用于确定诊断，而且可以了解骨折的性质，例如，骨折的程度，椎体骨折的数目，椎管及椎间孔有无变形或骨折片嵌入，关节突、横突、棘突等附件有无骨折移位。如果考虑脊髓损伤，则应进一步行 CT 和（或）磁共振检查，判断脊髓损伤程度，为手术治疗做好准备。

四、康复治疗

（一）稳定性腰椎骨折

康复目标：防止躯干肌萎缩，促进骨折愈合，恢复脊柱的稳定性和柔韧性，防止下腰痛。

康复治疗大致分为以下 4 个阶段。

第一阶段（伤后第 1～2 周）

不做复位及固定的稳定性骨折，应卧床休息至局部疼痛减轻，然后开始腰背肌及腹肌的康复训练。

使用石膏背心固定后，开始做卧位腰背肌康复训练。本阶段以无痛的腰背肌等长收缩训练为主，通过腰背肌的等长收缩增强脊柱周围肌肉力量，稳定脊柱；同时增强前纵韧带及椎间盘前部纤维环的张力，促使压缩的椎体前缘逐渐张开。此外，可辅以四肢的主动运动。训练强度及时间应逐渐增加，并避免局部明显疼痛，训练中避免脊柱前屈和旋转。

第二阶段（伤后第 3～4 周）

此时疼痛基本消失，可以开始躯干肌的等张收缩练习和翻身练习。通过增加躯干肌力改善脊柱稳定性，减少组织纤维化或粘连，防止骨质疏松、腰背肌失用性萎缩和慢性腰背疼痛等后遗症。

（1）腰背肌的等张收缩练习：患者自仰卧位挺胸动作开始，逐渐进阶至桥式运动；也可在穿戴石膏背心时，做腰背肌等张收缩练习。

（2）翻身练习：患者腰部应维持伸展位，肩与骨盆成一条直线，做轴式翻身。翻身后可做俯卧位腰部过伸练习，即自俯卧抬头动作起，可逐渐增加俯卧抬腿练习，至无痛时增加俯卧"燕飞"动作。

（3）仰卧位挺胸动作：患者仰卧位，双腿自然伸直，双手置于体侧，以头、双肩、双足为支撑点，在吸气时挺胸，尽量将腰背部抬离床面，在呼气时放下。

（4）桥式运动：患者仰卧位，双腿屈曲，足置于床面，双手置于体侧，以头、双肘、双足为支撑点，将腰背部抬离床面，坚持 6 秒，然后放下。注意不能憋气，待呼吸均匀后，进行下一次。如该动作可轻松完成，可将双手置于腹部，以头、双足支撑做桥式运动；或将一侧下肢置于另一侧之上做单桥运动以提高难度（图 11-1-1）。

（5）俯卧"燕飞"动作：患者轴式翻身至俯卧位，以腹部为支撑点，将头、上胸部、双上肢及双腿尽量抬起，坚持 6 秒，然后放下（图 11-1-2）。若无法完成该动作，可进行分解动作，例如，进行俯卧抬头动作或俯卧抬腿动作。

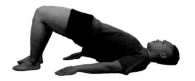
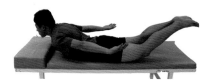

图 11-1-1　桥式运动　　　　　图 11-1-2　俯卧"燕飞"动作

此外，腹肌在保持脊柱的稳定性和运动方面具有特殊的作用，腹肌无力可使生理前凸增大，骨盆倾斜可造成下腰椎不稳，因此，增强腹肌的力量非常重要。在运动训练中，为了避免腹肌锻炼增加脊柱负荷引起疼痛，可以进行以下动作：腹肌锻炼时在仰卧屈膝、屈髋姿势下抬起头及肩部，或在仰卧位腰部垫高的姿势下抬起头及肩部至水平位。

第三阶段（伤后第 5 ~ 7 周）

在此阶段，若做卧位练习时无痛，可在石膏或支具保护下起床站立行走。由卧位起立时，先在床沿上俯卧，一腿先下地，然后撑起上身，再放下另一腿撑起上身成站立位，中间不经过坐位，以免腰部屈曲（图 11-1-3）。由站立位卧下时按相反顺序进行。站立时间可逐渐增加。在骨折基本愈合后可取坐位，但仍需保持腰椎前凸，避免弯腰驼背的坐姿。

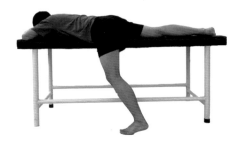

图 11-1-3　下地顺序

第四阶段（伤后第 8 ～ 12 周）

该阶段骨折基本愈合，石膏去除后可进一步加强髋关节周围肌群（图11-1-4）、腰背肌（图11-1-5）及腹肌的力量训练（图11-1-6），从单独抗重力力量训练逐渐进阶到臀肌抗阻训练（图11-1-7），并增加腰椎柔韧性练习。腰背肌练习应与腹肌练习结合进行，以保持屈肌、伸肌平衡，改善腰椎的稳定性。同时，增加臀部肌肉的拉伸（图11-1-8）或者泡沫轴（图11-1-9）的训练，以增加肌肉的延展性，降低肌肉紧张度。腰椎活动度的训练主要为屈曲、后伸、侧屈3个方面，在此基础上可适当增加旋转动作的训练，胸腰椎骨折后还需终身注意腰背部的正确姿势。

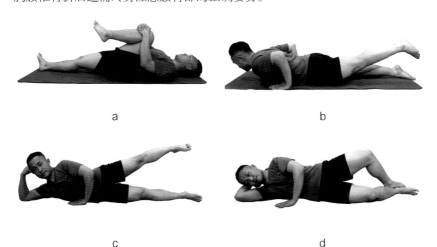

a   b

c   d

图 11-1-4　髋关节周围肌群力量训练，必要时在踝关节处增加沙袋抗阻

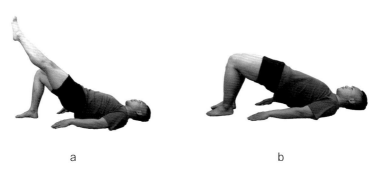

a   b

图 11-1-5　腰背肌力量训练

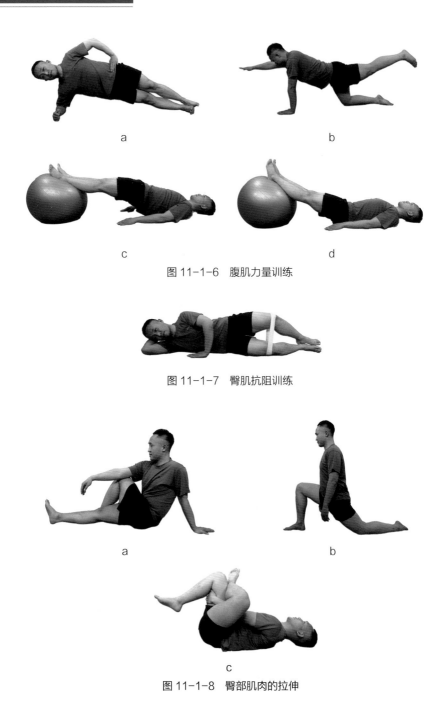

图 11-1-6　腹肌力量训练

图 11-1-7　臀肌抗阻训练

图 11-1-8　臀部肌肉的拉伸

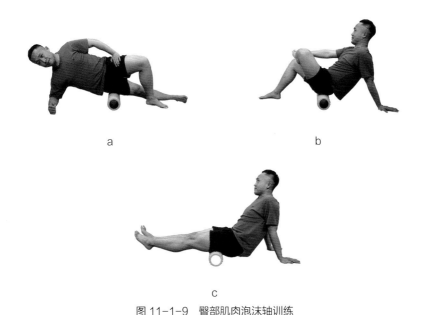

a

b

c

图 11-1-9　臀部肌肉泡沫轴训练

（二）不稳定性腰椎骨折

不稳定或伴有神经功能障碍的腰椎骨折需要手术治疗。随着脊柱外科理论与技术的飞速发展，现代脊柱外科手术已经能够做到彻底的减压与足够的稳定，因此，术后一般无须再用石膏固定。

康复治疗的分期与神经受损及恢复的速度、程度有关。

不伴有神经损伤，或仅伴有局部的神经功能障碍者，术后第 1 周为第一阶段，可进行腹背部肌肉的等长收缩练习以及四肢的主动运动；术后第 2 ～ 3 周疼痛已基本消失，进入第二阶段，可进行小幅度的腹背部肌肉等张练习，但仍禁止做主动翻身动作，因为这个动作会引起脊柱的旋转，影响内固定的稳定性；术后第 4 周以后进入第三阶段，可在支具保护下开始下床活动，下床动作与前述保守治疗相同，同时增加腹背肌肉的主动等张收缩训练。需要注意的是，在术后 3 个月以内，脊柱活动度的练习仍需控制在小范围内，并且仍然禁止做主动与被动的脊柱旋转动作。待骨折愈合后方可开始较大幅度的脊柱活动度训练与旋转活动练习。

伴有脊髓损伤的不稳定性骨折，术后第 1 ~ 2 周为第一阶段，术后第 3 ~ 12 周为第二阶段，术后第 12 周以后为第三阶段。骨折愈合后可在支具或其他器械的保护与帮助下下床活动。其余康复训练原则将在脊髓损伤中详细论述。

腰椎骨折后还需终身注意腰背部的正确姿势（图 11-1-10）。

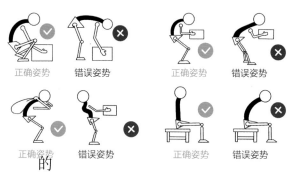

图 11-1-10　腰椎骨折后的正确姿势和错误姿势

五、康复治疗中的注意事项

（1）指导患者正确使用腰围，避免活动时造成脊柱旋转和疼痛。选择与患者的体型相符的腰围，一般上至上肋弓，下至髂嵴下，不宜过紧。在佩戴腰围情况下练习下床活动。

站立练习：站立时双足分开与肩同宽，双手叉于腰部，挺胸凸腹，使腰背肌收缩。行走时姿势正确，抬头挺胸收腹，坐位时必须端正，不要弯腰。

（2）出院后继续院内所学的锻炼内容，可选择性实施，次数与时间取决于患者耐受情况，运动量循序渐进，运动中有一定间歇，避免腰部过度劳累。

（3）不要连续使用腰围 3 个月以上，以免造成肌肉失用性萎缩。

（4）3 ~ 6 个月以内避免剧烈活动及提重物，尽可能避免久坐，经常改变坐姿，避免睡软床，从地上搬起重物时应采取屈膝、下蹲的姿势，养成良好的生活习惯，加强腰背肌锻炼半年以上，增强腰部肌肉力量及脊柱稳定性。

六、回归军事训练的标准

（1）患者活动后无明显疼痛，各个方向的关节活动度恢复正常。

（2）影像显示骨折已经完全愈合，叩诊腰背部无疼痛，肌力恢复正常。

（3）恢复正常的日常生活能力。

七、如何预防腰椎骨折？

（1）平时多吃一些补钙的食物，例如牛奶、鱼、虾等，这些食物能够让骨骼变得更加坚硬。

（2）避免受到重物的撞击，在训练中注意防护，要注意周边的环境。

（3）适度科学运动，运动强度和训练量过大、落地缓冲不足、未做热身运动、运动方式不合理以及运动不规律等都会增加腰椎的负荷。

（白恒鑫、李　晓）

第二节　胫骨平台骨折

一、什么是胫骨平台骨折？

胫骨平台骨折是一种常见的膝关节内骨折，约占全身骨折的 1%、多见于高能量损伤。其类型较多，例如，单纯骨折、合并关节内骨折、膝关节周围关节软组织损伤等。胫骨平台是人体重要的负重部位，若对胫骨平台骨折处理不当，则会导致疼痛、畸形等并发症发生，严重影响患者生活质量。

二、什么原因会引起胫骨平台骨折？

车祸、跌倒和运动损伤等均可引起胫骨平台骨折。站立时膝关节外侧受到暴力打击或间接外力会导致胫骨外髁骨折，例如，自高处坠落，足跟着地时膝外翻，外翻应力沿着股骨外髁撞击胫骨外髁。垂直压力沿着股骨向胫骨直线传导，使股骨内外侧髁部向下撞击胫骨平台，引起胫骨内、外髁同时骨折，并向下方移位。内翻应力使股骨内髁撞击胫骨内侧平台，造成胫骨内髁骨折，骨折块向内或向下移位、塌陷。

三、胫骨平台骨折的症状和体征

（1）症状：膝关节负荷时出现疼痛、肿胀、关节积血，存在行走功能障碍。

（2）体征：膝关节压痛，叩击骨折处疼痛显著，严重骨折移位者有膝关节畸形表现。

（3）辅助检查：X 线检查可显示骨折类型和骨折移位情况；CT 检查可显示关节面破坏情况，为手术内固定提供方案；磁共振检查有助于判断关节内软骨、韧带和半月板损伤情况。

四、康复治疗

一般认为非手术治疗更适合低能量损伤，不能耐受手术治疗的患者应采用非手术治疗，包括手法复位、石膏固定、牵引治疗和使用可控制的膝关节支具等。高能量损伤中，移位或者粉碎明显的、有关节面嵌插或塌陷的骨折多采用手术治疗。

骨折愈合时间取决于骨折的类型、损伤程度以及患者的骨量。骨折愈合的平均时间为 12 周。在持续性塌陷的骨折患者的治疗中，延迟负重最为重要。稳定骨折的患者，非负重应维持 6 ~ 8 周，逐渐进阶到部分负重（50%）。12 周后，如果影像学上有骨折愈合的证据，则患者可以完全负重。在不稳定性骨折中，非负重时间至少维持 12 周，是否进展到部分负重由 X 线片显示的骨折愈合程度和外科医师决定。如果存在明显的内翻 / 外翻松弛，则需要佩戴铰链式膝关节护具。

胫骨平台骨折的康复治疗，应在注重骨折治疗的同时，关注关节韧带、半月板等组织的保护和治疗。综合考虑整体情况，制订个性化的康复方案，强调早期活动、晚期负重的功能锻炼原则。

急性期：主要目标为缓解疼痛和减轻炎症，配合冰敷（急性期过后改为热敷），缓解关节疼痛、肿胀。尽可能保持 0° 伸膝位，以最大限度地促进切口愈合。根据切口愈合情况，使用连续被动运动（CPM 训练器，图 11-2-1），关节活动度从 15° 增加到 70°，在切口愈合后，按照康复医师的要求开始主动辅助关节活动度练习。

第一阶段（伤后第 1 ~ 4 周）

此阶段康复目标：减轻水肿、疼痛，保证患侧非负重支撑下地活动，逐渐增加关节活动度。

（1）早期无阻力地使用 CPM 训练器进行训练（图 11-2-1）。减轻疼痛肿胀，同时配合物理因子治疗。

（2）休息时保持膝关节 0° 伸展的位置。根据情况间断冰敷和抬高患肢（图 11-2-2），减轻疼痛、肿胀。

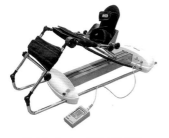

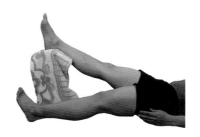

图 11-2-1　CPM 训练器　　　　　图 11-2-2　抬高患肢

（3）由股四头肌的等长收缩逐渐过渡到直腿抬高练习（卧位、坐位和站立位）。

（4）关节活动度练习：练习膝关节主动屈伸（图 11-2-3）。

（5）髌骨松动：治疗师双手以指腹握住患者髌骨上下左右松动，改善髌骨移动度，防止粘连（图 11-2-4）。

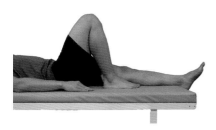

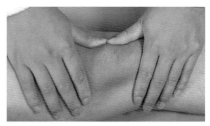

图 11-2-3　膝关节主动屈伸　　　　　图 11-2-4　髌骨松动

（6）髋关节和膝 / 踝关节主动运动、健侧下肢静态自行车运动、躯干协调性练习。

（7）可以佩戴铰链式膝关节支具，避免膝关节的内翻和外翻。

（8）进行无负重有氧运动（健侧下肢蹬静态自行车、上肢力量练习等）。

第二阶段（伤后第 5 ～ 6 周）

此阶段康复目标：关节活动度范围达 0° ～ 130°；维持良好的力线；进行下肢力量训练。

（1）进行仰卧位和坐位足跟滑动训练（图 11-2-5），逐渐增加膝关节活动度。

（2）在疼痛耐受情况下进行站立位髋关节外展训练（图11-2-6）。

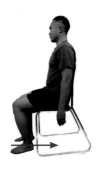
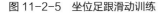
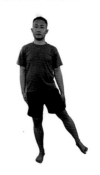

图 11-2-5　坐位足跟滑动训练　　　图 11-2-6　站立位髋关节外展训练

（3）在疼痛耐受情况下进行站立位髋关节伸展、屈曲训练（图11-2-7，图11-2-8）。

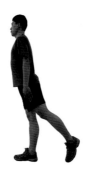
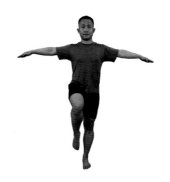

图 11-2-7　站立位髋关节伸展训练　　　图 11-2-8　站立位髋关节屈曲训练

（4）根据需要继续进行大腿软组织松解治疗、髌骨松动；向膝关节全范围活动努力。

第三阶段（伤后第 7 ～ 12 周）

（1）进行下肢肌肉牵伸和肌力训练。

（2）继续提高膝关节活动度。

（3）保持无负重状态，或者根据影像学结果，在治疗师指导下进行部分负重训练。

第四阶段（伤后第 13 ～ 24 周）

此阶段目标为膝关节全范围活动时无疼痛出现，继续缓解疼痛、减轻炎症的治疗。继续肌力训练、循序渐进的负重训练、部分负重步态训练。

（1）进行全关节活动度的练习。

（2）增加小腿、踝关节周围、髋关节周围肌肉的肌力训练。增加核心力量和核心控制训练，注意患侧下肢不负重（图 11-2-9 ～图 11-2-11）。

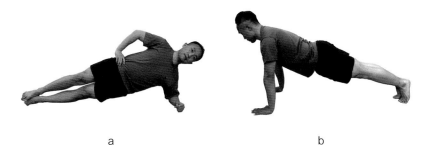

a   b

图 11-2-9　核心力量训练（平板支撑）

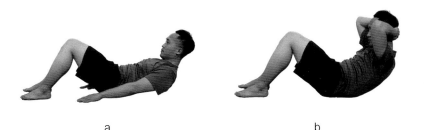

a   b

图 11-2-10　核心力量训练（卷腹）

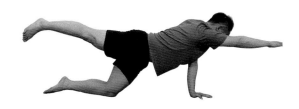

图 11-2-11　核心控制训练

第五阶段（伤后第 24 周以后）

此阶段的目标是改善肌力及肌肉耐力，并维持膝关节的活动度，逐渐提高功能活动的等级。主要包括：力量训练，恢复股四头肌和腘绳肌的正常力量（与健侧相比）；恢复正常的神经肌肉功能；常见的训练，例如平衡训练、功能性训练、专项运动练习、竞技运动等。

（1）增加抗阻的闭链训练，例如，提踵（图 11-2-12）、蹲起（图 11-2-13）、桥式运动（患侧下肢可部分负重）（图 11-2-14）等。

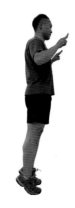 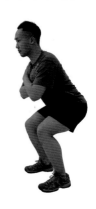

图 11-2-12　提踵　　　　　　　　　图 11-2-13　蹲起

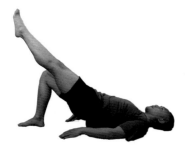 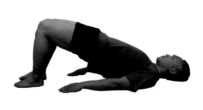

a　　　　　　　　　　　　　　　b

图 11-2-14　桥式运动

（2）在静态自行车上适当选择阻力训练（图 11-2-15）。

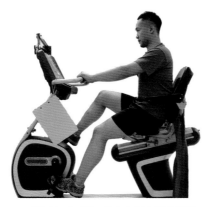

图 11-2-15 静态自行车阻力训练

（3）增加功能性运动的强度，上下台阶训练进阶到负重上下台阶训练（使用举重等方法增加负荷）（图 11-2-16）。

（4）增加侧向台阶训练（侧踏、后撤腿和抗阻力侧踏）（图 11-2-17）。

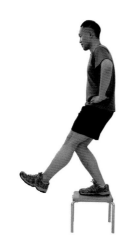
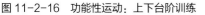
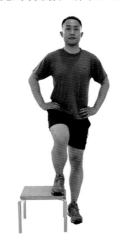

图 11-2-16 功能性运动：上下台阶训练　　图 11-2-17 侧踏台阶训练

（5）进行专项运动训练。

（6）继续推进力量训练（图 11-2-18）和耐力训练。

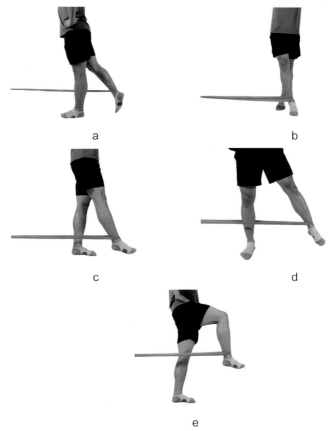

a　　　　　　　　b

c　　　　　　　　d

e

图 11-2-18　力量训练

（7）开始本体感觉训练、恢复运动 / 特定技巧训练（图 11-2-19，图 11-2-20）。

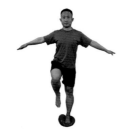　　　　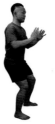

图 11-2-19　本体感觉训练　　　　图 11-2-20　特定技巧训练

五、康复治疗中的注意事项

（1）严格佩戴支具。

（2）早期激活股四头肌和腘绳肌。

（3）术后 12 周内保持无负重状态，直到影像学检查观察到骨折愈合。

（4）早期休息时避免膝关节下方长时间垫用枕头，防止屈曲挛缩。

（5）应定期 X 线复查，按照要求逐步恢复负重能力。

（6）应定期对髌骨和切口进行手法治疗，特别是对膝关节前内侧，以减少纤维化的发生。

（7）股内侧肌的早期恢复对膝关节的稳定很重要。

（8）胫骨平台骨折时，下肢静脉血栓发生率为 10%，因此，在早期制动期间应注意预防下肢静脉血栓，使用气压促循环泵、弹力袜，必要时进行抗凝治疗预防血栓。

六、回归军事训练的标准

（1）关节活动度、灵活性、肌力、平衡和耐力恢复正常。

（2）影像学检查可以观察到骨折完全愈合，周围软组织结构功能正常。

（3）无明显疼痛和肿胀。

七、如何预防胫骨平台骨折？

（1）保护膝关节，避免外力损伤。

（2）平时注意补钙，加强规律性体育锻炼，避免出现骨质疏松。

（3）剧烈运动时可以考虑佩戴护具，防止受伤。

（刘昕怡、张立宁）

第三节 髌骨骨折

一、什么是髌骨骨折？

髌骨是人体最大的籽骨，位于膝关节前方，是膝关节的重要组成部分，具有保护膝关节、增强股四头肌的肌力、伸直膝关节最后 10°～15°（滑车作用）的作用。膝关节伸展、屈曲活动时，髌骨位于膝关节前方突出部位，容易受到外来暴力和内在的肌肉收缩力的损伤。髌骨骨折为下肢常见的骨折，占全身骨折总数的1%，男：女为2：1，大部分患者年龄为20～50岁，双侧骨折少见。

二、什么原因会引起髌骨骨折？

髌骨骨折常见于足球、排球及跑、跳等运动项目。髌骨骨折一般由直接暴力所致，易合并皮肤破裂伤或者开放性骨折，主动伸膝功能多能保留。但跌倒、高处坠落等间接暴力所致的髌骨骨折，往往丧失主动伸膝功能。联合损伤情况比较复杂。

三、髌骨骨折的症状和体征

（1）症状：明确的外伤史，行走能力受限或者丧失，伴膝关节肿痛。

（2）体征：髌骨表面可触及骨折裂痕或凹陷，浮髌试验呈阳性，关节囊破裂不明显。

（3）辅助检查：X线检查正位相可显示髌骨横行骨折、上下极骨折、粉碎性骨折；侧位相可清楚显示骨折移位情况；轴位相有助于评价髌骨损伤、软骨下骨损伤、垂直边缘骨折等。

四、康复治疗

髌骨骨折的患者，若骨折移位超过4 mm，且患者无法主动伸膝，则需进行手术治疗。张力带钢丝固定是目前使用最广泛的手术方式。术后需要外科医师和康复治疗师协同合作，恢复髌股关节的稳定性，使患肢功能恢复。简单骨折且内固定较为牢固者，可以在早期进行膝关节活动，术后第8周，骨折基本愈合，可以进行较大强度的恢复关节活动度的康复治疗。但粉碎性骨折的患者早期不适合开始康复训练，一般在术后第12周以后开始训练。髌骨骨折的患者一般需要6个月的康复治疗才能恢复到伤前水平。本节主要针对单纯的横行骨折而言，严重的粉碎性骨折应推迟康复训练计划。

（一）总体康复目标

近期目标：缓解疼痛、肿胀，预防肌肉萎缩，促进切口和骨折愈合。

远期目标：恢复膝关节正常关节活动度、肌肉力量和耐力，后期进行平衡、协调、本体感觉等训练，争取下肢功能达到伤前的运动水平。

（二）康复方案

第一阶段（术后第0～4周）

此阶段的目标为控制疼痛、肿胀，被动关节活动度达到0°～90°，预防膝关节周围肌肉萎缩。

（1）通过冰敷及抬高患肢等方法控制水肿，缓解疼痛，可进行踝泵训练（图11-3-1），预防下肢静脉血栓。

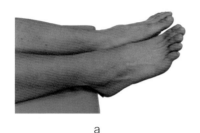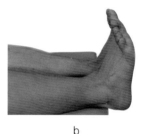

a   b

图 11-3-1　踝泵训练

（2）进行股四头肌、腘绳肌等长收缩训练（图11-3-2），以及髋关节和踝关节周围肌肉的力量训练。

（3）进行床上滑踵训练（图11-3-3）、床上滑墙训练（图11-3-4），主动、被动膝关节活动度训练（图11-3-5），被动活动时避免暴力动作，避免引起膝关节过度疼痛。改善膝关节屈曲活动度，可在无痛范围内进行髌股关节松动术（Ⅰ、Ⅱ级），防止粘连，维持膝关节伸直功能（图11-3-6）。

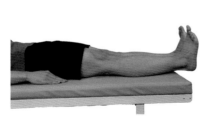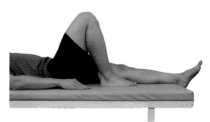

图 11-3-2　股四头肌等长收缩训练   图 11-3-3　床上滑踵训练

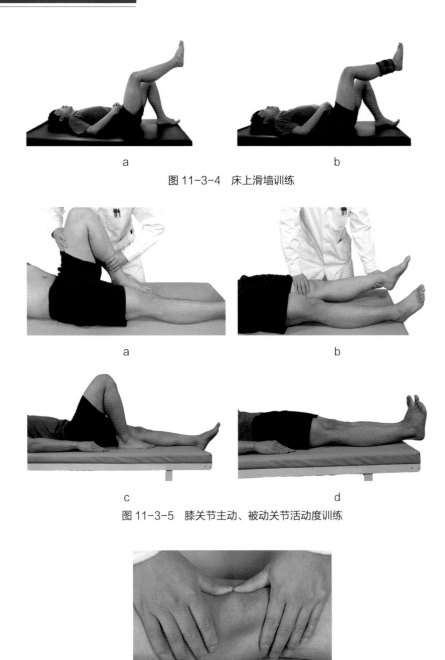

a   b

图 11-3-4　床上滑墙训练

a   b

c   d

图 11-3-5　膝关节主动、被动关节活动度训练

图 11-3-6　髌骨关节松动术

（4）伤口愈合良好后，可适当进行水疗。

（5）持拐进行可耐受的下肢负重训练，步行训练，佩戴膝关节制动支具，锁定在0°。

第二阶段（术后第5~8周）

此阶段的目标为，患者可进行自我疼痛管理、主动股四头肌肌力训练（通常在术后第6~8周），关节活动度达到正常的90%。术后第6周下地负重活动，由部分负重进阶为完全负重，平地行走步态基本正常。

（1）继续上一阶段的训练。

（2）膝关节主动屈伸训练（图11-3-7）、肌力训练，关节活动受限时给予关节松动术手法治疗，改善关节活动度。

（3）可进行静态自行车训练，改善膝关节屈曲角度，提高下肢肌力、耐力。

（4）建议进行闭链运动，可进行一定强度的腘绳肌牵伸训练，改善关节活动度（图11-3-8）。

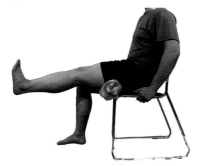 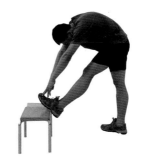

图11-3-7　坐位膝关节主动屈伸训练　　　图11-3-8　腘绳肌牵伸训练

（5）进行核心肌群肌力（图11-3-9）、耐力、髋关节和膝关节周围肌肉力量训练以及本体感觉训练，提高下肢的稳定性和平衡功能。

（6）髌股关节肌内效贴布疗法，有助于缓解膝关节周围的肿胀和疼痛。

第三阶段（术后第9~12周）

此阶段的目标为，关节活动度完全恢复，步态正常，膝关节周围力量恢复80%~90%，协调、平衡、本体感觉增强，回归日常生活。

（1）继续上一阶段的下肢闭链训练（图11-3-10）、牵伸训练。

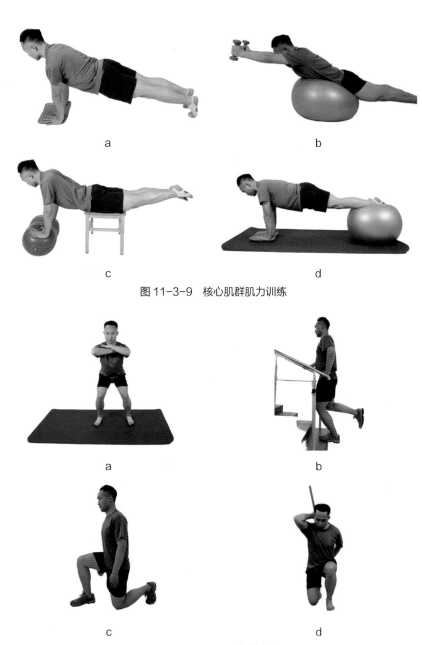

a

b

c

d

图 11-3-9　核心肌群肌力训练

a

b

c

d

图 11-3-10　下肢闭链训练

（2）进行患侧下肢渐进性抗阻训练（图11-3-11）。

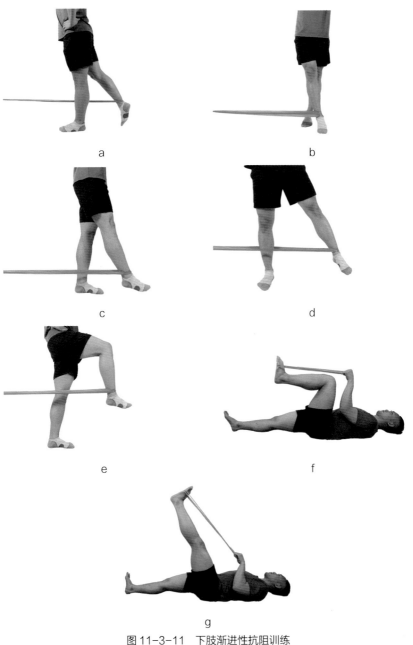

图11-3-11 下肢渐进性抗阻训练

（3）进行特殊的功能性训练：自行车、跑步机、等速训练等。

（4）进行平衡协调训练、单腿下蹲、上下台阶训练等（图 11-3-12～图 11-3-16）。

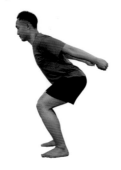

图 11-3-12　双腿微蹲训练

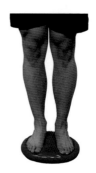

图 11-3-13　平衡垫训练

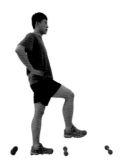

图 11-3-14　跨越障碍物训练

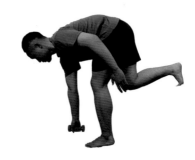

图 11-3-15　单腿捡物训练（必要时增加软垫）

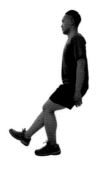

图 11-3-16　单腿下蹲

五、康复治疗中的注意事项

（1）如果手术区域出现红肿加重、发热等感染迹象，及时告知外科医师。

（2）伸膝迟滞较术后早期加重，应告知外科医师，排除内固定失败的可能。

（3）术后早期出现不明原因的下肢肿胀、疼痛，应警惕下肢静脉血栓形成，及时进行下肢静脉超声检查和D-二聚体检测。

六、回归军事训练的标准

（1）影像学上显示骨折完全愈合。

（2）无膝关节疼痛和肿胀，膝关节活动范围完全正常。

（3）完成神经肌肉控制训练和本体感觉训练。

（4）核心肌群的力量和耐力良好。

（5）动态平衡测试（如星形偏移平衡测试），基本与健侧相同。

（6）单腿跳测试达到健侧下肢的85%。

（7）做好了回归军事训练的心理准备。

七、如何预防髌骨骨折？

（1）加强股四头肌肌力训练，加强下肢本体感觉训练，避免暴力损伤。

（2）平时注意补钙，加强规律性体育锻炼，避免出现骨质疏松。

（3）剧烈运动时可以考虑佩戴护具，防止受伤。

（刘昕怡、张立宁）

第四节　踝关节周围骨折

一、什么是踝关节周围骨折？

踝关节周围骨折是由外伤引起的踝关节周围骨结构的破坏，常伴随周围韧带和软组织等结构的损伤。每年每10万成年人中有174人发生急性踝关节骨折，其中以年轻男性和老年女性居多。踝关节骨折约占全身骨折的3.9%。

踝关节周围骨折按解剖部位分类，可分为单纯的内踝骨折、外踝骨折、双踝骨折和三踝骨折（Cotton 骨折）。无移位的单踝骨折一般可采用石膏固定治疗，但对踝关节功能要求较高的患者，应行内固定以促进骨折愈合及康复。双踝骨折同时破坏了踝关节的内、外侧稳定结构，国际内固定研究学会组织建议对几乎所有的双踝骨折和三踝骨折患者行切开复位内固定治疗。

二、什么原因会引起踝关节周围骨折？

最常见的损伤机制是旋后外翻（旋后 – 外旋）型，此型骨折的特征是腓骨远端螺旋斜型骨折，伴三角韧带撕裂或内踝骨折。旋后内收型的骨折特征是腓骨远端横行骨折和较垂直的内踝骨折。旋前外展型损伤机制可造成内踝横行骨折，在侧位 X 线片上显示较为水平的腓骨短斜形骨折。旋前外翻（旋前 – 外旋）型骨折的特征是三角韧带撕裂或内踝骨折，以及踝关节平面以上较高位置的腓骨螺旋斜形骨折。

三、踝关节周围骨折的症状和体征

（1）症状：踝关节局部肿痛、皮下瘀血、畸形、活动受限、有反常活动，可伴骨擦感、无法负重行走。

（2）体征：患侧踝部肿胀、压痛、畸形。内踝骨折可在内踝尖或内踝下方有明显肿胀，触及压痛；外踝骨折可在外踝部及其周围有明显肿胀，触及压痛。踝前侧压痛提示下胫腓韧带损伤。部分患者可触及骨擦感和听到骨擦音。腓骨全长都需触诊，如果小腿外侧触及腓骨压痛，可能提示腓骨骨折。

四、康复治疗

（一）总体康复目标

缓解疼痛，减轻肿胀，预防肌肉萎缩，促进伤口、骨折愈合。恢复肌肉力量和耐力，后期进行平衡、协调、本体感觉等训练，争取达到伤前运动水平。

（二）非手术治疗

第一阶段（伤后 4 周内）

1. 物理因子治疗（损伤早期：2 周内）

（1）冷疗：缓解疼痛，减轻肿胀，减少渗出，每次 15 ~ 20 分钟，损伤早期每两小时一次，后期可降低频次。

（2）可通过脉冲磁疗、超短波疗法、低剂量激光疗法等缓解局部疼痛、肿胀。

2. 运动疗法

建议每天至少 1 ~ 2 次，每次 20 分钟，根据患者情况调整频次。

（1）伤后第 1 ~ 3 天即可主动或被动活动足趾，进行足趾屈伸训练，切记不可引起踝关节的活动（图 11-4-1）。

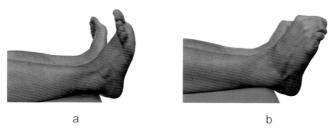

a   b

图 11-4-1　足趾屈伸训练

（2）髋关节周围肌力训练：前屈、后伸、内收、外展等（图 11-4-2）。可根据耐受情况，在踝关节加沙袋，进行抗阻肌力训练。

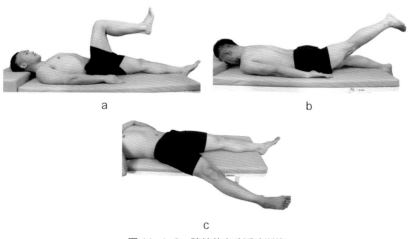

a   b

c

图 11-4-2　髋关节主动活动训练

（3）膝关节关节活动度和膝关节周围肌力训练：膝关节屈伸、直腿抬高等（图 11-4-3，图 11-4-4）。可根据耐受情况，在踝关节加沙袋，进行抗阻肌力训练。

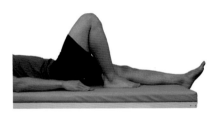

图 11-4-3　膝关节屈伸训练（卧位）

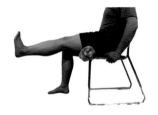

图 11-4-4　膝关节屈伸训练（坐位）

（4）患肢免负重持拐行走。

第二阶段（伤后第 5 ～ 6 周）

1. 物理因子治疗

如没有不适，可继续进行第一阶段治疗。

2. 运动疗法

（1）继续进行第一阶段的训练。

（2）根据骨折愈合情况，训练时可取下石膏，其他时间仍需石膏固定。

（3）轻柔地练习踝关节背伸、跖屈以及内、外翻活动（图 11-4-5）。每次 10 ～ 15 分钟，每天 2 ～ 3 次。随着骨折的愈合，可增加踝关节弹力带或使用毛巾被动牵伸（图 11-4-6），或者通过关节松动手法治疗被动地背伸（图 11-4-7），增加踝关节背伸角度。

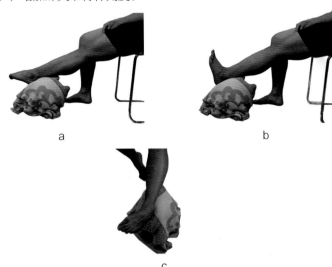

a

b

c

图 11-4-5　踝关节背伸、跖屈、内翻活动

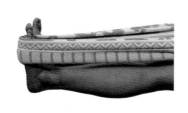

图 11-4-6 踝关节被动牵伸

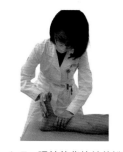

图 11-4-7 踝关节背伸关节松动

（4）根据患者的疼痛和肿胀程度，逐渐扩大踝关节活动范围，活动后如果有明显疼痛和肿胀可进行冷疗。

第三阶段（伤后第 7～8 周）

运动疗法

（1）继续进行上一阶段的训练。

（2）若骨折愈合良好，踝关节可逐渐增加负重。

（3）进行踝关节周围肌肉渐进性抗阻训练，如抗阻力背伸、跖屈、内外翻（图 11-4-8）。建议每个动作 20～30 次为 1 组，每个动作练习 2～4 组，每天 2～3 次（根据患者情况调整频次和组间休息时长）。

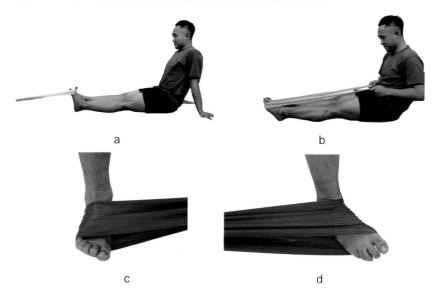

a

b

c

d

图 11-4-8 踝关节周围肌肉渐进性抗阻训练

（4）可进行半蹲练习、提踵练习（由双腿到单腿）、上下台阶练习（图
11-4-9，图 11-4-10）。

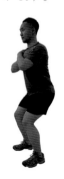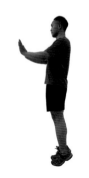

图 11-4-9　半蹲训练　　　　　　　图 11-4-10　提踵训练

（5）在保护下可进行完全下蹲，充分恢复踝关节背伸活动度和跟腱柔韧
性，每次 3 ～ 5 分钟，每天 2 ～ 3 次。

第四阶段（伤后第 9 ～ 12 周）

运动疗法

（1）继续进行下肢肌力、耐力训练。

（2）进行步行训练，速度由慢到快。

第五阶段（伤后第 12 周以后）

运动疗法

（1）进行平衡、协调、灵敏性训练，如跨障碍物训练（图 11-4-11）、
本体感觉训练、"飞机"平衡训练（图 11-4-12 ～图 11-4-15）等。

（2）可逐渐参加各种低强度体育活动。

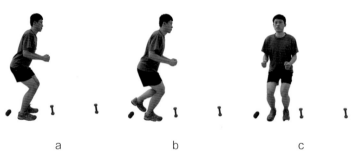

a　　　　　　　　b　　　　　　　　c

图 11-4-11　跨障碍物训练

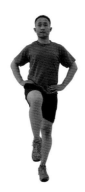

图 11-4-12 单腿站立（硬支撑面）

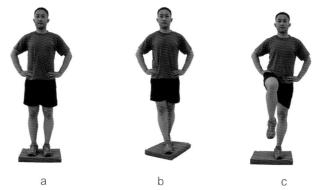

a b c

图 11-4-13 双腿站立 - 足尖对足跟站立 - 单腿站立（软支撑面）

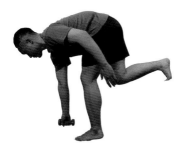

图 11-4-14 单腿拾物训练

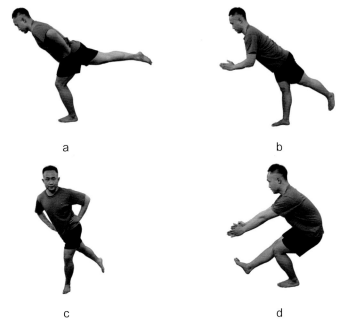

a   b

c   d

图 11-4-15　飞机平衡训练

（三）术后康复方案

第一阶段（术后第 1 ～ 2 周）

（1）术后第 1 ～ 3 天，可通过主动和被动屈伸活动足趾，进行股四头肌等长收缩、直腿抬高、髋关节主动内收外展等练习。

（2）术后 1 周后，开始膝关节伸展、屈曲活动，若患者无活动后不适，可进行髋关节、膝关节周围肌肉渐进性抗阻训练。根据切口愈合情况和骨折内固定牢固程度，在征求骨科医师的建议后，可逐步开始踝关节活动度的练习。

第二阶段（术后第 3 ～ 4 周）

（1）轻柔地练习踝关节内翻、外翻和旋转活动，每次 10 ～ 15 分钟，每天 2 ～ 3 次。

（2）根据患者疼痛和肿胀程度，逐渐增强踝关节活动度练习，训练前热敷，活动后可进行冷疗。

第三阶段（术后第 5 ~ 8 周）

（1）继续进行上一阶段的训练，根据骨折愈合情况，踝关节可逐渐负重。

（2）进行踝关节周围肌肉渐进性抗阻训练，如抗阻力背伸、跖屈、内翻、外翻。建议每个动作 20 ~ 30 次为 1 组，每个动作 2 ~ 4 组，每天 2 ~ 3 次（根据患者情况调节频次和组间休息时长）。

第四阶段（术后第 9 ~ 12 周）

（1）继续踝关节和下肢肌力训练，可进行半蹲训练、提踵训练、上下台阶训练（前后、侧方上下台阶训练）（图 11-4-16）等。

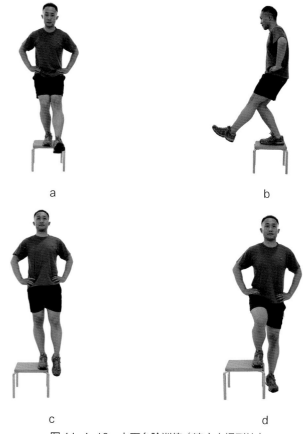

a   b

c   d

图 11-4-16　上下台阶训练（速度由慢到快）

（2）在充分保护下完全下蹲，充分恢复踝关节背伸活动度和跟腱柔韧度。每次 3 ~ 5 分钟，每天 2 ~ 3 次。

（3）步行训练，速度由慢到快。

第五阶段（术后第 12 周以后）

（1）平衡、协调、灵敏性训练。

（2）可逐渐参加各种低强度体育活动。

五、康复治疗中的注意事项

（1）训练要循序渐进，不可勉强或盲目冒进。

（2）早期避免负重，若骨折延迟愈合，则推迟踝关节负重时间。

（3）康复过程中加强本体感觉等训练。

（4）肢体消肿后更换可调节支具固定，去除支具后逐步下地负重。

（5）从受伤部位的邻近关节（如跖趾关节）开始主动关节活动度训练。

六、回归军事训练的标准

（1）影像学上可以看到正常的踝关节结构，骨折愈合良好，对位、对线正常。

（2）关节周围无明显疼痛和肿胀，踝关节活动度、肌力达到正常侧的 85%。

（3）恢复正常的运动功能、感觉功能，具有一定的日常生活活动能力。

七、如何预防踝关节周围骨折？

（1）运动前做好准备工作、热身运动和保护措施。

（2）术后加强本体感觉等康复训练，预防再次受伤。

（韩　雪、张立宁）

第五节　跟骨骨折

一、什么是跟骨骨折？

跟骨骨折是跗骨骨折中最常见的，约占 60%，易发生于中年男性。跟骨骨折分为关节内骨折（累及距下关节）和关节外骨折（不累及距下关节），其中关节内骨折约占 75%。

二、什么原因会引起跟骨骨折?

所有的关节内骨折都由轴向应力致伤,多为高能量损伤,例如,高处坠落时足跟着地、车祸等。跟骨的负重点位于下肢力线的外侧。当轴向应力通过距骨作用于跟骨的后关节面时,易形成由后关节面指向跟骨内侧壁的剪切应力。

三、跟骨骨折的症状和体征

(1)症状:足跟剧烈疼痛、肿胀,活动受限,足跟不能着地行走,着地时疼痛加剧,不能用后足负重。

(2)体征:足跟部肿胀,皮下瘀斑,足底扁平,足跟增宽,呈外翻畸形,跟骨压痛、叩痛,足踝部主动活动受限。

四、康复治疗

(一)总体康复目标

减轻局部疼痛、肿胀;预防肌肉萎缩,防止关节粘连、僵硬,促进骨折愈合。恢复肌肉力量和耐力,后期进行平衡、协调、本体感觉训练,下肢功能争取达到伤前运动水平。

(二)非手术治疗

(1)无移位的跟骨骨折:包括骨折线累及关节面而无移位,用小腿石膏托制动 4 ~ 6 周。待骨折愈合后拆除石膏,用弹性绷带包扎,促进肿胀消退。同时进行功能锻炼。但下地行走不宜过早,一般在伤后 12 周以后。

(2)有移位的骨折包括跟骨纵行裂开、跟骨结节撕脱骨折和跟骨载距突骨折等,可在麻醉下行手法复位,然后用小腿石膏固定于功能位 4 ~ 6 周。后结节骨折需固定于跖屈位。

(3)严重压缩粉碎性骨折采用功能疗法,休息 3 ~ 5 天后用弹性绷带包扎局部,再进行功能锻炼,同时辅以理疗按摩等。

(三)术后康复方案

第一阶段(术后第 1 周)

(1)主动或被动活动足趾(图 11-5-1)。

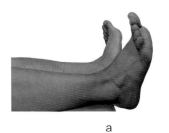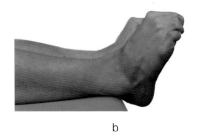

a

b

图 11-5-1 足趾屈伸训练

（2）进行髋关节周围肌力训练：前屈、后伸、内收、外展（图 11-5-2）。必要时在踝关节处增加沙袋或者弹力带抗阻训练（图 11-2-18）等。

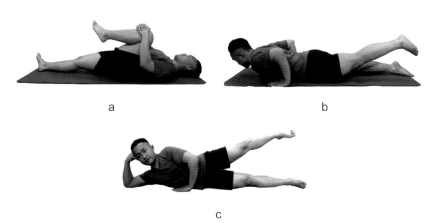

a

b

c

图 11-5-2 髋关节前屈、后伸、外展训练

（3）进行膝关节周围肌力训练，直腿抬高训练（图 11-5-3）、膝关节屈伸训练（图 11-5-4），必要时在踝关节处增加沙袋抗阻训练等。

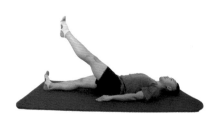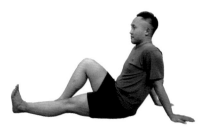

图 11-5-3 直腿抬高训练　　　　图 11-5-4 膝关节屈伸训练（仰卧位）

（4）进行患肢无负重持拐行走。

第二阶段（术后第 2 ~ 3 周）

（1）继续进行上一阶段的训练，进行髋关节、膝关节周围肌力抗阻训练。

（2）足踝部小范围活动，活动后可进行冷疗（图 11-5-5）。

（3）进行患肢无负重持拐行走。

（4）长期坐位时患肢抬高（图 11-5-6）。

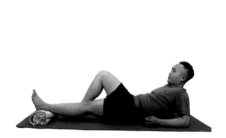

图 11-5-5　踝关节小范围活动训练　　　　图 11-5-6　坐位时患肢抬高

（5）充气步行靴：可以清洁洗漱（如淋浴），但不可浸泡到伤口，在运动训练时可取下，其余时间可以随时穿戴，但必须穿着充气步行靴睡觉。

第三阶段（术后第 4 ~ 6 周）

（1）继续上一阶段的训练。

（2）逐渐提高踝关节活动度，必要时行踝关节松动治疗，促进关节活动度恢复。

（3）若踝关节肌肉紧张或短缩，可进行低强度手法牵伸。

（4）患侧下肢无负重行走。

第四阶段（术后第 7 ~ 12 周）

（1）继续上一阶段的训练。

（2）扩大踝关节和距下关节主动活动范围，提高下肢灵活性。

（3）进行踝关节周围肌力渐进性抗阻训练（图 11-5-7）。

（4）患侧下肢无负重行走。

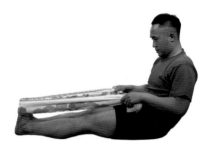

图 11-5-7　踝关节肌力括阻训练

第五阶段（术后第 12 周以后）

（1）若骨折愈合良好，可进行部分负重行走训练，训练前要进行足踝、距下关节拉伸。

（2）进行渐进式小腿伸展和跖筋膜伸展训练（图 11-5-8）。

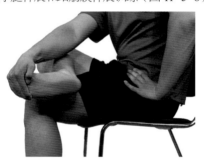

图 11-5-8　渐进式跖筋膜伸展

（3）进行上下台阶训练。

（4）改善平衡功能和本体感觉。

第六阶段（术后第 4 个月）

（1）继续进行上一阶段的训练。

（2）加强水平地面、楼梯上的步行步态训练。

（3）患肢部分负重，进行更高难度的平衡功能和本体感觉训练。

第七阶段（术后第 6 个月）

（1）继续上一阶段的训练。

（2）进行患肢全负重训练。

（3）开始进行下肢敏捷和灵活性训练（图 11-4-11 ~ 图 11-4-15）。

五、康复治疗中的注意事项

（1）一般情况下，术后 12 周内不提倡过早负重，12 周后根据患者情况进行渐进性负重训练。

（2）早期训练时保持踝关节中立位，进行足趾的主动运动。

（3）增加本体感觉训练，注意减少患肢二次受伤的风险。

六、回归军事训练的标准

（1）能够承受正常的负重。

（2）影像学上可以观察到骨折愈合良好，正常的跟骨对位、对线。

（3）恢复正常的肌力、关节度、感觉、平衡等功能。

七、如何预防跟骨骨折

（1）避免暴力，外出时尽量穿着软底的平底鞋，不要穿高跟鞋。

（2）饮食调理，摄入富含钙元素和维生素的食物，促进钙的吸收和利用，预防出现骨质疏松。

（3）应当坚持循序渐进的体育锻炼。

（4）改善身体平衡，降低跌倒风险。

（韩　雪、张立宁）

第六节　足部疲劳性骨折

一、什么是足部疲劳性骨折？

疲劳性骨折，即应力性骨折，通常不是突发事件，而是从骨骼中的微小裂缝开始的，随着时间的推移、反复的撞击逐渐扩大，一般由慢性损伤反复累积或训练强度增加太快造成的骨折。足部疲劳性骨折是一种常见的疲劳性骨折。

二、什么原因会引起足部疲劳性骨折？

足部疲劳性骨折是军事训练和体育运动中的常见损伤之一。例如，超负荷长时间跑步、跑步姿势不正确、地面太硬或跑步鞋减震性能差、越野训练或单科目的超负荷训练、足部扁平或足弓僵硬、骨质疏松症、饮食失调以及缺乏维生素 D 和钙等因素，均有可能引起足部疲劳性骨折。

三、足部疲劳性骨折的症状和体征

（1）症状：足部疲劳性骨折常为隐匿性发作，通常有高强度的运动史而无外伤史，局部酸胀、肿痛，疼痛随着运动量的增加而加重，这种疼痛在训练中或训练结束时尤为明显，出现"不走不痛、一走就痛、越走越痛"的现象。

（2）体征：有局部压痛及轻度骨性隆起，但无反常活动，少数可见局部软组织肿胀。

（3）辅助检查：X 线检查，在出现症状的 1～2 周内常无明显异常，3～4 周后可见一横形骨折线，周围有骨痂形成，病程长者，骨折周围骨痂有增多倾向，但骨折线更为清晰，且骨折端有增白、硬化征象。

四、康复治疗

与暴力引起的急性骨折不同，疲劳性骨折是反复运动下损伤累积的结果，常为不完全性骨折，特征为骨损伤和修复同时进行。发病初期往往不影响肢体运动功能，因而易被忽视，误诊率较高。如不及时诊断和早期治疗，随着病程延长和损伤程度的加重，会出现骨皮质断裂，发展为完全性骨折。

若骨折没移位或轻度移位，可采用手法复位、固定、制动等方法治疗，后期再进行功能锻炼。症状较重时，断端出现骨化现象或骨不连，骨折愈合较为困难，需手术切开复位或石膏外固定治疗。本病若早预防、早发现和早治疗，一般预后良好，愈合时间取决于严重程度和发病时间，一般为 4～12 周。

发生疲劳性骨折后，如果不及时休息和治疗，作用力持续存在，会造成骨小梁断裂，进而导致完全性骨折。但如果能早发现、早治疗，则可以在一定程度上避免完全性骨折。

第一阶段（急性期，7～21 天）

1.康复目标

减轻疼痛、肿胀，加快骨折愈合、促进恢复。

2. 康复治疗方法

（1）通常使用石膏或气动腿夹板制动保护 2 ～ 4 周，停止训练，避免跑跳等剧烈运动，可通过物理因子治疗缓解疼痛和肿胀。

（2）关节活动度训练：足趾屈伸运动，促进足部血液循环。

3. 注意事项

术后抬高患肢，使足和踝关节保持中立位。

4. 进入下一阶段的标准

受累骨触诊检查无疼痛；日常生活活动患足无痛；患侧踝关节至少达到背伸 5°。

第二阶段（亚急性期，4 ～ 6 周）

1. 康复目标

单腿跳 15 次而不感到疼痛或不适；步行 30 分钟，不会加重疼痛；能够重复 6 次维持 6 秒的 60% 体重下蹲；单腿直腿抬高超过 25 次。

2. 康复治疗方法

（1）踝关节活动度训练：进行无痛范围内被动或主动踝关节的背伸、跖屈、内外翻活动度训练，每组 20 次，每天 3 ～ 5 组（图 11-6-1，图 11-6-2）。

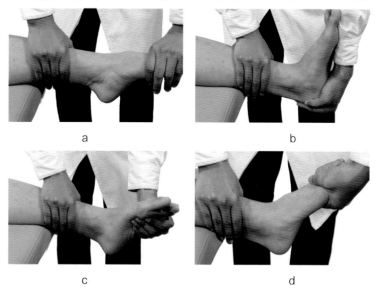

a　　　　　　　　　　　b

c　　　　　　　　　　　d

图 11-6-1　踝关节被动关节活动

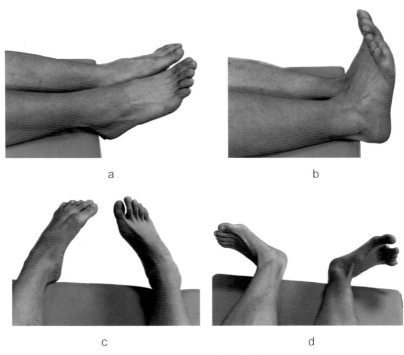

图 11-6-2 踝关节主动关节活动

（2）足部/足踝强化：双足提踵训练、单足平衡训练、足内肌强化训练。

1）双足提踵训练：双足足跟抬离地面，每组 10 次，连续做 2～3 组，每天 1 次。随着疼痛程度的降低和力量的增强，进阶到单足足跟抬高（图 11-6-3）。

2）单足平衡训练：站在扶手旁边，单腿站立，保持正确的直立姿势。站立的表面越柔软，锻炼的难度就越大。从硬地面逐渐过渡到软地面（使用平衡垫或者平衡板），从睁眼到闭眼，每次保持 30 秒，每侧重复 3 次（图 11-6-4，图 11-6-5）。

3）足内肌强化训练：将一条毛巾平放在地面，尝试用足趾脱穿袜子、足趾写字、足趾拾球、足趾抓毛巾等（图 11-6-6～图 11-6-9），每组 10 次，每侧下肢连续做 3 组，组间休息 30 秒，每天 1 次。

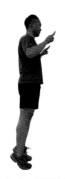 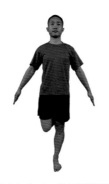 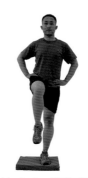

图 11-6-3　双足提踵训练　图 11-6-4　单足平衡训练　图 11-6-5　单足平衡训练

（硬地面　）　　　　　　　　（软垫）

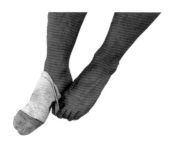 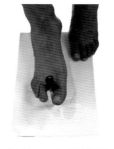

图 11-6-6　足趾脱穿袜子　　　　　　图 11-6-7　足趾写字

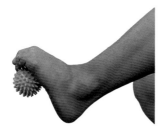 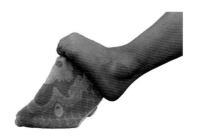

图 11-6-8　足趾拾球　　　　　图 11-6-9　足趾抓毛巾

（3）下肢活动度训练：腓肠肌拉伸、比目鱼肌拉伸。

1）腓肠肌拉伸：患者站立并双手撑墙壁，保持正确的直立姿势，一腿在前并屈曲膝关节，另一腿向后伸，保持伸直的状态，足跟着地，直到感觉到小腿后部有轻微的牵伸感（图 11-6-10）。保持 30 秒，每侧重复 3 次。

2）比目鱼肌拉伸：患者站立并双手撑墙，保持正确的直立姿势，一腿在前并屈曲膝关节，另一腿也保持膝关节屈曲状态，足跟着地，直到感觉到小腿后部有轻微的牵伸感（图 11-6-11）。保持 30 秒，每侧重复 3 次。

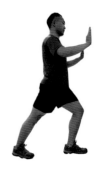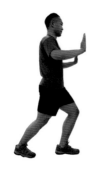

图 11-6-10　腓肠肌拉伸　　　　图 11-6-11　比目鱼肌拉伸

（4）强化髋关节训练：深蹲训练、单腿深蹲训练、躯干前倾弓步训练、上下台阶训练（图 11-6-12）。

（5）其他活动：游泳、深水 / 泳池跑步。如果可以达到无痛水平，鼓励患者使用减震策略，例如，增加步速、步宽和（或）躯干前倾。

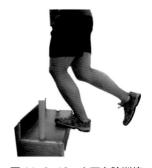

图 11-6-12　上下台阶训练

第三阶段（恢复期，第 7 ～ 10 周）

1. 康复目标

恢复跑步、娱乐、体育活动，以及正常下肢肌肉力量。

2. 康复治疗方法

（1）根据需要继续缓解疼痛控制的治疗。

（2）进行双下肢灵活性训练：跳箱、侧跳箱、前跳箱（图11-6-13～图11-6-15），逐渐进阶到单肢的弓步跳，单腿落地。

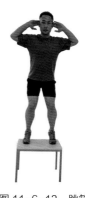

图 11-6-13　跳箱

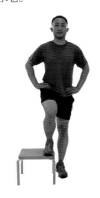

图 11-6-14　侧跳箱

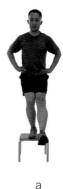

a

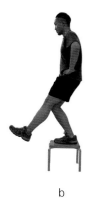

b

图 11-6-15　前跳箱

（3）足部/足踝强化：继续在单足负重的情况下进行训练，保持平衡和强化足部内在肌。

第四阶段（强化期，第10周以后）

1.康复目标

全面恢复体育活动。

2.康复治疗方法

继续进行适当的负荷运动和全面体育活动。

五、康复治疗中的注意事项

（1）早期关节活动度训练要以被动活动为主，应遵守循序渐进的原则。

（2）逐步加大并维持关节的最大活动度，切忌小范围快节奏活动，因为后者不仅不利于关节活动度的改善，还会影响骨折局部愈合。

（3）肌肉力量的康复训练有助于分散施加在骨折上的力量，其基本的原则是，每周训练量的增加幅度不能超过 10%。训练强度应根据患者情况具体分析和调整。

（4）疲劳性骨折通常无典型的外伤史，早期 X 线片通常为阴性，容易漏诊或误诊。因此，当临床疑有疲劳性骨折，而 X 线检查又呈阴性时，其早期诊断方法是进行放射性核素骨显像或 MRI，应注意与骨膜炎、骨髓炎、骨瘤相鉴别。

六、回归军事训练的标准

（1）影像学上显示骨折愈合，对位对线良好。

（2）随着运动的进行，无明显疼痛、肿胀出现或者加重。

（3）疼痛的存在不会改变正常运动模式（没有跛行）。

七、如何预防足部疲劳性骨折？

（1）场地装备：运动场地应避免凹凸不平及水泥路面；做好训练前的各项准备和检查，及时维修和更换防护用品，强调运动鞋的柔韧性和减震性。如果是扁平足，可穿戴足弓垫，以提供支撑。

（2）科学训练：训练前准备活动和热身需充分；避免长时间重复单一的训练内容；避免跑跳训练频率过多、时间过长；重视关节和肌肉牵伸的训练；劳逸结合，严格作息制度，保证充足睡眠。

（3）合理营养：调配膳食，补充钙和维生素 D，各项营养素得到合理、及时的补充，保持强壮、健康的骨骼。

（张晓俊、张立宁）

第十二章　周围神经卡压综合征康复

本章将介绍周围神经卡压性疾病的康复，主要介绍胸廓出口综合征、上肢神经卡压综合征（例如，肩胛上神经卡压综合征、正中神经卡压综合征）以及下肢神经卡压综合征（例如，梨状肌综合征、股外侧皮神经卡压综合征）等疾病的康复治疗。

第一节　胸廓出口综合征

一、什么是胸廓出口综合征？

胸廓出口综合征（thoracic outlet syndrome，TOS）是因臂丛神经和锁骨下动、静脉在胸廓出口受到卡压而出现颈肩痛、手部麻木、肌肉萎缩等一系列症状和体征的综合征。

二、什么原因会引起胸廓出口综合征？

任何外伤、炎症或肌肉软组织的劳损均会引起胸廓出口综合征。胸廓出口上方为颈胸段脊柱，侧面为第 1 肋，前方为胸骨柄。臂丛神经及锁骨下动脉从胸廓出口通过，常见的卡压位置有 3 处：斜角肌三角区、锁－肋区、胸廓－喙突－胸肌区（图 12-1-1 黑圈所示）。肩胛骨的运动障碍（例如，翼状肩、肩胛倾斜、耸肩），都有可能继发胸廓出口综合征。根据受卡压的组织不同，可分为神经型胸廓出口综合征、静脉型胸廓出口综合征和动脉型胸廓出口综合征 3 种类型。其中以神经型胸廓出口综合征最为常见。

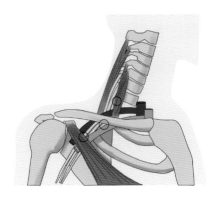

图 12-1-1　胸廓出口综合征示意图

三、胸廓出口综合征的症状和体征

（1）症状：神经型胸廓出口综合征通常表现为上肢持续存在乏力、麻木、感觉异常、非神经根性疼痛等症状。反复上举活动或持续性使用上肢可加重症状，典型的神经型胸廓出口综合征表现为手内在肌萎缩和前臂尺侧皮肤感觉异常。

静脉型胸廓出口综合征以上肢极度肿胀为特征性表现，锁骨下静脉受压时可出现患肢肿胀，手和前臂发绀变色，上肢和胸壁浅静脉曲张，通常有上肢、胸部、肩部的深部痛，伴随上肢活动后沉重感加重。腋静脉创伤性血栓形成综合征也是静脉型胸廓出口综合征的一种，多见于年轻人及需要重复进行上臂和肩部活动的军人，锁骨下静脉反复损伤而导致血栓形成。

动脉型胸廓出口综合征十分少见，一旦发生，后果很严重。锁骨下动脉受压时可出现患肢疼痛、无力、湿冷、苍白，感觉异常，桡动脉搏动减弱等，长时间受压会引起动脉内膜损伤，继发血栓形成、远端血管栓塞、动脉瘤形成，严重者甚至出现肢体缺血坏死，也可表现为单侧肢体的雷诺现象：患肢不定期出现苍白、红斑以及手部或手指远端发绀。

（2）体征：胸廓出口综合征患者体格检查表现主要为，因神经、血管受压引起的肢体感觉与运动功能障碍，部分伴有肌肉萎缩、肿胀等。此外，患者体格检查常与颈椎病的体格检查混淆。

四、康复治疗

常用的康复治疗方案为加强肩部肌力、纠正不良姿势，具体为物理因子治疗、运动疗法、药物治疗、局部封闭等，适用于病程短、症状轻、无肌肉萎缩、无血管症状、无骨性因素，可能由姿势或环境等因素造成的胸廓出口综合征的治疗。

1. 物理因子治疗

应用超声波、红外线、激光等物理因子可有效缓解肩颈部的疼痛。神经肌肉电刺激、肌肉骨骼冲击波疗法等物理因子治疗亦可以缓解疼痛症状，还可以利用间歇性气压治疗等促进肢体血液循环。

2. 运动疗法

（1）手法牵伸：通常在进行牵拉技术时，局部施用热敷，通过钝化伤害性疼痛纤维来引起肌肉松弛。一旦软组织松弛下来，应谨慎地进行伸展运动以进一步延长受影响的软组织（图 12-1-2）。

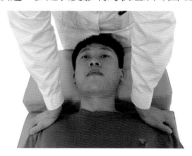

a. 胸小肌牵伸

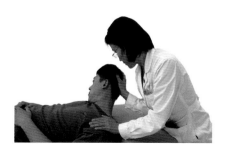

b. 肩胛提肌牵伸

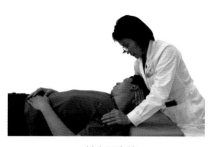

c. 斜方肌牵伸

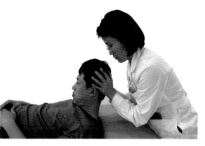

d. 颈部肌肉牵伸

图 12-1-2　仰卧位手法牵伸

　　若常规的牵伸效果不佳，也可以尝试肌肉能量技术或者 PNF 技术。在泡沫轴上使用低负荷、长时间拉伸技术能有效缓解肌肉紧张和疼痛，可以配合适当的呼吸技术。

　　（2）软组织手法松解：由于上肢的代偿模式，胸大肌、胸小肌和颈部的肌肉会受到影响，可以使用直接压力、平行交错、垂直拨法松解肌肉（图12-1-3）。

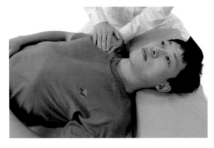

a. 直接压力　　　　　　　　　　　　　　b. 平行交错

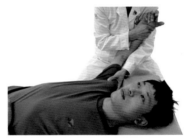

c. 垂直拨出

图 12-1-3　软组织手法松解

　　（3）关节松动术：由于斜角肌附着于第 1 肋，因此，在斜角肌痉挛时，它可能具有使第 1 肋升高的倾向，导致第 1 肋接近锁骨的下边界。第 1 肋松动手法有助于缓解患者的症状。第 1 肋移动性的恢复可扩大肋 - 锁骨间隙并减轻对神经血管的压迫（图 12-1-4）。

　　（4）神经松动术：如果存在神经移动性的丧失，则可以将神经松动术纳入治疗，以改善神经组织的滑行。神经松动术应该以无痛的方式进行。患者也可以在家中进行，大约重复 10 次，之后逐渐增加到重复 20 ~ 30 次，每天可耐受 1 ~ 2 组（见第四章第一节）。

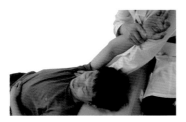

a. 仰卧位头 – 尾向松动（1）

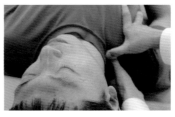

b. 仰卧位头 – 尾向松动（2）

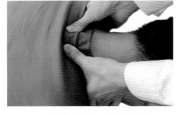

c. 俯卧位头 – 尾向松动

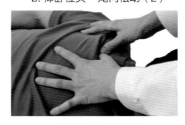

d. 俯卧位后向前松动

图 12-1-4 第 1 肋松动技术

（5）肌力训练：对肩颈部肌肉力量以及肩关节前屈、外展力量进行训练，对肩胛骨进行稳定性训练（图 12-1-5）。

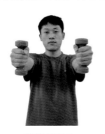

a. 肩关节屈曲

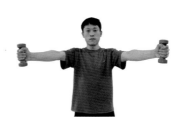

b. 肩关节外展

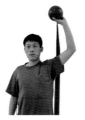

c. 肩胛骨上举

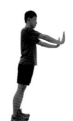

d. 闭链训练

图 12-1-5 肩颈肌肉力量训练

（6）自我牵伸：可以通过主动回缩肩胛骨达到牵拉胸大肌、胸小肌的目的。也可以使用被动的角落伸展（corner stretch）（图12-1-6），其优于手动伸展或俯卧位手动伸展。

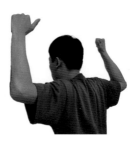

图 12-1-6　角落牵伸

由于胸廓出口综合征通常是慢性发展的，因此可能需要较长时间的治疗才能获得最大的收益，至少需要 4 ~ 6 周的时间。如果保守治疗无效，则考虑手术治疗解除卡压。

五、康复治疗中的注意事项

（1）在康复治疗中，应当注意患者的耐受程度，避免引起软组织二次损伤。

（2）在患者教育和沟通、负荷管理方面，鼓励患者积极改变诱发症状的生活或运动习惯，以减少胸廓出口综合征的发生。

六、回归军事训练的标准

胸廓出口综合征若得到及时、正确的治疗，其症状缓解较为明显，根据患者的上肢功能情况循序渐进地恢复训练、运动。以下几点可以作为回归军事训练的参考。

（1）恢复至正常的肩、颈部关节活动度。

（2）胸廓出口处、上肢无疼痛或无明显压痛。

（3）上肢等速肌力测试（包括肩关节、肘关节）的结果达到健侧的90%。

（4）临床检查的结果满意。

（5）无感觉缺失。

七、如何预防胸廓出口综合征？

（1）避免重复的过顶运动和举重物。若体重超过正常水平，可以通过减重预防胸廓出口综合征。日常活动或训练中要避免长时间肩扛沉重的物体，以免增大胸廓出口处的压力。

（2）日常做胸廓、上肢伸展运动，并加强肩周肌肉的力量，将胸部、颈部和肩的伸展纳入训练后的整理活动中。

（3）头部保持较好的姿势，颈部、上背部和肩周的拉伸可以帮助软组织减压。避免睡觉时把手臂举过头顶或者侧卧，避免把身体的重量压在一侧肩关节上。

（张　凯、欧阳颀）

第二节　肩胛上神经卡压综合征

一、什么是肩胛上神经卡压综合征？

肩胛上神经卡压综合征指肩胛上神经在肩胛上切迹或冈盂切迹处被卡压引起一系列症状和体征的综合征（图 12-2-1）。

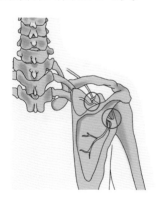

图 12-2-1　肩胛上神经卡压示意图

二、什么原因会引起肩胛上神经卡压综合征？

军事训练中，由于肩部长期负荷、背枪、反复进行肩关节外展活动，导致肩胛过度活动，颈肩部肌肉韧带长期处于紧张状态，造成肩胛骨上韧带的劳损、水肿、纤维增厚等，产生局部的炎症反应，压迫或牵拉肩胛上神经的主干或其神经分支，引起卡压而导致本病。

三、肩胛上神经卡压综合征的症状和体征

（1）症状：起病缓慢，多发生于男性，优势手多见，大多数患者均有直接或间接的肩部外伤史。主要表现为肩部持续性钝痛，向颈、肩胛间区及上臂后侧放射，手举过头时或肩部活动增加时疼痛加重。抬肩困难，患侧手无法触及对侧肩。

（2）体征：肩胛上切迹处或锁骨与肩胛冈三角区压痛。患侧肩关节活动受限，外展、外旋力弱。冈上肌和冈下肌萎缩，三角肌可能有失用性萎缩，无皮肤感觉障碍。

肩胛骨牵拉试验（图12-2-2）：让患者将患侧手放置于对侧肩部，并使肘部处于水平位，使患侧肘部向健侧牵拉，可刺激卡压的肩胛上神经，诱发肩胛部疼痛即为阳性。

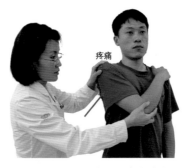

疼痛

图 12-2-2　肩胛骨牵拉试验

四、康复治疗

康复治疗前，应尽可能仔细地询问病史并做必要的检查，得出明确的诊断，必须排除肩胛上切迹狭窄及其他占位性病变。

（一）总体康复目标

改善局部血液循环及营养代解，缓解肌肉痉挛，减轻疼痛，松解粘连，

改善肩关节功能。

（二）物理因子治疗

1. 电疗法

（1）高频电疗法：早期采用无热量，每次 15 分钟，每天 1 次；恢复期采用微热量，每次 15 ~ 20 分钟，每天 1 次，15 ~ 20 次为 1 个疗程。

（2）低中频电疗法：使用低频电、低频调制的中频电、干扰电等，两个电极片上下并置于患侧肩，采用耐受量，每次 20 ~ 30 分钟，每天 1 次，10 ~ 15 次为 1 个疗程。

2. 半导体激光照射治疗

设定激光波长 810 nm、光斑直径 50 mm、照射功率为 500 mW，激光探头置于颈部外侧肩胛冈附近，垂直照射，患侧每次照射 10 分钟，每周 5 次，2 周为 1 个疗程。

3. 温热疗法

红外线疗法、蜡疗等用于恢复期。

（三）运动疗法

1. 手法松解

沿神经走行方向，手法松解肩胛周围软组织，尤其是神经卡压部位周围的软组织。可采用肌肉能量技术及直接软组织手法松解斜角肌、斜方肌上部、肩胛提肌、冈上肌（图 12-2-3）、冈下肌（图 12-2-4）等。

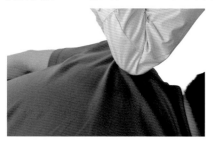
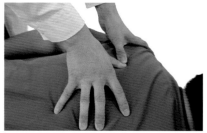

图 12-2-3　冈上肌松解　　　　图 12-2-4　冈下肌松解

2. 关节松动术

根据评定结果，可行肩胛胸壁关节、肩锁关节及胸锁关节松动术。每天

1 次，每次 10 ~ 20 分钟，7 次为 1 个疗程。休息 5 天再进行下一个疗程。

3. 肌肉拉伸练习

行背阔肌拉伸、三角肌前部拉伸、肩胛提肌拉伸、斜方肌拉伸、胸大肌拉伸、肱二头肌拉伸、肱三头肌拉伸；每个拉伸动作持续 15 ~ 20 秒，30 次为一组，每次 3 ~ 5 组（图 12-2-5 ~ 图 12-2-8）（具体参照第四章第六节）。

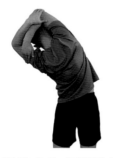

图 12-2-5　背阔肌拉伸

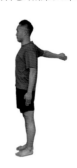

图 12-2-6　三角肌前部拉伸

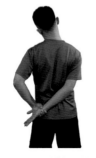

图 12-2-7　斜方肌拉伸

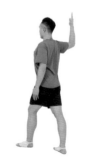

图 12-2-8　胸大肌拉伸

4. 肌肉力量训练

（1）冈上肌抗阻肌力训练：患者站立位，患侧手握紧弹力带的一端，另一端踩于同侧足下，手掌朝前，缓慢外展患侧肩关节（外展角度保持在 30°以内）（图 12-2-9），维持 10 ~ 15 秒，重复 30 次为 1 组，每天 4 ~ 6 组。

（2）冈下肌抗阻肌力训练：患者站立位，患侧肩关节贴于体侧，肘关节屈曲 90°，手握弹力带行肩关节外旋抗阻练习（图 12-2-10），维持 10 ~ 15 秒，重复 30 次为 1 组，每天 4 ~ 6 组。

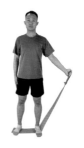 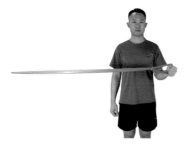

图 12-2-9 冈上肌抗阻肌力训练　　　　图 12-2-10 冈下肌抗阻肌力训练

（四）药物治疗

1. 口服药物

口服非甾体抗炎药、神经营养药。如冈上肌、冈下肌有萎缩，可口服甲钴胺片、维生素 B_1、维生素 B_6 等神经营养药物。

2. 局部注射

（1）定位：一般选取压痛点最明显的位置，即肩锁关节内侧后方及冈上窝的外上方，相当于肩胛切迹的体表投影点（图 12-2-11）。

（2）使用 2% 利多卡因或 1% 普鲁卡因加长效糖皮质激素，如泼尼松龙、地塞米松、曲安奈德。注射方法：患者显露肩部，经常规消毒后，用 7 号针从肩胛骨上缘压痛最明显处进针，在针头抵冈上窝肩胛骨板后，将针头逐渐上移至肩胛骨上缘肩胛切迹附

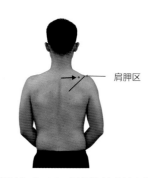

肩胛区

图 12-2-11 局部注射疗法定位

近，回抽无回血，缓慢注射混合液 4 ml（40 mg/ml 曲安奈德注射液 1 ml、2% 利多卡因 1 ml，维生素 B_{12} 和 5 g/l 维生素 B_1 各 1 ml）。若冈下窝或冈盂切迹处有压痛，应同时行封闭治疗。每周 1 次，3 次为 1 个疗程，未愈者隔 1 个月后开始第 2 个疗程。

（五）手术治疗

症状较重，冈上肌、冈下肌有明显萎缩以及保守治疗 2 个月无效的患者，

考虑手术治疗，进行神经松解及肩胛上切迹扩大术。影像学检查确定存在肩胛上韧带硬性瘢痕形成、肩胛上切迹骨性狭窄或腱鞘囊肿压迫时考虑手术治疗。

五、康复治疗中的注意事项

（1）手法操作力求柔和，逐步渗透、分离，禁用暴力，以免引起局部组织撕裂产生血肿、损伤神经而形成新的致病因素。要仔细鉴别因肿瘤、结节样囊肿、骨组织病变引起的神经卡压，以免盲目使用手法，产生不良后果。

（2）局部注射治疗时，治疗师应熟悉解剖位置，操作时要不断询问患者感受。触及神经时有触电样麻木，要及时避开以免造成损伤。

六、回归军事训练的标准

（1）患侧肩部疼痛不适感消失，肌力恢复，无肌萎缩或肌萎缩逐渐恢复。

（2）患侧肩关节各方向活动自如、功能正常。

七、如何预防肩胛上神经卡压综合征？

（1）军事训练时，肩挎枪或负重时间不宜过长，避免肩胛过度活动，休息时及时做耸肩后缩等肩背肌肉拉伸放松练习。

（2）日常注意肩胛部位的保暖、避风寒，忌背部直吹冷风，以减少诱发因素。

（张　凯、欧阳顾）

第三节　正中神经卡压综合征

一、什么是正中神经卡压综合征？

正中神经卡压综合征，是正中神经在其走行线上（尤其是腕部）被嵌压引起一组症状和体征的综合征。腕部正中神经位于肌腱和腕横韧带之间，位置较表浅，腕关节的慢性劳损导致的腕横韧带增厚和（或）腕管内各肌腱发炎肿胀，使腕管狭窄或腕管内压力增加，从而造成正中神经的卡压甚至损伤，引起相应神经支配区感觉和运动功能障碍（图 12-3-1，图 12-3-2）。

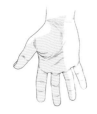 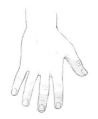

图 12-3-1　正中神经支配区域掌侧　　　图 12-3-2　正中神经支配区域背侧

二、什么原因会引起正中神经卡压综合征？

在军事训练中，由于长期反复固定于某一姿势以及腕关节重复运动，正中神经在肱骨内侧远端肱二头肌腱膜下、穿过旋前圆肌的两个头处、骨间前神经起始处均可发生卡压，但约 90% 的正中神经卡压见于腕管处（图 12-3-3）。

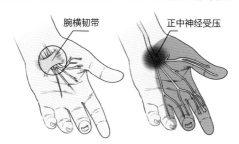

图 12-3-3　正中神经卡压部位

三、正中神经卡压综合征的症状和体征

（1）症状：患者有相应的外伤或劳损史，症状主要表现为以下几点。

1）感觉障碍：拇指、示指、中指出现麻木、疼痛，开始为间歇性，逐渐呈持续性。常伴有夜间麻木，抖动手腕可以减轻症状。

2）运动障碍：拇指外展、对掌无力，某些日常活动困难，如持物无力或不能解纽扣等。严重者大鱼际区肌肉萎缩形成猿手畸形，不能做抓、握、搓、捻等动作。

3）营养改变：手部皮肤、指甲有营养改变，桡侧 3 个半指皮肤发干、发凉、色泽改变，甚至溃疡形成等。

（2）体征：可通过腕叩诊试验和屈腕试验进行检查。

1）腕叩诊试验：用叩诊锤或手指叩击患者腕横韧带近侧缘，手部的正中神经支配区出现放射性疼痛或感觉异常，即为阳性（图 12-3-4）。

2）屈腕试验：患者将肘部置于检查台上，前臂与台面保持垂直，自由垂腕，持续 1 分钟后引起神经支配区麻木，即为阳性（图 12-3-5）。

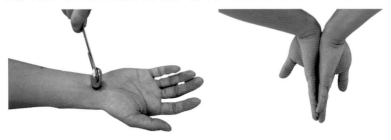

图 12-3-4　腕叩诊试验　　　　　　　图 12-3-5　屈腕试验

四、康复治疗

腕管综合征的治疗方法可以分为非手术治疗和手术治疗两大类，治疗方法取决于腕管综合征症状的严重程度。早期轻度的腕管综合征患者，当其神经没有发生失神经性损伤时，建议采取保守治疗，大多可获得良好疗效；中、重度或者神经电生理学检查提示神经损伤的腕管综合征患者应该及时接受手术治疗。

（一）总体康复目标

早期去除病因，消除炎症水肿，减轻对神经的进一步损伤，预防肌肉萎缩、挛缩畸形的发生。保守治疗通常可在 2～6 周内改善症状，并在 3 个月内达到最佳疗效。恢复期防止粘连，促进神经再生，保持肌肉质量，增强肌力和促进感觉功能恢复。

（二）物理因子治疗

可选择使用超短波疗法、中频电疗、超声疗法、半导体激光疗法、偏振光疗法等治疗（详见第三章）。

（三）腕关节支具固定治疗

应用支具固定腕关节是腕管综合征康复治疗中公认的首选方案。一般使用腕关节及掌指关节的中立位支具。支具使用时间一般不超过 2 周，可在夜间佩戴支具。

（四）药物治疗

可使用类固醇激素、非甾体抗炎药、神经营养药物、利尿剂等药物进行治疗，以减轻局部水肿、消炎止痛、营养受损神经。

（五）神经肌腱滑行训练

神经肌腱滑行训练包括两个部分：肌腱滑行练习和神经滑行练习。

1. 肌腱滑行练习

肌腱滑行练习包括以下 5 个手部的动作（图 12-3-6）。

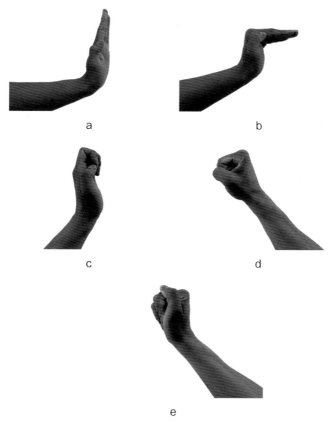

图 12-3-6　肌腱滑行练习

（1）伸直：腕关节处于中立位并伸指，手指指端指向天花板。

（2）桌面状：掌指关节屈曲90°，指间关节伸直，拇指轻靠在示指桡侧。

（3）钩状：手指弯曲成钩状指向掌心。

（4）拳状：握拳，拇指轻靠在拳头一侧。

（5）平拳状：握拳，远端指间关节伸直，拇指轻靠在拳头一侧。

2. 神经滑行练习

神经滑行练习由以下6个动作组成（图12-3-7）。

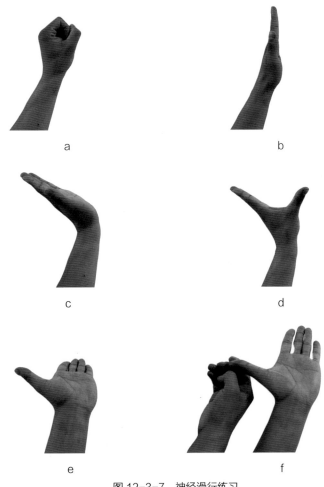

图 12-3-7　神经滑行练习

（1）腕关节处于中立位，并轻握拳（拇指置于拳头外侧）。

（2）腕关节处于中立位，并伸指。

（3）伸指、伸腕，使手呈背伸状，手指尽量并拢。

（4）保持前一个姿势，拇指外展。

（5）保持前一个姿势，前臂旋后。

（6）保持前一个姿势，使用对侧手指轻按压拇指。

训练强度以出现轻微酸胀痛感为宜，每个动作训练 15 次（每次每个动作姿势保持 5 秒）为 1 组，每天训练 1 组，每周治疗 5 天，共持续治疗 4 周。

（六）肌内效贴布疗法（图 12-3-8）

1. 贴扎方法

使用 2 条贴布：①肌内效贴布，用 1 条"Y"形贴布，锚点以腕管为中心，两端分别向前臂及手部贴扎；②腕部支持贴布，用 1 条"I"形贴布沿腕横纹掌侧包绕腕周径 2/3 贴扎。

2. 注意事项

不在贴布上施加任何拉力或仅施 10% 以下的拉力；以上贴布每 2 天更换 1 次，3 次为 1 个疗程，疗程间休息 1 天。

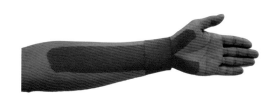

图 12-3-8　肌内效贴布疗法

（七）作业疗法

进行手部的各种主动运动训练、简单的作业治疗，增强患者手部的肌力、耐力、灵活性和协调性。

（八）感觉再训练

运用感觉再训练技术进行感觉恢复训练。先进行触觉训练，如用柔软的物体触及感觉异常区。然后是本体感觉训练，将不同物体（如钥匙、螺钉、回形针、扣子、硬币、橡皮块等）放在布袋中，让患者用手指触摸辨认。

（九）局部药物注射治疗

对轻、中度腕管综合征具有良好的短期（3个月）缓解疼痛的作用。常用的封闭治疗药物为甲泼尼龙、曲安奈德和复方倍他米松。取曲安奈德 40 mg 加 2% 盐酸利多卡因 5 ml，进行腕管内封闭治疗，在远侧腕横纹紧贴掌长肌腱或环指的延长线尺侧进针，针尖指向中指，针管与皮肤呈 30°，缓慢进入腕管约 2.5 cm，如果引起患者感觉异常，则需退出针头或调整角度，确定回抽无回血后，缓慢注入药物。注射后患侧腕关节可行轻度背伸位外固定制动 3 天。每周注射 1 次，2 ~ 3 次为 1 个疗程治疗。

（十）手术治疗

经保守治疗 2 ~ 7 周症状仍不能缓解者，考虑行手术治疗。小切口治疗和内镜下治疗是相对较好的方法，手术的目标是解除正中神经所受的卡压并预防术后产生新的卡压，有效促进受损神经恢复。

五、康复治疗中的注意事项

（1）为患者进行正确示范，确保其动作正确，动作应缓慢进行，范围逐渐增大，运动强度由小到大，次数由少到多，循序渐进，每次锻炼以患肢疼痛承受能力为度，切忌动作粗暴，以免引起新的损伤。

（2）神经松动过程中应注意安全，遵守循序渐进的原则，强调练习时以轻微的酸、胀、痛感为最大限度，避免对正中神经的过度牵拉。

（3）封闭治疗要熟知腕管解剖，注射完毕后应活动手指和腕关节，使药物均匀扩散，更好地发挥药物作用。有条件的建议在超声引导下进行。

（4）采用个体化原则，针对不同患者采用不同的手术方式，并在术后及早进行功能锻炼，加速功能恢复。

六、回归军事训练的标准

（1）临床症状和体征明显减轻或消失，例如，腕关节活动自如、疼痛症状消失，手指活动不受影响，桡侧 3 个半手指麻木、疼痛等症状消失。

（2）腕叩诊试验和屈腕试验均为阴性。

七、如何预防正中神经卡压综合征？

（1）预防重于治疗，应做好健康教育。

（2）营造健康的工作环境，通过正确的操作进行自我保护，避免长期的静态负荷，减少长期反复的、强迫性的手臂劳作，以及改变不正确的手腕放置姿势，可降低正中神经卡压综合征发生的风险。

（3）重视手部休息，常对腕部和手指进行轻柔按摩，做握拳和用力展开双手五指动作，以及腕关节掌屈、背伸运动（图12-3-9），每天做 2 ~ 3 次，每次 5 ~ 10 分钟。一旦出现手腕部症状应及时就医，早诊断、早治疗。

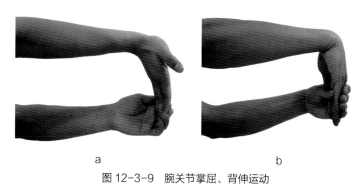

a   b

图 12-3-9　腕关节掌屈、背伸运动

（张　凯、欧阳顷）

第四节　梨状肌综合征

一、什么是梨状肌综合征？

梨状肌综合征是周围神经卡压综合征的一种。梨状肌的形状为三角形，是髋关节深层外旋肌，主要与臀部其他肌肉配合，使大腿外展、外旋。它将坐骨大孔分为上、下两孔，约90%的人的坐骨神经从梨状肌下孔穿出骨盆，约10%的人的坐骨神经从梨状肌及其上孔穿过（图12-4-1）。

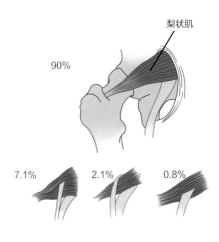

图 12-4-1　坐骨神经示意图

二、什么原因会引起梨状肌综合征？

在军事训练中长期反复做下蹲、跨越、提臀、踢腿等动作，易导致梨状肌急性损伤或慢性积累性劳损，或者梨状肌本身的解剖变异，可引起局部肌肉充血、水肿、痉挛，甚至肥厚、粘连，刺激或压迫坐骨神经而诱发本病。

三、梨状肌综合征的症状和体征

（1）症状：臀部疼痛、酸胀，严重的患者会出现患侧臀部持续性刀割样或烧灼样剧痛，伴有大腿后侧或小腿后外侧放射痛，占臀部软组织损伤的15%～25%。

（2）体征：在臀部梨状肌的解剖部位（从髂后上棘与尾骨尖之间连线的中点连接到股骨大转子，在此线的内中1/3可以摸到梨状肌的扳机点，图12-4-2中a、b、c 3点构成的三角形区域为梨状肌的臀部投影区）出现明显的深压痛，并可触及条索状硬结。梨状肌区域内及大腿后侧有疼痛，扳机点见图12-4-3。

1）直腿抬高：在60°以内疼痛明显，超过60°后疼痛减轻（图12-4-4）。

2）梨状肌紧张试验阳性：患者仰卧于检查床上，治疗师将患肢伸直抬起，在做内收内旋动作时，患侧下肢出现放射性疼痛，迅速将患肢外展外旋则疼痛缓解（图 12-4-5）。

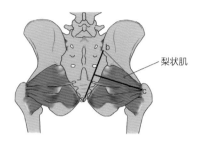

图 12-4-2 梨状肌的臀部投影区

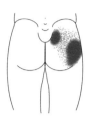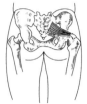

图 12-4-3 梨状肌扳机点

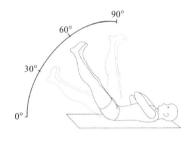

图 12-4-4 直腿抬高

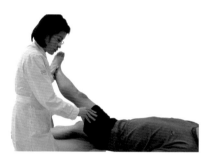

图 12-4-5 梨状肌紧张试验

3）慢性患者可出现臀肌和下肢肌肉萎缩，小腿外侧、足背的皮肤感觉减退或消失，足及趾背伸肌力减弱，踝反射减弱或消失。

4）Freiberg 征阳性：患者仰卧位，患侧髋关节被动内旋时，牵拉到梨状肌诱发坐骨神经痛（图 12-4-6）。

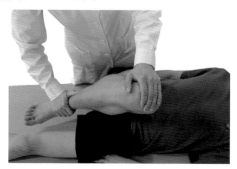

图 12-4-6 Freiberg 征阳性

四、康复治疗

早发现，早治疗，可改善患者臀部及下肢功能，防止跛行及臀中肌、臀大肌萎缩。

（一）总体康复目标

减轻梨状肌痉挛，改善相关肌群的肌力不平衡，促进神经恢复，缓解疼痛，恢复功能活动。

（二）康复方案

1. 针对病因治疗

若梨状肌综合征属继发性，查清病因及危险因素后，积极治疗，特别是对骶髂关节及腰骶椎相关疾病，进行相应处理会减轻梨状肌综合征的症状。急性发作时应休息，减少活动。

2. 物理因子治疗

选用超短波疗法、微波疗法等物理因子治疗技术改善梨状肌的炎症、肿胀等症状，改善血液循环。

冲击波疗法也较常用，具体方法为：患者取俯卧位，定位臀部梨状肌压痛点，局部涂抹耦合剂后，将体外冲击波治疗仪深部探头对准最痛处，手柄压力为中至重度，起始治疗强度为 1.8 ~ 2.0 bar，根据患者反应逐步增加到 2.5 ~ 3.5 bar，治疗频率为 10 ~ 15 Hz，每次治疗冲击次数为 1500 ~ 2000 次，每周 1 次，一般需 2 ~ 4 次治疗。

3. 药物治疗

口服非甾体抗炎药、神经营养药，如每次使用布洛芬 300 ~ 600 mg/ 次，每天 1 次；口服甲钴胺片 500 μg，每天 3 次。急性期可酌情使用糖皮质激素、神经营养类药物。

4. 运动疗法

（1）肌肉能量技术：可以促进新生细胞合成及组织的恢复，有利于消除髋部肌肉筋膜的炎症和水肿，改善肌肉紧张，常用的技术有以下两种。

1）收缩 – 放松技术：患者取仰卧位，健侧下肢自然伸直，患侧下肢屈髋不超过 60°（因为超过 60°，梨状肌则由髋外旋肌变成髋内旋肌），屈膝并将患侧足置于健侧膝关节外侧；治疗师站于患者患侧，一只手固定患者患侧髂前上棘，另一只手置于患侧膝关节，患者主动抗阻外旋等长收缩8～10秒（发力方向如图中箭头所示），重复8～10次（图12-4-7）。

2）等长收缩后放松技术：基本方法同收缩－放松技术，不同的是，患者主动抗阻等长收缩后将梨状肌拉长到下一个障碍点或疼痛处，再进行主动抗阻收缩，重复3～5次（具体方法参照第四章）。

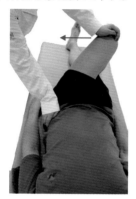

图12-4-7　收缩－放松技术

（2）坐骨神经松动术：患者仰卧、伸膝、踝背伸，治疗师站于患侧，一只手放在患侧膝部，另一只手放在足部抬高患肢，出现疼痛时令患者踝关节跖屈放松并放下患肢（图12-4-8）。为增加近端坐骨神经的额外拉力，可在直腿抬高的同时将髋关节内收。重复30次为1组，每天练习3组。

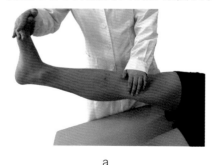
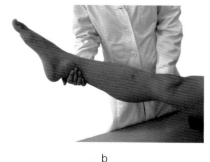

a　　　　　　　　　　　　　　b

图12-4-8　坐骨神经松动术

（3）梨状肌拉伸：梨状肌拉伸的方法很多，在坐位、俯卧位和仰卧位皆可。例如，俯卧位，将患侧的膝关节屈曲并放于身体下方，依靠自身重力下压拉伸梨状肌（图12-4-9）。拉伸维持30秒，重复3次，每天数次。

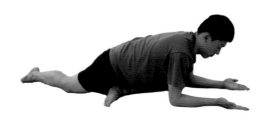

图 12-4-9　梨状肌拉伸

（4）髋关节外展训练：患者侧卧位，健侧在下，患侧下肢膝关节伸直。向外侧（上方）抬腿（图12-4-10），完成动作后维持10～15秒，每组10～20个，每次3组，每天3次。可给予弹力带、沙袋增加负荷。

（5）髋外旋训练：患者健侧卧位，双膝微屈，双足并拢不分开，患侧下肢在上，逐渐分开膝关节，缓慢做髋关节外旋动作（图12-4-11），每组10～20个，每次3组，每天3次。

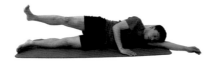

图 12-4-10　髋关节外展训练　　　　　图 12-4-11　髋外旋训练

（6）自我坐骨神经滑移术：患者取仰卧位，双手握住弹力带两端并用弹力带套住足底，带动患肢行直腿抬高，直到下肢麻木或出现放射痛（图12-4-12），停留1秒后放下。每次30个，每天3次。

（7）梨状肌松解：利用泡沫轴按压梨状肌（图12-4-13），每组持续滚动50～60秒，一次做3组，力度以酸痛能耐受为限度。

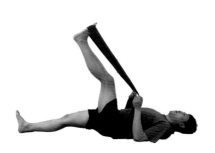

图 12-4-12　自我坐骨神经滑移术

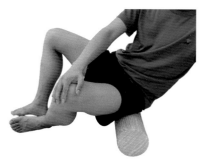

图 12-4-13　梨状肌松解

5. 局部注射治疗

（1）定点及消毒：患者取俯卧位，在其髂后上棘和尾骨尖的连线中点与股骨大转子连线的中部、内侧 1/3 处做好标记（即坐骨神经位于梨状肌下孔出口的部位），对标记处局部皮肤常规消毒。

（2）操作：用 10 ml 空针注射器抽取醋酸泼尼松龙 50 mg 加 2% 利多卡因 2ml 混合均匀，再将抽取的溶液切换至 9 号 10 cm 阻滞针，进针时针体垂直于皮肤表面，迅速刺入皮肤皮下组织层，再缓慢进针，直至到达梨状肌（如果进针过程中患者下肢突然出现放电样的感觉，则退针变换进针方向），回抽无回血后，缓慢注入药物，完成后缓慢拔针，并用力按压针孔 1 分钟以预防发生出血，治疗点给予创可贴外敷。每周 1 次，3 ~ 4 次为 1 个疗程。

6. 手术治疗

经保守治疗无效的患者，可考虑进行手术治疗，在梨状肌止点部位切断部分腱性组织，并进行坐骨神经的松解探查。

五、康复治疗中的注意事项

（1）急性期疼痛严重者应卧床休息，减少活动，以避免加重损伤。

（2）康复过程中要贯彻早期介入、综合措施、循序渐进、主动参与的原则。在被动治疗的同时，患者可配合采用拉伸练习、肌肉力量练习和髋关节功能性锻炼的运动康复手段，运动量由小到大，逐渐适应。

（3）康复过程中要根据患者的实际情况，定时评定，及时调整治疗方案和训练强度，然后，再次实施、再次评定、再次调整，如此循环，直至治疗结束。

（4）康复过程中要注意持之以恒，才能积累治疗效果，切忌操之过急或中途停止。

六、回归军事训练的标准

（1）患侧臀、大腿的疼痛消失，梨状肌局部无压痛，功能恢复正常。患侧下肢全关节活动范围活动无疼痛，牵伸下肢时患者无疼痛。

（2）进行各项军事训练活动时，患侧下肢无疼痛或麻木加重。

七、如何预防梨状肌综合征？

（1）进行髋关节外侧稳定性练习，保持正确姿势，科学施训，做好准备活动和放松活动。

（2）避免易诱发梨状肌综合征的动作，例如，久坐。一些扭转躯干的活动，如投弹、铲雪、挖土等，容易造成梨状肌拉伤，应注意劳逸结合，经常变换工作姿势，避免长时间在固定体位工作。

（3）避免在不平的地面或者山丘上训练，在军事训练、跑步或者走路时保持正确的姿势，如果感觉髋部和下肢疼痛，要立即停止活动并休息，寻找疼痛的原因。

（欧阳颀）

第五节　股外侧皮神经卡压综合征

一、什么是股外侧皮神经卡压综合征？

股外侧皮神经卡压综合征是股外侧皮神经在走行过程中，尤其是在髂腹股沟处，受到周围病变组织的牵拉、挤压，导致大腿前外侧出现疼痛、麻木、感觉异常等神经功能障碍的一种疾病，是临床常见的周围神经卡压综合征之一。

二、什么原因会引起股外侧皮神经卡压综合征?

股外侧皮神经在髂前上棘下穿过腹股沟韧带时，由水平位骤然转变为垂直位下降进入股骨前侧，这种解剖学特点使股外侧皮神经在腹股沟区经过髂前上棘内侧时最易被卡压（图12-5-1 红圈所示）。此外，由于股外侧皮神经在穿过缝匠肌、阔筋膜张肌处位置表浅，也容易遭受直接外力，从而导致损伤。

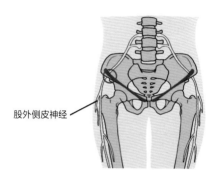

股外侧皮神经

图 12-5-1　股外侧皮神经卡压

在队列、行军训练中，长时间站立、反复屈伸髋关节，以及腰带过紧等因素，易使股外侧皮神经在其走行过程中受到持续性牵拉、摩擦、挤压等，造成局部组织水肿、瘢痕形成、肌肉筋膜鞘管增厚，引起神经卡压。

三、股外侧皮神经卡压综合征的症状和体征

（1）症状：有明显不良姿势或习惯使用低腰带者，常为慢性或亚急性发病。主要表现为患侧大腿前外侧麻木、疼痛，有时伴针刺或烧灼感。站立、平躺、行走或后伸髋关节牵拉股外侧皮神经时，症状加重；松解腰带或屈髋位休息时症状可缓解。

（2）体征：患侧大腿前外侧较健侧感觉减退、迟钝（图12-5-2），股四头肌的肌力和腱反射正常，长期的股外侧皮神经卡压常可引起股四头肌的萎缩。患侧髂前上棘内侧或内下方有压痛或可触及条索状物，压迫时可引起大腿外侧麻木、疼痛，股前外侧感觉减退或过敏。

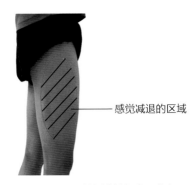

图 12-5-2　股外侧皮神经卡压体征

四、康复治疗

无论病情轻重，都应首选非手术治疗，只要诊断明确、及时治疗，本病预后良好。病程长、经保守治疗无效或痛苦较重的患者，可考虑手术治疗。

（一）总体康复目标

去除病因，解除和改善外界环境因素导致的神经卡压状态，消除神经的炎症和水肿，促进受损神经功能的恢复。

（二）康复方案

1. 药物治疗

发病早期应用非甾体抗炎药、神经营养药可使症状减轻，甚至完全消失。

2. 物理因子治疗

可酌情选择使用超短波、红外线照射、半导体激光等物理因子治疗，改善局部血液循环、消炎止痛、促进神经功能恢复。

3. 运动疗法

（1）神经复位手法：患者坐于椅子上，两腿与肩同宽，治疗师先用拇指触摸患侧髂前上棘内下方，可触及滚动或突起的索状物，用力压可引起大腿前外侧麻木、疼痛。然后，在其附近仔细触寻浅浅的沟痕，将索状物轻轻推回原位。复位后继续沿股外侧皮神经走行方向轻压按揉皮损区。

（2）股外侧皮神经松动术（图 12-5-3）：患者侧卧屈背，患侧在下，双手抱紧膝关节呈屈髋屈膝位，治疗师立于其后侧，一只手从上方维持其骨盆稳定，另一只手扶着其下方膝部（屈膝），患者向后伸展髋关节至发紧的位置，然后使髋被动内收、屈膝。每次治疗时间为 30 ~ 60 秒，每组重复 30 次，每天进行 2 ~ 3 组。

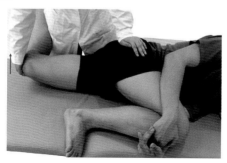

图 12-5-3　股外侧皮神经松动术

（3）局部自我松解：可用网球或筋膜球在髂前上棘内侧、下方的局部压痛点或条索状隆起处行局部松解治疗。

（4）股外侧皮神经自我神经滑动术：患者取俯卧位，患侧膝关节屈曲，对侧手使患侧髋关节内收，每组 30 次，每天 3 组。

4. 局部注射治疗

（1）股外侧皮神经阻滞：推荐使用 0.25% 利多卡因、维生素 B_{12} 0.25 mg、曲安奈德 3 mg 配成 10 ~ 15 ml 的混合溶液。以髂前上棘为中心，常规碘伏消毒注射区，从髂前上棘向内下 1 ~ 2 cm 进针，以 40° ~ 60° 的角度穿刺。沿着髂前上棘并平行于髂骨表面向尾端缓慢滑动，针尖并非贴到髂骨骨面，而是位于髂骨之上的髂肌表面，直至感觉到明显的突破感，此处即髂筋膜，立即固定针头。回抽无血后注射。有条件可行超声引导下注射治疗。

（2）神经水分离术：一种在高分辨率超声引导下向神经和周围组织之间注入液体，扩大组织间隙，形成神经周围液体平面，从而治疗外周神经卡压的技术。抽取 10 ~ 15 ml 生理盐水或 5% 的葡萄糖溶液，或糖皮质激素、局麻药，于患侧腹股沟韧带下方 2 cm 处股外侧皮神经的正中点进针，在超声引导下识别阔筋膜张肌和缝匠肌，找到股外侧皮神经，在穿刺针即将遇到神经之前，开始注入液体，边注射边推进，使其周围注满液体，进行水分离。每周 1 次，一般连续 4 次。

5. 手术治疗

病程较久、压迫与粘连较重者，经保守治疗无效可行手术松解。术前首先应确定神经受压部位，找出病因，去除致压因素，注意多方探查，不可遗漏神经多处卡压。

五、康复治疗中的注意事项

（1）股外侧皮神经阻滞存在感染、出血、血管内注射、局麻药中毒以及神经损伤的可能。由于股外侧皮神经骨盆出口存在变异，建议进针点选择叩痛最显著处，深度以进针时诱发麻痛为准。在有条件的情况下，尽量采用超声引导下注射。

（2）相对于神经阻滞，神经水分离术作用更持久，药物的选择更多样，急性期疼痛一般选择激素加局麻药，慢性恢复期选用葡萄糖溶液。

（3）康复过程中要注意循序渐进地进行功能训练，加强髋部肌肉力量练习，提高髋关节的柔韧性以及加强受累肌肉或肌群的肌力耐力训练。

六、回归军事训练的标准

（1）患侧大腿前外侧疼痛、麻木、感觉异常等症状消失。

（2）髂前上棘内下方压痛和皮损区局部触痛消失。

七、如何预防股外侧皮神经卡压综合征？

（1）调整活动方式，减少不必要的反复屈伸髋关节的活动。

（2）军事训练中减少负重前行，不穿过紧的裤装，避免腰带位置过低、过紧。

（3）改变不良姿势，避免腰椎长时间侧弯或髋关节长时间过度屈曲，避免长时间站立，若有不适，及时降低训练量，甚至暂时停训。症状重者卧床休息，减少髋关节活动，以减轻对股外侧皮神经的刺激。

（欧阳顺）

第十三章　脊髓损伤康复

　　脊髓损伤（spinal cord injury，SCI）是各种原因引起的脊髓结构、功能的损伤，造成损伤平面以下脊髓功能（运动、感觉、括约肌及反射功能）障碍的疾病。脊髓损伤可分为外伤性和非外伤性。非外伤性脊髓损伤主要由脊柱、脊髓的病变（肿瘤、炎症、结核等）引起，约占脊髓损伤的 30%；外伤性脊髓损伤由交通事故、运动损伤、高处坠落等外伤引起。及时诊断、治疗，尽早康复，可明显减轻脊髓损伤程度，改善功能和日常生活活动能力，提高患者的生活质量。因此，正确掌握脊髓损伤的处理原则和积极开展康复治疗具有重要意义。

第一节　脊髓损伤的评估

　　根据损伤的节段，可分为四肢瘫和截瘫。在临床上多使用脊髓损伤分级来描述脊髓损伤患者的损伤程度。ASIA 评估是目前应用最广泛的脊髓损伤评估方法，由美国脊髓损伤协会（American Spinal Injury Association，ASIA）监制，全称为脊髓损伤神经分类标准（standard for neurological classification of spinal cord injury）。其内容包含皮区检查、肌区检查、反射检查以及骶尾区检查。

　　脊髓神经解剖结构的节段性特点决定了脊髓损伤的节段性表现。脊髓损伤后，损伤平面以下的运动、感觉、反射、括约肌和自主神经功能会受到不同程度的损伤。脊髓损伤平面是确定患者康复目标的主要依据。对于完全性脊髓损伤的患者，脊髓损伤平面一旦确定，其康复目标也可以基本确定了。对于不完全性脊髓损伤的患者，脊髓损伤平面及损伤平面以下的残存功能水平是确定其康复目标的依据。脊髓损伤平面的确定对选择康复治疗方法、制订护理方案和评价疗效有着重要意义。

一、运动损伤平面的检查及确定

　　人体左、右各有 10 组关键肌，根据徒手肌力检查（MMT）肌力评分法，按照肌力 0 ~ 5 级评估每组关键肌，正常运动功能的总评分为 100 分，以肌力 3 级或以上的分级最低的脊髓神经节段（其平面以上肌肉的肌力均为正常）为运动损伤平面。因为难以直接评估 T2 ~ L1 的运动功能，故以感觉平面代表其运动损伤平面。运动损伤平面在左、右侧可不同。ASIA 脊髓损伤神经学分类标准见表 13-1-1。

表 13-1-1　ASIA 脊髓损伤神经学分类标准

	部位	针刺觉		轻触觉		部位	针刺觉		轻触觉	
		左	右	左	右		左	右	左	右
感觉评价	C2：枕骨粗隆					T8：第 8 肋间				
	C3：锁骨上窝					T9：第 9 肋间				
	C4：肩锁关节的顶部					T10：第 10 肋间（平脐）				
	C5：肘前窝桡侧面					T11：第 11 肋间				
	C6：拇指近节背面皮肤					T12：腹股沟韧带中点				
	C7：中指近节背面皮肤					L1：T12 ~ L2 中点				
	C8：小指近节背面皮肤					L2：大腿前中部				
	T1：肘前窝尺侧面					L3：股骨内侧髁				
	T2：腋窝顶部					L4：内踝				
	T3：第 3 肋间					L5：足背第三跖趾关节				
	T4：第 4 肋间（乳头连线）					S1：足跟外侧				
	T5：第 5 肋间					S2：腘窝中点				
	T6：第 6 肋间（平剑突）					S3：坐骨结节				
	T7：第 7 肋间					S4 ~ S5：肛周区				

续表

	部位	左	右	部位	左	右
运动评价	C5：肘屈肌 肱二头肌、肱肌			L2：髋屈肌 髂腰肌		
	C6：腕伸肌 桡侧腕长、短伸肌			L3：膝伸肌 股四头肌		
	C7：肘伸肌 肱三头肌			L4：踝背伸肌 胫骨前肌		
	C8：中指屈肌 指屈深肌			L5：踇长伸肌		
	T1：小指外展肌			S1：踝跖屈肌 腓肠肌、比目鱼肌		

感觉等级：0，感觉缺失；1，感觉改变；2，感觉正常；NT，无法检查。全身分为 28 个皮节的感觉关键点，左右两侧分别检查针刺觉及轻触觉。

运动等级：肌力分为 0 ~ 5 级。0，完全瘫痪；1，可触及肌肉收缩；2，可主动活动关节，不能对抗重力；3，可对抗重力行全关节主动活动，但不能对抗阻力；4，可对抗中度阻力行全关节主动活动；5，完全正常。检查全身左右两侧共 20 块肌肉。

二、感觉损伤平面的检查及确定

感觉损伤平面依据 ASIA 标准规定的 28 个皮节的感觉关键点来确定。每个关键点要检查 2 种感觉：轻触觉和针刺觉（锐/钝区分）。每个关键点的轻触觉和针刺觉分别以面颊部的正常感觉作为参照，按 3 个等级评分：0= 感觉缺失；1= 感觉改变（感觉受损或部分感知，包括感觉过敏）；2= 感觉正常或完整（与面颊部感觉类似）；NT= 无法检查。正常感觉功能的总评分为 224 分。具体评分见表 13-1-1。感觉损伤平面是脊髓损伤患者保持正常感觉功能的最低脊髓节段。

三、脊髓损伤程度的确定（ASIA 脊髓损伤分级）

脊髓损伤程度一般根据鞍区功能保留程度分为神经学上的完全性损伤和不完全性损伤。鞍区保留指脊髓最低段骶节（S4 ~ S5）支配区，即肛门皮肤黏膜交界区存在轻触觉或针刺觉；或存在肛门深压觉；或存在肛门括约肌自主收缩。鞍区保留不存在，定义为完全性损伤；而鞍区保留存在，定义为不完全性损伤。

ASIA 损伤程度分级如下。

A = 完全性损伤。鞍区 S4 ~ S5 无任何感觉或运动功能保留。

B = 不完全性损伤。神经平面以下（包括鞍区 S4 ~ S5）无运动功能但有感觉功能保留，且身体任何一侧运动平面以下无 3 个节段以上的运动功能保留。

C = 不完全性损伤。神经平面以下有运动功能保留，且单个神经损伤平面以下超过一半的关键肌的肌力小于 3 级（0 ~ 2 级）。

D = 不完全性损伤。神经平面以下有运动功能保留，且单个神经损伤平面以下超过一半的关键肌的肌力大于或等于 3 级。

E = 正常。所有节段的感觉和运动功能均正常。

四、脊髓损伤患者的功能性预后

（一）完全性脊髓损伤患者的功能性预后

脊髓损伤平面是预测完全性损伤患者功能性预后的最佳依据（表 13-1-2），但不能用于预测不完全性损伤患者的功能预后。

（二）不完全性脊髓损伤患者的功能预后

不完全性脊髓损伤患者的功能恢复潜力主要取决于其残存功能水平及神经恢复情况。当残存的仅有感觉功能（ASIA B）或损伤平面以下有少许自主性运动功能（ASIA C）时，其功能性恢复潜力实质上与相同损伤平面的完全性脊髓损伤（ASIA A）患者是一样的。当有明显的运动功能残留或躯干及四肢功能恢复较多（ASIA D 或 ASIA E）时，则可达到更高的功能独立性。

表 13-1-2 脊髓完全性损伤的典型功能性预后

神经损伤部位	床上技能	转移能力	轮椅使用能力	行走能力
C1 ~ C4	需要完全帮助	需要完全帮助	电动轮椅：可用头、下颌、嘴巴、呼吸独立控制轮椅前进。可使用电动装置使轮椅倾斜而释放压力 手动轮椅：需要完全帮助	无法进行功能性步行
C5	需要部分帮助	需要完全帮助	电动轮椅：可独立使用手控轮椅前进。可使用电动装置使轮椅倾斜和（或）后躺而释放压力 手动轮椅：在家里没铺地毯的地板需要少量帮助，在外面需要部分或完全帮助	无法进行功能性步行
C6	需要部分帮助	等高转移：少量帮助即可独立；不等高转移：需要部分或完全帮助	电动轮椅：可独立用手控轮椅前进。可使用电动装置使轮椅倾斜和（或）后躺而释放压力，或不使用任何装置就可以释放压力 手动轮椅：在家中可独立，在外需要部分或完全帮助	无法进行功能性步行
C7 ~ C8	少量帮助即可独立	等高转移：独立；不等高转移：少量帮助即可独立	手动轮椅：在家或在外平坦地面不需要帮助，非平坦地面需要部分帮助	无法进行功能性步行
T1 ~ T9	独立	等高转移：独立；不等高转移：独立	手动轮椅：在家或在外的等高/不等高地面可独立	非典型的功能性步行
T10 ~ L1	独立	等高转移：独立；不等高转移：独立	手动轮椅：在家或在外的等高/不等高地面可独立	使用辅具（膝踝足支具、拐杖或助行器）可完成他人帮助下的步行或独立完成功能性步行
L2 ~ S5	独立	等高转移：独立；不等高转移：独立	手动轮椅：在家或在外的等高/不等高地面可独立	使用辅具（踝足支具、前臂拐和手杖）可完成他人帮助下的步行或独立完成功能性步行

注：引自林光华.脊髓损伤的功能性复健：物理治疗的理论与实务指引[M].台北：合记图书出版社，2014.

（李　军、贾子善）

第二节 脊髓损伤的康复治疗

康复治疗是脊髓损伤综合治疗策略的重要组成部分，也是改善脊髓损伤患者运动功能、提高其生活质量、回归家庭及社会必不可少的方法。脊髓损伤的康复分为急性期康复治疗及恢复期康复治疗。

一、急性期康复治疗

根据康复评定结果制定康复基本目标后，应参考患者各方面的情况（例如，年龄、伤后时间及脊柱稳定性、有无复合伤和并发症等）和预计康复时间制订康复治疗计划，即制定阶段性康复目标和阶段性康复治疗方案。以下是急性脊髓损伤的基本康复程序。

（一）急性不稳定期

伤后第 1 ~ 4 周，脊柱或病情尚不稳定。此期的临床治疗主要是通过药物治疗和手术治疗原发病，恢复脊柱的稳定性、减少脊髓的进一步损伤，促进脊髓神经功能恢复。康复治疗主要是防治并发症，例如，通过床上（床边）的关节活动度训练、肌力训练、呼吸训练、床头抬高训练、间歇导尿和膀胱训练、体位变换及康复护理等，预防肺部感染、泌尿系统感染、压疮、关节挛缩、深静脉血栓、直立性低血压、便秘等。

（二）急性稳定期

伤后第 5 ~ 8 周，脊柱或病情基本稳定。在继续必要的药物治疗、佩戴支具的基础上，离床进入物理治疗（physical therapy，PT）、作业治疗（occupational therapy，OT）康复训练室开始训练。常用训练包括关节活动度训练、肌力训练、呼吸训练、翻身起坐训练、斜台站立训练、坐位平衡训练及手功能训练等。康复护理中加强指导患者的膀胱直肠功能训练和日常生活活动（ADL）训练。

（三）恢复前期

伤后第 9 周 ~ 3 个月。继续进入 PT、OT 康复训练室进行训练。常用训练包括关节活动度训练、肌力训练、坐位平衡训练及手功能训练，逐步进行站立训练、移乘训练和轮椅训练或平行杠内步行训练等。康复护理中要尽量鼓励患者独立进行日常生活活动。

二、恢复期康复治疗

患者生命体征平稳、骨折部位稳定、神经损伤或压迫症状稳定、呼吸平稳后可进入恢复期康复治疗。

脊髓损伤患者恢复期的主要康复目标是最大限度地恢复功能独立。维持功能独立需要的技能包括床上活动、转移、轮椅使用、步行等。对于无法实现独立生活的患者，治疗师需要对其家属或照护人员进行宣教、培训，以便其正确地帮助患者完成日常生活活动。

此期要继续通过预防性康复手段预防并发症，进行大量的功能性训练，最大限度地恢复独立生活能力。要充分考虑康复活动对脊柱稳定性的影响，避免引起或加重脊柱失稳或神经损伤。当颈椎不稳定时，应谨慎进行肩关节活动以免对颈椎产生压力，颈椎未固定前应避免肩关节屈曲或外展超过 90°，以及避免肩部肌群的强力收缩。当腰椎不稳定时，应避免髋部肌肉的强力收缩；谨慎进行髋关节活动，避免髋关节屈曲大于 90°，进行被动直腿抬高训练时也要限制角度，避免骨盆倾斜。

（一）运动功能训练

康复的核心是功能性康复，而功能性康复的目标是最佳化患者的活动能力及生活参与度。在康复过程中，患者需利用残存功能学会自己所需动作的技巧，学会使用适当辅具提升自己的日常生活活动能力。

功能独立性可以由代偿和（或）重建的方式来获得。当自主运动功能完全丧失（ASIA A 或 B）时，功能独立性只能靠代偿来完成，这时康复强调的是获得新的动作技巧（代偿策略）。残留自主运动功能（ASIA C 或 D）的患者有重新学习更多正常运动模式的潜力。因此，康复应注重重建正常动作，尽量减少代偿动作的使用。

1. 功能性垫上 / 床上训练

功能性垫上 / 床上技能包括翻身、变换至坐姿、垫上 / 床上移动、维持无支撑的坐姿以及控制下肢等基本生活技能。在康复过程中患者需要学会利用代偿策略来执行床上技能，例如，肌肉代偿、动量以及头－臀关系。不完全性损伤的患者可以使用的代偿策略将依据受伤节段以下保留或恢复的动作残存程度而定。

（1）翻身训练：翻身是一项重要的生存技巧，可以用于床上的体位变换、减压以及帮助穿脱衣裤，翻身也是完成卧 – 坐位转换的必备技巧。

1）无辅助设施下翻身：在无辅助设施的情况下，从平卧位翻身至侧卧位时，损伤节段较高的完全性损伤患者（特别是 C5 ～ C6 平面损伤）需要利用头部及手臂动作产生的动量来移动身体。患者必须先用力地向一侧挥动头及手臂，接着再往另一侧挥动，其躯干随每一次挥动而摇动，从平躺的姿势慢慢往甩动的方向滚动，这一系列动作可建立使其翻身的动量（图 13-2-1）。

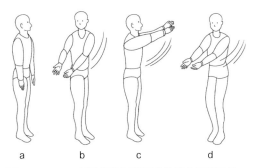

图 13-2-1　无辅助设施下从平卧位翻身至侧卧位

2）借助辅助设施翻身：辅助用具可为床栏、扶手等，将一侧上肢固定于转向侧，另一侧上肢向转向侧摆动，头、躯干协同摆动即可达到目的（图 13-2-2）。

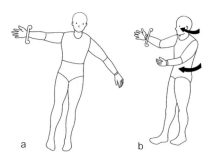

图 13-2-2　借助辅助设施从平卧位翻身至侧卧位

（2）坐位与卧 – 坐位转换训练：实现独立长坐位和端坐位并稳定地维持躯干平衡对于脊髓损伤患者的日常生活活动有重要意义。患者只有获得了这些技能才能实现穿衣、转移、坐轮椅等功能活动。

1）脊髓损伤患者坐位：在进行长坐位之前需要对患者的腘绳肌进行牵伸，并使其能够做到直腿抬高100°，如果患者无法做到，那么在长坐位时很容易因为腘绳肌张力升高引起髋关节后伸而身体后仰，此时患者可能会通过代偿性腰椎前屈勉强实现长坐位。腘绳肌张力升高引起的骨盆后倾会使患者坐在骶骨之上，此时腰椎和骶骨之间的软组织要承受很大的张力。不同损伤平面的患者采取的坐位姿势截然不同，下胸段及腰段损伤的患者可以实现直立坐位，而上胸段及下颈段损伤的患者需要采取前倾坐位。

2）脊髓损伤患者卧－坐位转换：两种基本方式能够帮助患者实现卧－坐位转换。一种方式是从肘支撑仰卧位过渡到坐位，使用这种方式的患者先进入肘支撑位，然后在两肘之间进行重心转移，当重心转移至一侧肘关节时，患者快速地将另一侧上肢后移并逐渐伸直，两侧交替进行直至过渡到坐位（图13-2-3）。另一种方式是患者先进入肘支撑俯卧位，然后肘关节向一侧下肢移动，在肘下行过程中躯干逐渐屈曲、旋转并靠近一侧下肢，然后用上侧上肢勾住膝关节，通过屈肘将身体拉起，实现坐位（图13-2-4）。

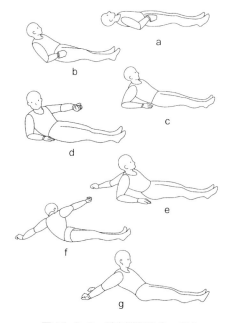

图 13-2-3　肘支撑仰卧位－坐位

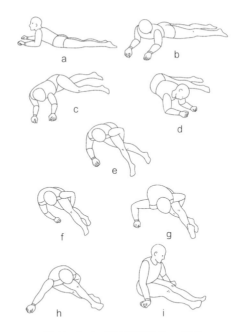

图 13-2-4　肘支撑俯卧位 – 坐位

2. 转移训练

转移技能对于脊髓损伤患者的功能独立具有极重要的意义。独立转移技能可以为患者的日常生活提供更多的便利，使患者能够独立地从床转移至轮椅、从轮椅转移至坐便器等。

（1）无辅助器具转移：患者弯腰低头向下，向床的反向摆动，一只手撑床，另一只手撑轮椅（刹住手刹），提起臀部向床移动（图 13-2-5）。

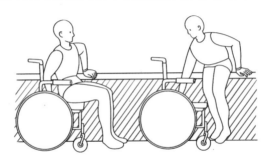

图 13-2-5　无辅助器具转移

（2）等高转移：等高转移是在两个相同高度的支撑面之间转移。等高转移主要利用双上肢的支撑使臀部抬离支撑面，然后利用头 - 臀关系将臀部移至另一个支撑面。

（3）非等高转移：非等高转移是在两个不同高度的支撑面之间进行转移。相对于等高转移，非等高转移要求患者有更强大的肌肉力量、更完善的技能。

1）轮椅 - 低支撑面转移：将一侧上肢置于侧前方的支撑面上，两侧躯干前倾，将重心转移至该侧上肢，然后通过头颈、上躯干的扭动移动臀部实现转移。

2）轮椅 - 高支撑面转移：在患者的家居环境中，很多时候床高于轮椅。在这种转移中首先需要将轮椅尽可能靠近高支撑面放置，患者一侧上肢置于侧前方的支撑面上，另一侧上肢放于轮椅坐垫或扶手上（取决于两者高度差，高度差较大的选择扶手），患者躯干向侧前方倾斜，将重心移向高支撑面侧上肢。转移时，放于轮椅坐垫或扶手上的上肢用力下推，同时颈、上躯干用力且快速向下扭转，尽可能高地将臀部抬离轮椅，实现转移（图 13-2-6）。

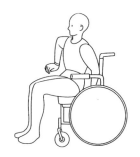 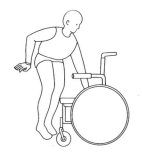

a. 起始位置　　　　　　　b. 臀部抬至较高平面

图 13-2-6　轮椅 - 高支撑面转移

3. 步行训练

功能性步行是实现独立日常生活的基本技能，脊髓损伤患者最关心的问题往往是能否重新获得步行能力。步行训练受到很多因素的影响，例如，患者是否具备足够的肌肉力量、关节活动度、良好的躯体对线和身体耐力。

（1）坐 - 站转移：患者可以利用轮椅在平行杆中进行坐 - 站转移训练。在站起之前，需要移动躯干至轮椅坐垫前缘、解锁矫形器。患者可以在平行杆的支撑下，利用双上肢及头颈、上躯干的摆动站起。

（2）站立平衡：站立平衡是进行步行训练的基础，在进行步行训练之前，患者需要掌握维持躯干直立姿势的能力。脊髓损伤患者双下肢瘫痪，可利用膝踝足矫形器帮助其控制膝关节和踝关节。若要维持站立平衡，患者需要控制髋关节。在缺失髋周肌肉主动收缩的情况下，患者可以通过头颈后仰、肩胛骨内收下沉、骨盆前倾、髋关节过伸，使躯体的重力线从髋关节后方通过，保证髋关节的稳定（图 13-2-7）。

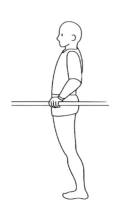

图 13-2-7　重力线通过髋关节后方维持站立平衡

（3）其他：以下是几种不同的步行训练方法。

1）四点步态的训练：患者取持双拐平衡站姿。先将左侧拐杖向前移动，重心转移至双拐和左足上；然后低头扭向左侧，通过提髋提起右腿，像钟摆一样向前摆动并落地；随后重心转移至左拐和双足上，把右拐提到前面；最后重心转移至双拐和右足上，左腿摆向前（图 13-2-8）。重复上述动作即完成步行。

2）摆至步态的训练：患者取持双拐平衡站姿。先将双拐前置；然后通过伸肘、压低和伸展肩胛骨、低头等动作来提起骨盆和双腿；随后双腿摆至而不摆过双拐，重新建立平衡站姿；最后拐杖迅速前置，以获得更大的稳定性（图 13-2-9）。摆至步态相对摆过步态来说，消耗能量少，摔倒的风险小。

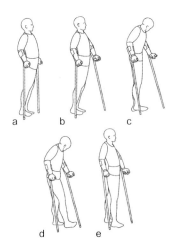

图 13-2-8　四点步态

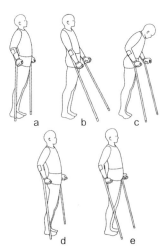

图 13-2-9　摆至步态

3）摆过步态的训练：患者取持双拐平衡站姿。先将双拐前置；随后通过伸肘、压低和伸展肩胛骨、低头等动作来提起骨盆和双腿；然后，立即把腿如钟摆一样向前摆动并摆过双拐，足跟着地；最后通过抬头、收缩肩胛骨和推动骨盆向前，重新取得平衡站姿（图13-2-10）。

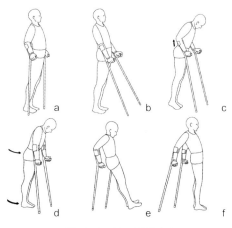

图 13-2-10　摆过步态

4. 使用双拐上、下台阶的训练

（1）上台阶的训练：患者取持双拐平衡站姿，足尖位于台阶边缘；然后把双拐置于台阶上；通过伸肘、压低肩胛骨、身体前倾，依靠拐杖，把双足提到台阶上；最后通过向后摆头和内收肩胛骨来推动骨盆向前，取得新的平衡（图13-2-11）。

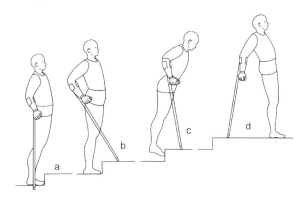

图 13-2-11　上台阶的训练

（2）下台阶的训练：患者将双拐置于台阶边缘平衡站立；然后摆过步，双足落到下一级台阶上；最后通过向后仰头和内收肩胛骨来推动骨盆向前，取得新的平衡（图13-2-12）。

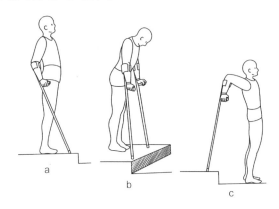

图 13-2-12　下台阶训练

（二）作业治疗

不同损伤平面的患者的治疗方案和结果极不相同。以下是不同损伤平面的完全性脊髓损伤患者的上肢与手功能的治疗重点。

（1）C1～C4节段高位四肢瘫痪患者：帮助患者选择特殊化的、复杂的设备以维持生命，实现移动和最基本的日常生活活动能力，训练他们使用口棒，以完成翻页、绘制、打字、绘画、操作键盘等活动。

（2）C5节段的四肢瘫痪患者：让患者借助可以移动的上肢支持装置，完成驱动轮椅、进食、梳洗、刷牙和桌面上的活动（如写字、简单煮食等）。

（3）C6～C7节段四肢瘫痪患者：患者可以通过腕部主动伸展，利用肌腱反应，完成拾取、抓握和操控重量较轻物品的活动，可驱动手动轮椅。

（4）C8节段脊髓损伤患者：C8节段完全性骨髓损伤患者能够采用钩状抓握方式完成抓取动作。

（5）T10节段及以下脊髓损伤患者：相较于高平面损伤，患者可更容易、更快速地获得技能。

（三）职业康复

脊髓损伤患者中有相当一部分人仅存在下肢步行问题，部分或大部分人的手部功能得以保留，因此享有平等的就业机会也成为很多脊髓损伤患者的期望。在脊髓损伤的康复领域，职业康复的工作内容包括以下方面。

（1）工作能力评估：针对疾病本身情况、功能性能力、工作分析、工作场所、环境及人体工效学进行评估。

（2）工作强化：包括身体能力训练及工作协调、社会心理适应、工作模拟训练、职务再设计、工作环境改造。

（3）技能再培训：例如，电脑技能培训、手工技能培训、专业技能培训、独立生活技巧训练等。

（4）渐进式复工计划及工作尝试。

（5）再就业服务。

（四）生活环境改造

对于脊髓损伤患者而言，生活环境的改造主要可以分为两个方面：转移方面和操作方面。转移方面主要涉及借助轮椅等进行转移的过程中需要经过的空间环境内的设施，例如，通道、斜坡、电梯与楼梯、出入口以及停放轮椅的空间。操作方面通常涉及脊髓损伤患者在完成日常作业项目时其躯体所处的相对固定的空间环境内的设施，例如，坐便器、洗手池和淋浴器等。

（李　军、贾子善）

第十四章 康复治疗新技术

本章主要介绍康复治疗中的新技术，包括富血小板血浆注射技术和肌内效贴布贴扎技术。

第一节 富血小板血浆注射技术

一、基本概念

富血小板血浆（platelet rich plasma，PRP）是通过离心的方法从自体新鲜血液中获取的血小板浓缩物。

富血小板血浆注射技术是将富含多种生长因子的血小板浓缩物注射回患者体内，从而促进组织中细胞和基质的再生，可促进创伤愈合等。该技术的应用已由局部口腔及上颌手术后修复，逐渐扩展到骨科、整形美容科、眼科等相关领域，成为研究的热点。

二、富血小板血浆的制备及激活

1. 手工分离法

手工分离法又称密度梯度离心法，指在无菌条件下采集自体抗凝血后进行离心。离心后，各种成分根据比重（密度梯度）可分为3层：血浆层（上层）、白细胞和血小板层（中间层）、红细胞层（下层）。去除上层和下层，留取中间层后混合均匀即制得富血小板血浆。手工提取富血小板血浆按制备程序可分为一次离心法、二次离心法和三次离心法。一次离心法血小板的回收率不足，生长因子的浓度也相对较低；三次离心法操作复杂且血小板回收率不足；二次离心法的富血小板血浆的提取率最高，故临床上应用最为广泛。

2. 全自动法

全自动法又称血浆分离置换法，指利用多功能医用血成分自动分离设备采集并浓缩血小板，从而得到富血小板血浆，而其余成分（如红细胞、血浆等）则回输至患者体内。该方法可将白细胞尽可能地从血小板中分离出去，从而确保制备的血小板的浓度和纯度较高。相对手工操作而言，全自动法能快速提取富血小板血浆，富血小板血浆的浓度也会相对稳定，且不同制备系统制备的富血小板血浆的差别不大。但该设备系统价格相对昂贵，操作技术要求较高，限制了全自动法制备富血小板血浆在临床上的广泛应用。

3. 富血小板血浆的激活

富血小板血浆根据应用形式可分为未激活的富血小板血浆和激活后的富血小板血浆（后者包括富血小板血浆凝胶和富血小板血浆释放物）。未激活的富血小板血浆中生长因子的释放量较少，激活后的富血小板血浆中生长因子的释放量明显增加。由于人体内有内源性促凝血酶原激酶，故富血小板血浆应用于人体时，是否需体外激活尚存争议。目前有多种激活富血小板血浆的方法，例如，通过添加凝血酶、钙剂（多为氯化钙）、壳聚糖和巴曲酶等多种方式活化，其中，添加氯化钙和凝血酶是最常见的方式。不同的富血小板血浆活化方式，对生长因子的浓度的影响不同。

三、治疗原理

富血小板血浆中含血小板、白细胞和红细胞等成分。

（1）高浓度的血小板是富血小板血浆中的主要成分，其主要作用为参与止血、组织修复及炎症反应等生理病理过程。富血小板血浆中的血小板被激活后，通过脱颗粒释放出大量生长因子及细胞因子，与修复细胞膜受体偶联后，诱导细胞内基因的表达，合成组织修复和再生过程中所需的蛋白质，促进各种组织的修复与再生。血小板在激活过程中，纤维蛋白原转变成纤维蛋白，其主要作用为通过黏附反应参与凝血过程、收缩创面，并为细胞增殖提供三维空间结构，有利于生长因子的分泌和组织修复，从而形成良性修复的正反馈循环。

但血小板浓度与其相应的生物学效应并不成比例，血小板浓度过高或过低均不利于组织愈合，故需将血小板浓度控制在一定的范围内。有学者提出血小板的最佳浓度为全血血小板生理浓度的 3 ~ 8 倍。此外，不同的组织愈合或不同的疾病种类对血小板的需求也存在差异，需根据不同的临床应用制备适宜浓度的血小板。

（2）根据白细胞含量的不同，可将富血小板血浆分为富白细胞的富血小板血浆与贫白细胞的富血小板血浆。

目前，富血小板血浆中白细胞的作用仍然存有一定的争议。白细胞可吞噬病原体，具有抗感染及清除坏死组织的能力，在免疫应答过程中发挥着重要作用。例如，中性粒细胞可在炎症因子的趋化作用下吞噬细菌，通过产生大量过氧化物和超氧化物杀灭病原体；单核细胞可通过释放白细胞介素、细胞毒素及干扰素增强抗感染能力；巨噬细胞可以清除局部坏死组织，促使受损细胞循环再利用，加快组织的修复。但有研究认为，白细胞可能会加剧炎症反应，白细胞（尤其是中性粒细胞）产生的促分解因子（如白细胞介素 -1β、肿瘤坏死因子 $-\alpha$、基质金属蛋白酶等）会加速肌腱细胞、软骨细胞的凋亡，故富白细胞的富血小板血浆不适用于慢性退行性关节炎和肌腱病的治疗。但在修复骨与软组织损伤，尤其是存在感染的情况下，建议应用富白细胞的富血小板血浆。

（3）富血小板血浆中通常含有少量的红细胞。红细胞的主要功能是运送氧气、二氧化碳和一氧化氮，其携带的氧气有利于组织修复。

四、适应证

（1）难愈合的创面修复、压疮。

（2）骨关节炎保守治疗或术后康复。其中膝关节骨性关节炎是最常见的慢性退行性疾病之一，严重影响患者的生活质量。有研究显示，与皮质类固醇相比，富血小板血浆单次注射可明显减轻膝关节骨性关节炎患者的疼痛（2 ~ 3 级），提高患者的生活质量。

（3）肌腱病。肌腱为束状、平行排列的纤维结构，血液供应较少，一旦受损，难以愈合。肌腱撕裂或断裂后，往往通过瘢痕组织修复，但无法重建良好的力学结构，再次断裂的发生率较高。目前常见的肌腱病包括肩袖损伤、肱骨外上髁炎、腕管综合征、髌腱炎、跟腱炎等。近年来，富血小板血浆已被越来越多地应用于肌腱病的治疗。

（4）其他。例如，骨折后骨不连、疲劳骨折不愈合以及颞下颌关节骨性关节炎中的应用。但很少有研究涉及脊柱融合术、股骨头坏死、骨折愈合等，其疗效有待进一步评估。

五、富血小板血浆的优势与不足

（1）优势：源于自体，取材方便，且无排斥反应及疾病传播等风险，在许多疾病，尤其是肌肉骨骼康复领域中逐渐得到应用，并显示出一定的疗效，为当前国内外研究的热点之一。

（2）不足：①富血小板血浆的制备尚无统一标准（采血部位、离心速度、离心时间及次数等），其制备是否需个体化、如何使富血小板血浆得到更好的活化，尚需进一步明确；②血小板及生长因子的最适宜浓度、活性及相关作用机制尚未阐明，有待更深入的基础及临床实践研究进一步验证；③最佳适应证及治疗参数（病情、病程、介入时间、治疗部位、治疗次数、治疗周期、与其他方法联合应用等）尚不清楚，且大部分临床研究缺乏长期随访观察，需进一步明确富血小板血浆的长期疗效；④目前临床使用的富血小板血浆多为液态，无法使其固定在局部发挥作用，富血小板血浆能否与生物材料复合从而改变富血小板血浆的性状，延长生长因子的释放，需进一步研究；⑤目前的临床效果多为主观评价手段，尚需进一步寻求客观评价指标进行评价。

六、禁忌证

（1）血液系统疾病或血流动力学异常。

（2）正在接受抗凝治疗或凝血功能异常，例如，血小板功能障碍综合征、重度血小板减少症。

（3）急、慢性感染及败血症。

（4）无法配合治疗，例如，存在精神疾患或痴呆。

（左秀芹）

第二节 肌内效贴布贴扎技术

肌内效贴布贴扎技术，是将各种类型的贴布贴于体表，通过生物力学及神经生理学效应，达到保护肌肉骨骼系统、促进运动功能恢复作用的非侵入性治疗技术。常应用于肌肉骨骼康复领域（如运动损伤的防治、退行性疾病的治疗）、神经系统康复领域，并逐渐扩展到内科康复、儿童康复及美容等领域。目前主要的贴扎技术包括传统白贴贴扎、功能性筋膜贴扎、麦克康奈尔贴扎、肌内效贴布贴扎等。

一、传统白贴贴扎

传统白贴贴扎是使用无弹性的运动贴布进行贴扎的治疗方法，主要通过固定关节位置、限制软组织活动，加强对肌腱、肌肉的支撑作用，预防运动损伤的发生或防止损伤进一步加重。优点为固定牢靠；缺点为透气性差，易过敏。

二、功能性筋膜贴扎

功能性筋膜贴扎是使用无弹性的贴布，引导筋膜向相应方向持久地伸展，从而达到减轻疼痛的目的。

三、麦克康奈尔贴扎

该贴扎技术由澳大利亚物理治疗师 Jenny McConnell 研发，贴扎材料由硬贴布和固定贴布两层组成，具有弹性小、黏性强等特点。主要用于矫正关节力线，减轻炎症，多应用于肩关节、膝关节疾病。

四、肌内效贴布贴扎技术

肌内效贴布最早由日本医师加濑建造研发，是一种可用于治疗运动损伤和其他功能异常的弹性治疗贴布。其由防水弹力棉布、医用亚克力胶及背亲纸 3 层结构构成，具有一定的弹性，不仅能满足全关节活动范围时运动的灵活性与舒适度，还能够减轻疼痛、改善关节活动度、消除水肿及增强感觉输入等。作为一项新兴的康复治疗技术，具有操作便捷、不良反应小等优势，目前已广泛应用于运动医学和康复医学领域。

（一）主要物理特性

肌内效贴布的主要物理特性包括弹力、张力、应力、切力及黏着力。

（1）弹力：拉伸后的贴布具有弹性回缩力，弹性贴布从背亲纸分离后，自然缩短部分为原长的 5%～10%。弹力是发挥临床治疗作用的重要因素。

（2）张力：受到外力作用时，贴布本身具有延展性，即离心力。在一定范围内，对贴布施加的拉力越大，张力越大，贴到身体对应部位后，对组织的稳定作用和支持力越大。

（3）应力：软组织受到贴布外力作用时产生的对抗力，拉力大小影响贴布的应力。

（4）剪切力：贴布单位面积产生的横向力量，可以牵动皮肤与筋膜。

（5）黏着力：贴布的黏胶附着于皮肤的力量。优质贴布能有效收紧皮肤，且易从皮肤上撕脱而不伤及皮肤。

（6）其他：如贴布颜色，传统贴布颜色主要有黑色、粉红色、蓝色和肤色4种颜色，不同颜色的贴布没有材料上的本质区别。

（二）治疗原理

（1）缓解疼痛：通过增强触觉传入神经的感觉输入，抑制痛觉输入，减轻或消除疼痛。

（2）改善循环：当贴布与皮肤紧密贴合时会产生褶皱，这些褶皱具有方向性，可改变筋膜及组织液的流向趋势，有效改善局部血液循环。

（3）减轻水肿：通过散状形贴布产生的池穴效应，以及贴布褶皱产生的方向性将组织间液引导至最近的淋巴结，从而减轻水肿。

（4）其他：降低肌肉张力、放松软组织及矫正姿势等作用。

（三）适应证

（1）预防骨骼肌肉损伤。

（2）急性损伤：例如，急性踝扭伤、肌肉拉伤等。

（3）慢性疼痛：例如，颈椎病、腰肌劳损及肌腱病（如肩袖损伤、肱骨外上髁炎、腕管综合征、髌腱炎、跟腱炎）等。

（4）其他：例如，骨关节炎、淋巴水肿等疾病。

（四）禁忌证

（1）贴扎局部有开放性伤口、破溃及感染。

（2）过敏性皮肤及对贴布过敏。

（3）贴扎部位毛发过多且未剔除。

（4）皮肤病，例如，急性神经性皮炎或银屑病。

（五）评估

行之有效的贴扎治疗技术离不开合理的评估。评估多以解剖学为基础，注重整体分析，如机动学、运动生物力学及自身评估，结合典型的骨科及神经科的检查方法，必要时结合肌筋膜链、姿势控制等理论，力争从整体上考虑灵活性、稳定性与运动控制等问题。

（六）治疗方法

根据贴扎的位置不同，贴布可裁剪成不同的形状。在应用前，要确定起点、终点和回缩方向。起点即"锚点"，为贴扎首先固定的一端；终点即"尾点"，为固定端贴好后，向外延伸的一端；回缩方向则为尾点向锚点弹性回缩的方向。贴布各端点通常会修剪圆钝，从而更好地贴合皮肤，避免贴布角松动。

1. 贴布形状

不同的贴布形状及弹性回缩方向，具有不同的作用效果（图14-2-1）。

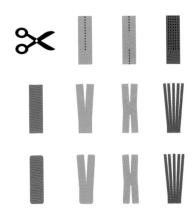

图 14-2-1　如何裁剪贴布

（1）I形：贴布不做裁剪，根据需求选取合适的长度、宽度及锚点位置。常用于引导肌肉和筋膜、支持软组织及功能矫正等，也可用于固定。

（2）Y形：不裁剪锚点，基底及尾点分为两条。该形具有调整肌肉张力，促进血液循环和代谢的作用，多用于放松紧绷肿胀的肌肉。

（3）X形：贴布的两端裁剪，中间不做裁剪。该形的中间为锚点，4个分支向各端延展。可促进固定端位置的血液循环和代谢，具有止痛效果。

（4）O形：贴布两端不做裁剪，中间裁剪成两支。该型两端均为锚点，故具有良好的稳定性，具有维持肌肉张力，促进血液循环和代谢，减少软组织萎缩和失用的作用。

（5）散状形：又称爪形贴布，锚点不做裁剪，基底及尾点分为数条。具有消肿、促进血液及淋巴回流、增强感觉输入的作用。

（6）灯笼形：贴布两端不做裁剪，中间裁剪成多个分支。具有稳定性，且兼具爪形贴布作用。

2. 应用技术

根据不同的治疗目的，可将肌内效贴布应用技术分为如下几类，在实际应用时，各类操作技术常常综合应用。

（1）淋巴贴扎：又称"淋巴矫正""循环矫正"，在自然拉力尽量反向牵伸摆尾的情况下，将锚点固定于淋巴密集的肢体近端（如腋窝、腘窝附近），尾点向远端延展进行贴扎，多采用爪形贴布。

（2）肌肉贴扎：常使用贴布自身绝对长度长10%左右的拉力，反向牵伸目标肌肉，使肢体处于伸展位。主要用于辅助改善肌肉功能、改善静态肌张力等。

（3）韧带贴扎：将贴布衬纸从中间撕开，贴布中间以极大拉力贴于治疗区域。其目的是改善感觉输入、促进稳定等。

（4）筋膜贴扎：也称震荡、摆动贴扎，在贴扎过程中，规律地改变（或两侧摇摆）施加在贴布上的拉力。其中浅筋膜矫正为0～25%摆动，深筋膜矫正则为5%～50%摆动。其目的是改善损伤位置筋膜状况。

（5）空间贴扎：采用数条I形贴布，贴成类似"米"字形，贴布中间部分覆盖痛点。

（6）力学矫正贴扎：常采用I形或Y形贴布，将关节固定于适中位置，锚点固定后，尾点施加较大的拉力。多用于矫正位置恢复力线，促进功能恢复。

（7）表皮－真皮－筋膜贴扎（eidermis-dermis-fascia，EDF）：是围绕某具体区域的减压贴扎方法，主要结合自然拉力或无张力的散状形贴布，达到局部表皮、真皮及筋膜减压的目的。

3. 治疗前准备

（1）材料准备：专用肌内效贴布、专用剪刀、消毒酒精棉球。

（2）患者准备：暴露贴扎部位及皮肤准备（包括用酒精棉球擦拭贴扎部位、贴扎部位毛发过多时剔除毛发，局部保持干燥）。

4. 贴扎时间

肌内效贴布单次贴扎时间一般为 1 ~ 3 天。贴扎过久易产生形变，导致弹性下降，作用减退。在夏季、大量出汗时，则应适当缩短贴扎时间。

（七）常见运动损伤的肌内效贴布的贴扎操作

1. 颈部疼痛

方法一：①剪 2 条长 20 cm 和 1 条长 15 cm 的贴布；②患者屈曲颈椎，低头，下颌贴近胸骨，沿棘突两侧贴长 2 条 20 cm 的贴布，贴扎部位为 0 张力；③将第 3 条长 15 cm 的贴布沿 C7 两侧横向贴附在前两条贴布上，贴扎部位约为 15% 的张力，锚点处为 0 张力（图 14-2-2），具体操作方法见视频

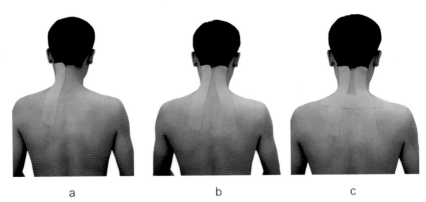

a   b   c

图 14-2-2 颈部疼痛肌内效贴布的贴扎操作（1）

二维码 14-2-1。方法二：①采用 Y 形贴布，锚点固定于 C7 棘突下方，两尾以自然拉力沿颈椎两侧延展于颞骨乳突下；②I 形贴布的中间为锚点，将其固定于需要稳定的椎体，两尾以中度拉力横向延展至椎体两侧；③锚点均为 0 张力，摩擦贴布，让贴布与皮肤贴附紧密（图 14-2-3）。

视频二维码 14-2-1

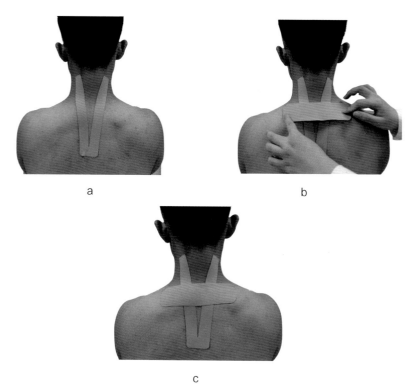

图 14-2-3　颈部疼痛肌内效贴布的贴扎操作（2）

2. 下腰痛

（1）放松竖脊肌的贴扎步骤：①准备 3 条贴布，每条贴布的长度均为 20 cm；②请患者双手交叉搭在肩部，屈曲腰椎，保持该体位；③沿棘突左侧竖向贴 1 条贴布，贴扎部位 0 张力，锚点处 0 张力，下方锚点 0 张力，摩擦贴布，让贴布与皮肤贴附得更好；④在棘突右侧同样贴 1 条贴布，贴法与第一条相同；

⑤第三条贴布横向贴扎，在 L4～L5 水平，贴附部位为 30%～50% 的张力，拉伸到最大，回缩 50%，贴附在前两条贴布之上，左、右锚点处均为 0 张力，摩擦贴布，让贴布与前两条贴布贴附紧密，请患者回归自然体位（图 12-2-4）。具体操作方法见视频二维码 14-2-2。

视频二维码 14-2-2

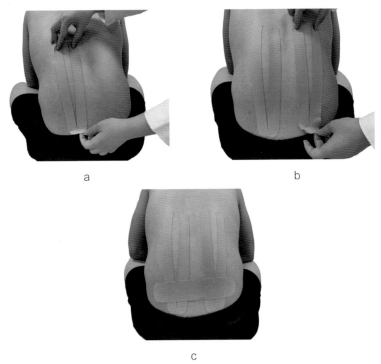

图 14-2-4　下腰痛肌内效贴布的贴扎操作

（2）痛点"米"字贴法：①患者弯腰，使目标贴扎肌肉处于拉长状态；②测量疼痛区域的长度，并裁剪略大于该长度的贴布；③将贴布从中间撕开，以患处为中心，将贴布两端向水平方向贴扎固定；④第二条贴布垂直于第一条，采用相同的方法贴扎；⑤第三条及第四条则在对角线方向贴扎（图 14-2-5）。

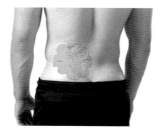

图 14-2-5 痛点"米"字贴法

3. 肩部疼痛

方法一：①使采用 Y 形贴布，将锚点固定于三角肌粗隆处，尾点沿前、后肌腹延展，分别止于肩峰前、后；②前侧部贴扎时取肩关节向后伸展摆位，后、外侧贴扎时可置于肩关节水平内收摆位；③使用 I 形贴布，中间一段以较大拉力横向固定于结节间沟，两尾点以自然拉力延展（图 12-2-6）。具体操作方法见视频二维码 14-2-3。

视频二维码 14-2-3

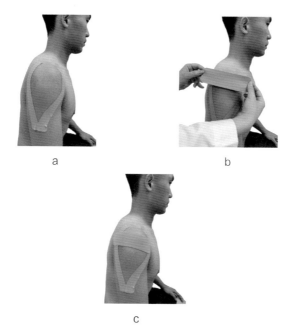

图 14-2-6 肩部疼痛肌内效贴布的贴扎操作（1）

方法二：①使用两条爪形贴布，一条以中度拉力包覆肩峰周围，固定于肩关节前后部；②另一条贴布以中度拉力沿上臂纵轴固定包覆盂肱关节，贴布的方向与第一条贴布的方向垂直，锚点固定于肱骨中段；③锚点均为0张力，摩擦贴布，让贴布与皮肤贴附紧密（图14-2-7）。

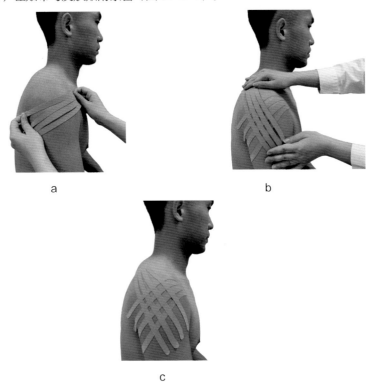

a

b

c

图14-2-7　肩部疼痛肌内效贴布的贴扎操作（2）

4. 肱骨外上髁炎

（1）放松伸腕肌及旋后肌群的贴扎步骤：①患者屈腕、前臂旋前位，测量其腕关节至肱骨外上髁的距离（以25 cm为例）；②裁取相应长度的贴布并剪为Y形；③贴布的锚点位于肱骨外上髁处，两尾点在掌背腕关节处进行贴扎；④准备2条贴布，一条长25 cm，并预剪为Y形贴布，一条长10 cm；⑤沿前臂伸肌方向将长25 cm的贴布贴附于前臂伸肌上，拉力约为15%，锚点处为 0 张力，长 10 cm 的贴布横向加压于肱骨外上髁，贴扎张力为 30% ~ 50%，左、右锚点均为 0 张力，摩擦贴布，让贴布与皮肤贴附紧密（图 14-2-8）。具体操作方法见视频二维码 14-2-4。

视频二维码 14-2-4

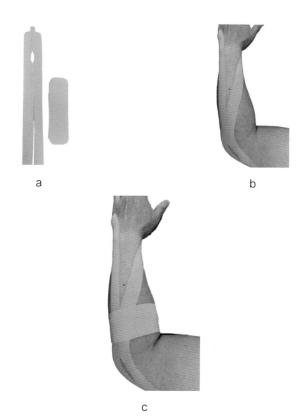

图 14-2-8　肱骨外上髁炎肌内效贴布的贴扎操作

（2）痛点贴扎步骤：①屈腕、伸肘体位，取包绕半个肘关节长度的贴布，裁剪成 X 形；②以肱骨外上髁为中心，将 X 形贴布中心贴于痛处，4 个尾点不施加拉力。

5. 腘绳肌拉伤

操作步骤：①患者站立位，膝关节伸直；②沿腘绳肌肌纤维走向贴两条纵向的肌内效贴布，每条贴布约长25 cm，贴扎张力为0 ~ 30%张力，上、下锚点均为0张力。摩擦贴布使贴布与皮肤贴附紧密（图14-2-9）。具体操作方法见视频二维码14-2-5。

视频二维码14-2-5

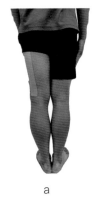
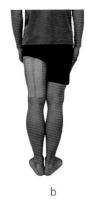

a   b

图 14-2-9　腘绳肌拉伤肌内效贴布的贴扎操作

6. 踝关节损伤

（1）踝关节扭伤的贴扎步骤：①准备3条肌内效贴布，2条长30 cm，1条长25 cm；②先将长25 cm的贴布沿踝关节外侧从足底贴向腓骨近端，贴扎张力为0张力，锚点均为0张力；③第二条贴布长30 cm，沿踝关节外侧绕足底1圈，以15%张力贴附在皮肤上；④第三条贴布长30 cm，从踝关节内侧绕足底1周，张力为15%，检查贴布，确保贴布与皮肤贴附完好（图14-2-10）。具体操作方法见视频二维码14-2-6。

视频二维码14-2-6

（2）踝关节肿胀的贴扎步骤：准备2个肌内效贴布，每个贴布长为25 cm，将肌内效贴布预剪成散状形，请患者踝关节背伸摆位；沿患者踝关节外侧将散状形贴布以0张力贴附在外踝处，将另一条散状形贴布交叉贴扎在上一条贴布附近，贴扎张力为0，摩擦贴布，让贴布与皮肤贴附得紧密（图14-2-11）。具体操作方法见视频二维码14-2-7。

视频二维码14-2-7

7. 小腿疼痛

操作步骤：①准备 2 条肌内效贴布，每条约长 20 cm；②将贴布预剪为 Y 形，分别贴于小腿的上部和下部，两条贴布贴扎张力为 0 ~ 30%；③摩擦贴布，让贴布与皮肤贴附紧密（图 14-2-12）。具体操作方法见视频二维码 14-2-8。

视频二维码 14-2-8

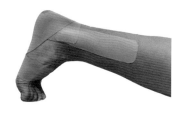

图 14-2-10　踝关节扭伤肌内效贴布的贴扎操作

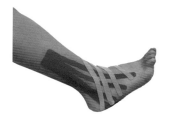

图 14-2-11　踝关节肿胀肌内效贴布的贴扎操作

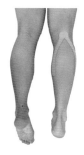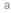

a

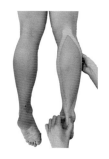

b

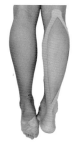

c

图 14-2-12　小腿疼痛肌内效贴布的贴扎操作

（八）注意事项

（1）贴扎前应做好皮肤清洁，避免汗液及皮肤角质影响贴扎效果。在毛发过密处贴扎时，应先剔除毛发。

（2）由于贴布具有较好的防水性，在水温不高、淋浴时间较短的情况下可用干毛巾、纸巾等吸干贴布表面的水分，不影响正常使用；汗液易导致凝胶变性及脱胶，故大量出汗后需重新贴扎。

（3）患者出现明显过敏时，应尽早移除贴布。

（4）如贴布尾端掀起，可将掀起部分剪掉，同时将尾端修剪成圆形重新与皮肤贴合；若贴布固定端掀起，则需评估贴布能否发挥力学固定的作用，如力学作用被削弱，则需重新贴扎。

（左秀芹）

参考文献

[1] 关骅，张光铂. 中国骨科康复学 [M]. 北京：人民军医出版社，2011.

[2] Wise CH. Orthopaedic manual physical therapy:from art to evidence [M]. America: F. A. Davis Company, 2015.

[3] 冯加劲. 肩袖损伤患者肩袖撕裂大小与手术前后肩关节疼痛及肩关节功能的相关性研究 [D]. 成都中医药大学，2019.

[4] 蔡滨彬. 肱骨头下移与肩袖损伤相关性研究 [D]. 广州中医药大学，2015.

[5] 柴斌. 肩袖损伤模型中肩关节第二支点的影像学和生物力学研究 [D]. 上海交通大学，2016.

[6] 高磊. 对我国不同水平标枪运动员肩袖损伤情况及产生原因的研究 [D]. 北京体育大学，2016.

[7] 丁建. 肩周炎与肩袖损伤的 MRI 鉴别诊断在临床治疗中的意义 [D]. 山东第一医科大学，2015.

[8] Sammito S, Hadzic V, Karakolis T, et al. Risk factors for musculoskeletal injuries in the military: a qualitative systematic review of the literature from the past two decades and a new prioritizing injury model[J]. Military Medical Reserch, 2021, 8(1):66.

[9] 吴进，李春宝，黄鹏，等. 我军军事训练伤流行病学研究综述 [J]. 解放军医学院学报，2020, 41(12):1236-1239+1246.

[10] 岳成松，赵宁，廖明波，等. 基层官兵军事训练伤防治研究现状分析及对策建议 [J]. 人民军医，2021, 64(03):193-196+214.

[11] 徐变霞，马艳伟，柴慈婧，等. 部队军事训练伤的现状研究 [J]. 中华灾害救援医学，2022, 10(03):152-155.

[12] 林育红，曾华，念花，等. 健康信念教育模式在军事训练伤伤员护理干预中的应用效果 [J]. 福建医药杂志，2022, 44(01):159-161.

[13] 吴秀双，李彬，刘莉，等. 武警某部 2020 年度新兵训练伤流行病学调查与分析 [J]. 武警医学，2022, 33(01):8-11.

[14] 杨森，夏磊，马珍珍，等. 某部队近 5 年军事训练伤调查分析 [J]. 解放军医学院学报，2021, 42(10):1030-1034.

[15] 谢齐，李响军，丁陶. 某校新生军事训练伤防治 [J]. 解放军医院管理杂志，2021, 28(11):1057-1059.

[16] 杨捷，胡跃文，李华时. 浅谈军事训练伤的防治原则 [J]. 解放军健康，2021(03):9.

[17] 黄昌林，张莉，薛刚.《军事训练伤诊断标准及防治原则》的编制应用研究及其意义 [J]. 解放军医学杂志，2004, 29(04):286-288.

[18] 张振，赵甲军，左坦坦，等．分阶段康复干预对肩袖损伤术后患者肩关节功能恢复的影响 [J]．中华物理医学与康复杂志，2020, 42(01)：66-69．

[19] 高天昊，白玉龙．肩袖损伤康复治疗进展 [J]．中国康复医学杂志，2016, 31(11):1264-1268．

[20] Imhoff A B, Beitzel K, Stamer K, et al. Rehabilitation in orthopedic surgery [M]. 2016. DOI: 10. 1007/978-3-662-49149-2.

[21] 唐康来，龚继承．重视肩关节不稳的诊断和治疗 [J]．中华创伤杂志，2017, 33(08):687-690．

[22] 瞿楠，姚伟武，陆志华，等．肩关节不稳 MR 评价的比较研究 [J]．实用放射学杂志，2008, (01):76-81．

[23] 孙磊，宁志杰．肩关节的稳定机制与肩关节不稳的评估处理原则 [J]．中国矫形外科杂志，2009, (3):206-209．

[24] 汪斯衡，蒋佳，陈世益，等．肩关节前方不稳的康复治疗研究进展 [J]．中国运动医学杂志，2016, 35(12):1172-1175．

[25] 李宏云，陈世益．肩关节不稳研究现状 [J]．中国运动医学杂志，2005, 24(6):103-106+76．

[26] 林光华．脊髓损伤的功能性复健：物理治疗的理论与实务指引 [M]．台北：合记图书出版社，2014．

[27] 南登昆．康复医学：第 4 版 [M]．北京：人民卫生出版社，2004．

[28] Logan CA, Shahien A, Haber D, et al. Rehabilitation following distal biceps repair[J]. International Journal of Sports Physical Therapy, 2019, 14(2):308-317.

[29] Erickson BJ, Chalmers PN, D'Angelo J, et al. Update on performance and return to sport after biceps tenodesis in professional baseball players[J]. Orthopaedic Journal of Sports Medicine, 2022, 107_suppl5.

[30] https://www. uwhealth. org/files/uwhealth/docs/sportsmed/SM_biceps_tenodesis. pdf.

[31] Diercks R, Bron C, Dorrestijn O, et al. Dutch Orthopaedic Association guideline for diagnosis and treatment of subacromial pain syndrome:a multidisciplinary review by the Dutch Orthopaedic Association[J]. Acta Orthopaedica, 2014, 85(3):314-322.

[32] https://www. drgarrettkerns. com/pdfs/rehabilitation-protocols/shoulder/shoulder-impingement. pdf.

[33] 李建军，周红俊，孙迎春，等．脊髓损伤神经学分类国际标准．中国康复理论与实践，2007, 13(1):1-6．

[34] Cook G.Movement: Functional movement system: Screening, assessment, corrective strategies[M].BookBicby, 2010.